Jugendmedizin

Bücherei des Pädiaters

Beihefte zur Zeitschrift »Klinische Pädiatrie«

Herausgegeben von W. Burmeister
G. Heimann und F. C. Sitzmann

Band 94

Jugendmedizin

Herausgegeben von
Herbert Stolecke

Unter Mitarbeit von

H.-J. Baum
G. Gross-Selbeck
B. P. Hauffa
W. Havers
H. Kolitzus
H.-P. Krohn
C. Lauritzen

Petra Möcks
U. Neudorf
Gisela Offner
F. Peters
J. Rutenfranz
M. H. Schmidt

L. Schuchmann
U. Stephan
J. Stoermer
H. Stolecke
H.-G. Wiesemann
R. Wille

27 Abbildungen, 39 Tabellen

 Ferdinand Enke Verlag Stuttgart 1990

Professor Dr. med. Herbert Stolecke
Direktor der Abt. für Endokrinologie an der
Klinik für Kinder- und Jugendmedizin
Klinikum der Universität Essen – GHS –

CIP-Titelaufnahme der Deutschen Bibliothek

Jugendmedizin / hrsg. von Herbert Stolecke. Unter Mitarb. von
H.-J. Baum ... - Stuttgart : Enke, 1990
  (Bücherei des Pädiaters ; Bd. 94)
  ISBN 3-432-98451-0
NE: Stolecke, Herbert [Hrsg.]; Baum, Hans-Jürgen [Mitverf.]; GT

Wichtiger Hinweis
Medizin als Wissenschaft ist ständig im Fluß. Forschung und klinische Erfahrung erweitern unsere Kenntnisse, insbesondere was Behandlung und medikamentöse Therapie anbelangt. Soweit in diesem Werk eine Dosierung oder eine Applikation erwähnt wird, darf der Leser zwar darauf vertrauen, daß Autoren, Herausgeber und Verlag größte Mühe darauf verwandt haben, daß diese Angabe genau dem **Wissensstand bei Fertigstellung des Werkes** entspricht. **Dennoch ist jeder Benutzer** aufgefordert, die Beipackzettel der verwendeten Präparate zu prüfen, um in eigener Verantwortung festzustellen, ob die dort gegebene Empfehlung für Dosierungen oder die Beachtung von Kontraindikationen gegenüber der Angabe in diesem Buch abweicht. Das gilt nicht nur bei selten verwendeten oder neu auf den Markt gebrachten Präparaten, sondern auch bei denjenigen, die vom Bundesgesundheitsamt (BGA) in ihrer Anwendbarkeit eingeschränkt worden sind.

Geschützte Warennamen (Warenzeichen®) werden **nicht** immer besonders kenntlich gemacht. Aus dem Fehlen eines solchen Hinweises kann also nicht geschlossen werden, daß es sich um einen freien Warennamen handelt.

Das Werk, einschließlich aller seiner Teile, ist urheberrechtlich geschützt. Jede Verwertung außerhalb der engen Grenzen des Urheberrechtsgesetzes ist ohne Zustimmung des Verlages unzulässig und strafbar. Das gilt insbesondere für Vervielfältigungen, Übersetzungen, Mikroverfilmungen und die Einspeicherung und Verarbeitung in elektronischen Systemen.

© 1990 Ferdinand Enke Verlag, P.O. Box 10 12 54, D-7000 Stuttgart 1 – Printed in Germany
Satz und Druck: Calwer Druckzentrum GmbH, D-7260 Calw
Schrift: 9 Punkt Times, System Compugraphic 8600

Vorwort

Pädiatrie ist Kinder- und Jugendmedizin. Die klassischen Inhalte des Faches waren über Jahrzehnte von der Säuglings- und Kleinkindmedizin geprägt, hier bestanden große Defizite, die zu lösenden Probleme nahmen alle Aktivitäten des sich entwickelnden Faches „Kinderheilkunde" voll in Anspruch.

Bedeutende Fortschritte wurden erzielt. Seuchenhafte Erkrankungen wie die Diphtherie oder die Tuberkulose sind durch Impfprogramme und Chemotherapie praktisch verschwunden. Andere Infektionskrankheiten haben ebenfalls durch Impfungen oder die Möglichkeit einer antibiotischen Behandlung ihre Schrecken weitgehend verloren.

Die Kenntnisse zur Pathophysiologie des unreifen und kranken Neugeborenen haben rasch zugenommen, so daß zusammen mit den heute verfügbaren technischen Einrichtungen die Behandlung und Aufzucht dieser Kinder sehr erfolgreich ist.

Zahlreiche andere Arbeitseinrichtungen haben sich innerhalb der Kinderheilkunde entwickelt. Beispiele sind Kardiologie, Nephrologie, Endokrinologie, Onkologie, Epileptologie, Pulmonologie, Rheumatologie, Psychiatrie. Auch im operativen Bereich haben sich spezielle Kliniken und Abteilungen für Kinderchirurgie etabliert.

Aus dem einstigen Nebenfach ist inzwischen also eine große eigenständige Disziplin geworden. Die klassischen Inhalte der Kinderheilkunde sind heute genauso aktuell wie in den Anfängen unseres Faches, wenngleich unter anderen klinischen Prämissen und organisatorisch-technischen Möglichkeiten. Das unserem Fach inhärente Ereignis Entwicklung bedeutet aber, den inhaltlichen Katalog unserer Arbeit mit Blick auf eben dieses Ereignis fortzuschreiben. Diese Aufgabe schließt sich logisch an die lange Zeit vorrangige Arbeit in unserem Fach an und fordert dazu auf, die medizinischen, psychischen und sozialen Probleme des 2. Lebensjahrzehnts aktiv und umfassend in die Thematik unserer Sprechstunden zu integrieren.

Dies ist noch keine zur Selbstverständlichkeit entwickelte Dimension der praktischen Pädiatrie, wenngleich in zahlreichen Arbeitsbereichen unseres Faches Jugendliche regelmäßig betreut werden. Ziel muß es sein, Kinderheilkunde auf allen Ebenen zur Kinder- und Jugendmedizin voranzubringen, dieses Konzept inhaltlich und formal zu akzeptieren und unser Fach damit in seiner vollständigen Möglichkeit und tatsächlichen Bedeutung zu vertreten.

Jugendliche sind keine Kinder, sie wollen und können keine Kinder mehr sein. Schon 12- bis 13jährige noch als Kinder zu bezeichnen und entsprechend zu behandeln, ist zumindest ungeschickt; es sind Jungen und Mädchen, die in 2 oder 3 Jahren Jugendliche sind und in ihrer körperlichen, geistig-seelischen und sozialen Entwicklung Orientierung und Leitbilder suchen. Sie laufen Gefahr, im Feuerwerk von modischem Aktionismus, Konsumrausch und monetär ausgerichteter Werteskala Schaden zu nehmen. Zuwendung, wegweisende Hilfe und Rat, wie sie der altersspezifischen und individuellen Situation angemessen sind, werden dankbar aufgenommen, wenn sie durch glaubhafte Autorität überzeugen können.

Dies ist sehr oft auch eine Erwartung, die in eine individuelle medizinische Problematik einfließt. Als Ärztin und Arzt hat man dann die bedeutsame Chance, als „neutrale dritte Instanz" aktuelle Dissonanzen zu modulieren und Leitlinien aufzuzeigen, die Orientierung und Perspektive ermöglichen. Es ist unschwer einzusehen, daß man derartigen Vorstellungen nicht gerecht werden kann, wenn man Arbeitsweisen projiziert, die den Verhältnissen im ersten Lebensjahrzehnt oder denen des Erwachsenenalters entsprechen.

Mit gewisser Berechtigung gilt das 2. Lebensjahrzehnt als eine Lebensphase, in der Krankheit kaum eine Rolle spielt. Die Lektüre dieses Buches kann helfen, diese Vorstellung gezielt zu differenzieren. Bei den organmedizinischen Problemen des Jugendalters handelt es sich zunächst um die thematisch vielschichtige Beurteilung der Entwicklungsvorgänge und ihrer Varianten, was die differentialdiagnostische Diskussion krankhafter Abläufe grundsätzlich einschließen muß. Des weiteren geht es darum, Jugendliche mit chronischen Erkrankungen, die angeboren oder in der 1. Lebensdekade entstanden sind, fortlaufend zu betreuen und zu versuchen, ihre Entwicklung möglichst altersgerecht zu gestalten. Oft wird dies nicht oder nur mangelhaft gelingen können; um so wichtiger werden dann Maßnahmen, die helfen, die psychologische und soziale Situation so gut es geht tragfähig zu gestalten.

Alle Autoren haben in ihren Beiträgen langjährige Erfahrungen eingebracht, um die jugendmedizinische Thematik praktisch nachvollziehbar darzustellen. Dabei sollte keine umfassende Systematik vorgelegt werden, vielmehr war intendiert, Prinzipien und Schwerpunkte jugendmedizinischer Arbeit aufzuzeigen und mit praxisnahen Informationen zu erläutern.

Ein besonders herzlicher Dank gilt an dieser Stelle allen, die an diesem Buch inhaltlich, technisch oder organisatorisch mitgearbeitet haben.

Essen, im Frühjahr 1990   H. STOLECKE

Inhalt

1	**Die regelhafte Pubertät** (H. Stolecke 1.1 – 1.6)	1
1.1	Auslösemechanismen	1
1.2	Klinischer Ablauf der Reifeentwicklung	1
1.2.1	Stadieneinteilung und chronologische Struktur	2
1.2.2	Auxologische Befunde	5
1.3	Endokrinologie	6
1.4	Andrologische Aspekte	8
1.5	Gynäkologische Aspekte	9
1.6	Tabellarische Zusammenfassung der Befunddokumentation	10
1.7	**Psychologische und psychosoziale Aspekte** (P. Möcks, M. H. Schmidt)	11
1.7.1	Subjektives Erleben der körperlichen Veränderungen und Auswirkungen verfrühter und verspäteter Reifung	12
1.7.2	Psychosexuelle Entwicklung und Sexualverhalten	13
1.7.3	Vorbereitende Veränderungen der Adoleszenz – Kognitive und emotionale Entwicklung	15
1.7.4	Identitätsfindung und Selbstbild	16
1.7.5	Veränderungen in der sozialen Rolle	17
1.7.6	Adoleszentenkrise und Generationenkonflikt – Realität oder Fiktion?	19
2	**Normvarianten, Grenzsituationen und differentialdiagnostisch relevante Befunde zur auxologischen und pubertäten Entwicklung** (H. Stolecke)	22
2.1	Auxologische Probleme	22
2.2	Frühe und späte Pubertätsentwicklung	23
2.3	Konstitutionelle Entwicklungsverzögerung	23
2.4	Differentialdiagnostische Aspekte	25
3	**Spezielle klinische Probleme**	26
3.1	**Akne** (H. Stolecke)	26
3.2	**Menstruelle Blutungsstörungen** (H. Stolecke)	27
3.2.1	Oligomenorrhoe	27
3.2.2	Polymenorrhoe	28
3.2.3	Hyper-/Hypomenorrhoe	29
3.2.4	Menorrhagie	29
3.2.5	Zusatzblutungen	29
3.2.6	Zyklusstörungen	29
3.2.7	Sekundäre Amenorrhoe	30
3.2.8	Dysmenorrhoe	30
3.3	**Pubertätsgynäkomastie** (B. P. Hauffa)	30
3.3.1	Definition, Klinische Diagnose und Häufigkeit	30
3.3.2	Histologische und endokrinologische Befunde: Hinweise auf die Ätiologie	31
3.3.3	Differentialdiagnose	32

3.3.4	Diagnostisches Vorgehen	34
3.3.5	Pubertätsgynäkomastie: Eine therapiebedürftige Variante der normalen Pubertätsentwicklung?	34
3.4	**Hypogenitalismus** (B. P. Hauffa)	36
3.4.1	Die Objektivierung des Hypogenitalismus: Meßtechniken und Maße	37
3.4.2	Hypogenitalismus und Hypogonadismus	39
3.4.3	Wert der diagnostischen Kategorie „Hypogenitalismus" für die Jugendmedizin	40
3.5	**Die Kontrazeption bei Jugendlichen** (F. Peters)	41
3.5.1	Rechtliche Probleme	43
3.5.2	Kontrazeptive Möglichkeiten	43
3.6	**Schwangerschaft und Geburt bei jugendlichen Mädchen** (C. Lauritzen)	50
3.6.1	Häufigkeiten	50
3.6.2	Ursachen der Schwangerschaft bei Jugendlichen	52
3.6.3	Menarchealter	52
3.6.4	Schwangerschaftsverlauf	53
3.6.5	Die Geburt	53
3.6.6	Das Neugeborene	54
3.6.7	Wochenbett	54
3.7	**Psychiatrische Auffälligkeiten im Jugendalter** (P. Möcks, M. H. Schmidt)	55
3.7.1	Prävalenz psychiatrischer Störungen in der Adoleszenz	55
3.7.2	Verlauf und Veränderungen im Störungsmuster	56
3.7.3	Spezifische Störungsbilder	58
3.8	**Suchtprobleme in der pädiatrischen Praxis** (H. Kolitzus, R. Wille)	65
3.8.1	Medikamenten- und Drogenmißbrauch	67
3.8.2	Tabakmißbrauch	71
3.8.3	Die Suchtkarriere	72
3.8.4	Zur Diagnostik von Suchtkrankheiten	74
3.8.5	Die Therapiekette – Kontakt und Motivation, körperliche Entgiftung, psychische Entwöhnung, Nachsorge bzw. Wiedereingliederung	76
3.8.6	Chancen der Prävention	77
3.9	**Arbeitsmedizinische Gesichtspunkte** (J. Rutenfranz)	78
3.9.1	Abhängigkeit der körperlichen Leistungsfähigkeit von Lebensalter, Geschlecht und körperlicher Entwicklung	78
3.9.2	Präventivmedizinische Überlegungen	81
4	**Die Bedeutung chronischer Behinderungen und Krankheiten**	89
4.1	**Chronische Erkrankungen des Zentralnervensystems** (G. Gross-Selbeck)	89
4.1.1	Residualsyndrome	89
4.1.1.1	Frühkindliche angeborene und erworbene Schädigungen des ZNS	89
4.1.1.2	Residuen nach Schädelhirntrauma	92
4.1.1.3	Postenzephalitische Defektsyndrome	93
4.1.2	Störungen der Intelligenzentwicklung	94
4.1.3	Epilepsien	96
4.1.3.1	Epilepsien mit partiellen (fokalen) Anfällen	96
4.1.3.2	Epilepsien mit primär generalisierten Anfällen	97
4.2	**Chronische Herz- und Gefäßkrankheiten** (J. Stoermer)	100
4.2.1	Angeborene Herz- und Gefäßanomalien	100
4.2.2	Erworbene Herzfehler	103
4.2.3	Entzündliche Herzerkrankungen	104
4.2.4	Reizleitungs- und Rhythmusstörungen	105

4.3	**Chronische Endokrinopathien** (H. STOLECKE)	108
4.3.1	Hypothyreose	109
4.3.2	Hypophysenvorderlappeninsuffizienz	110
4.3.3	Hypogonadismus	111
4.3.4	Enzymatisch bedingte Bildungsstörungen adrenaler Hormone	115
4.3.5	Diabetes mellitus	117
4.3.6	Morbus Addison	118
4.3.7	Hypoparathyreoidismus	121
4.3.8	Diabetes insipidus	121
4.3.9	Vitamin D-resistente Rachitis	121
4.4	**Chronische Nierenerkrankungen** (H.-P. KROHN, G. OFFNER, H.-J. BAUM)	123
4.4.1	Chronische Erkrankungen der ableitenden Harnwege	123
4.4.2	Das nephrotische Syndrom und die chronische Glomerulopathie	124
4.4.3	Hereditäre Nierenerkrankungen	125
4.4.4	Chronische Niereninsuffizienz	126
4.4.5	Prognose der chronischen Niereninsuffizienz mit Hinblick auf körperliche Entwicklung und Lebenserwartung	127
4.4.6	Die schulische und berufliche Rehabilitation chronisch nierenkranker Jugendlicher	127
4.5	**Onkologische und hämatologische Erkrankungen** (W. HAVERS)	130
4.5.1	Leukämie	131
4.5.2	Maligne Lymphome	133
4.5.3	Knochentumoren	134
4.5.4	Weichteilsarkome	135
4.5.5	Tumoren des Zentralnervensystems	136
4.5.6	Langzeitnebenwirkungen nach Tumortherapie im Kindesalter	137
4.5.7	Hämatologische Erkrankungen	138
4.6	**Chronische rheumatische Erkrankungen** (U. NEUDORF, L. SCHUCHMANN)	140
4.6.1	Juvenile chronische Arthritis	140
4.6.1.1	Subgruppen der juvenilen chronischen Arthritis	142
4.6.1.2	Besonderheiten rheumatischer Erkrankungen und ihre Auswirkungen im Jugendalter	144
4.6.1.3	Differentialdiagnose	146
4.6.1.4	Klinische Untersuchung und Labormethoden der JCA	146
4.6.1.5	Therapeutische Aspekte bei der JCA	147
4.6.2	Reaktive Arthritiden	149
4.6.3	Kollagenosen und systemische Vaskulitiden	149
4.6.3.1	Lupus erythematodes (LE)	149
4.6.3.2	Juvenile Dermatomyositis	150
4.6.3.3	Sklerodermie	150
4.6.3.4	Mixed connected-tissue-disease (MCT), Sharp-Syndrom	151
4.6.4	Vaskulitis-Syndrom	151
4.6.4.1	Kawasaki-Syndrom	151
4.6.4.2	Purpura Schoenlein-Henoch	151
4.7	**Asthma** (H.-G. WIESEMANN)	153
4.7.1	Klinisches Bild	153
4.7.2	Verlauf – Prognose	154
4.7.3	Die Bedeutung des Asthma für die körperliche Entwicklung	155
4.7.4	Therapie – Rehabilitation	155
4.8	**Zystische Fibrose (Mukoviszidose)** (U. STEPHAN)	157
4.8.1	Kardiopulmonale Komplikationen	157
4.8.1.1	Hämoptoe	159
4.8.1.2	Pneumothorax	159
4.8.1.3	Atelektasen	159

4.8.1.4	Cor pulmonale	159
4.8.2	Gastrointestinale Komplikation	160
4.8.2.1	Mekonium-Ileus-Äquivalent (Sterkoral-Ileus)	160
4.8.2.2	Leberzirrhose	160
4.8.2.3	Diabetes mellitus	160
4.8.3	Störung der Fertilität	160
4.8.4	Psychosoziale Probleme	161
4.8.5	Berufsfindung	161
4.8.6	Prognose	161

Sachregister 162

Mitarbeiterverzeichnis

Dipl.-Päd. Hans-Jürgen Baum
Kinderklinik der Medizinischen Hochschule
Hannover
Konstanty-Gutschow-Str. 8
D-3000 Hannover 61

Prof. Dr. med. Gunter Groß-Selbeck
Chefarzt des Kinderneurologischen Zentrums
Kliniken der Landeshauptstadt Düsseldorf
Gräulinger Str. 120
D-4000 Düsseldorf 12

Dr. med. Berthold P. Hauffa
Oberarzt an der Klinik für Kinder- und Jugendmedizin
Klinikum der Universität Essen – GHS –
Hufelandstr. 55
D-4300 Essen 1

Prof. Dr. med. Werner Havers
Direktor der Abteilung für Hämatologie und
Onkologie
Klinik für Kinder- und Jugendmedizin
Klinikum der Universität Essen – GHS –
Hufelandstr. 55
D-4300 Essen 1

Dr. med. Helmut Kolitzus
Chefarzt der Sierra Tucson Klinik
Von-Müller-Str. 12
D-8100 Garmisch-Partenkirchen

Prof. Dr. med. Hans-Peter Krohn
Leitender Arzt der Kinderklinik des Rheinhard-Nieter-Krankenhauses
Friedrich-Paffrath-Str. 100
D-2940 Wilhelmshaven

Prof. Dr. med. Christian Lauritzen
Direktor des Zentrums für Gynäkologie und Geburtshilfe der Universität
Prittwitzstr. 43
D-7900 Ulm

Dipl.-Psych. Petra Möcks
Kinder- und Jugendpsychiatrische Klinik
Zentralinstitut für Seelische Gesundheit
Postfach 12 21 20 – J 5 –
D-6800 Mannheim 1

Dr. med. Ulrich Neudorf
Klinik für Kinder- und Jugendmedizin
Klinikum der Universität Essen – GHS –
Hufelandstr. 55
D-4300 Essen 1

Priv.-Doz. Dr. med. Gisela Offner
Kinderklinik der Medizinischen Hochschule
Hannover
Konstanty-Gutschow-Str. 8
D-3000 Hannover 61

Prof. Dr. med. Friedolf Peters
Chefarzt der Abteilung für Gynäkologie und
Geburtshilfe
St. Hildegardis-Krankenhaus
D-6500 Mainz

Prof. Dr. Dr. med. Joseph Rutenfranz †
Institut für Arbeitsphysiologie an der Universität Dortmund
Ardeystr. 67
D-4600 Dortmund 1

Prof. Dr. Dr. med. Martin Heinrich Schmidt
Direktor der Kinder- und Jugendpsychiatrischen Klinik
Zentralinstitut für Seelische Gesundheit
Postfach 12 21 20 – J 5 –
D-6800 Mannheim 1

Priv.-Doz. Dr. med. Lothar Schuchmann
Schwimmbadstr. 24
D-7800 Freiburg

Prof. Dr. med. Ulrich Stephan
Direktor der Abteilung für Allgemeine Pädiatrie
Klinik für Kinder- und Jugendmedizin
Klinikum der Universität Essen – GHS –
Hufelandstr. 55
D-4300 Essen 1

Prof. Dr. med. Joachim Stoermer
Ehem. Direktor der Abteilung für
Kinder-Kardiologie
Klinik für Kinder- und Jugendmedizin
Klinikum der Universität Essen – GHS –
Hufelandstr. 55
D-4300 Essen 1

Prof. Dr. med. Herbert Stolecke
Direktor der Abteilung für Endokrinologie
Klinik für Kinder- und Jugendmedizin
Klinikum der Universität Essen – GHS –
Hufelandstr. 55
D-4300 Essen 1

Dr. med. Heinz-Georg Wiesemann
Oberarzt an der Klinik für Kinder- und Jugendmedizin
Klinikum der Universität Essen – GHS –
Hufelandstr. 55
D-4300 Essen 1

Dr. med. Rolf Wille
Leiter der Städt. Jugend- und Drogenberatung München
Augustenstr. 47 Rgb.
D-8000 München 2

1 Die regelhafte Pubertät

H. Stolecke

Die Pubertät als Phase der schrittweisen anatomischen und funktionellen Ausreifung der Geschlechtsorgane stellt das entscheidende physiologische Ereignis des 2. Lebensjahrzehntes dar. Es wäre indessen einseitig und in entscheidender Weise unvollständig, würde man die pubertäre Entwicklung allein von den somatischen Daten her betrachten. Pubertät bedeutet auch eine tiefgreifende geistige und seelische Veränderung, die in ihren Einzelaspekten vielfältige Beziehungen zu den für die psychische Entwicklung wichtigen Ereignissen der Kindheit erkennen läßt und andererseits die Entwicklung zu einer eigenständigen Persönlichkeit umfaßt.

1.1 Auslösemechanismen

Die Pubertätsentwicklung ist ein eindrucksvolles Beispiel für ein kaskadenartiges Zusammenspiel hormoneller Veränderungen auf verschiedenen Funktionsebenen. Beteiligt sind in erster Linie der Hypothalamus, die Hypophyse und die Gonaden, ihre endokrine Leistungsfähigkeit steigert und differenziert sich. So entstehen die körperlichen Entwicklungsmerkmale; auch ändern sich in systemischer Weise z. B. Konzentrationen hormoneller Parameter, die nicht primär in den pubertären Entwicklungsprozeß einbezogen sind, wie z. B. die der adrenalen Androgene, des Wachstumshormons und des IGF I. Die Steigerung der alkalischen Phosphatase apostrophiert die Aktivierung anderer biologisch weiterführender Stoffwechselleistungen. Primäre Steuerfunktion für die pubertäre Entwicklung hat das Zentralnervensystem.

Die zunächst entwickelte These des sich quantitativ verändernden negativen Feedback („Gonadostattheorie") wurde in den letzten 15 Jahren zunehmend ergänzt durch die Erkenntnis, daß der Hypothalamus in die Rolle eines „Pulsgenerators" hineinwächst. Diese Pulsatilität der LHRH-Ausschüttung ist das wesentliche Ereignis, das zu einer entsprechenden Anhebung und Sekretionsmodalität der hypophysären Gonadotropine LH und FSH führt. So können die Gonaden stimuliert werden, um ihrerseits eine Entwicklung zu durchlaufen, an deren Ende eine regelhafte generative und endokrine Funktion steht.

Wenngleich den endokrinen Abläufen die entscheidende Bedeutung zukommt, so müssen sie jedoch gleichzeitig als Ergebnis eines kompletten biologischen Wachstums- und Differenzierungsvorganges aufgefaßt werden, der die Basis für einen pubertätsreifen Status des Organismus darstellt. Als summativer Parameter kann für diese „biologische Reife" das Knochenalter gelten. Beim Mädchen beträgt das Knochenalter bei Pubertätsbeginn 10 ± 1 Jahre (SD), beim Knaben 12 ± 1 Jahre (SD).

1.2 Klinischer Ablauf der Reifeentwicklung

Für die praktisch-klinische Beurteilung ist es vorteilhaft, ein Einteilungsschema zu benutzen, mit dem ein individueller Ablauf längsschnittartig dokumentiert und beurteilt werden kann. Bewährt hat sich die Einteilung von *Tanner*, die für die Genitalentwicklung beim Knaben, für die Brustdrüsenentwicklung und für die Pubes zusammengestellt wurde (25). Natürlich können derartige Angaben nur eine grundsätzliche Information darstellen, die große individuelle Varianz bleibt dabei zwangsläufig unberücksichtigt. Dennoch wird es selten wirkliche Schwierigkeiten machen, grenzwertige Situationen als solche zu charakterisieren und eindeutige Abweichungen und krankhafte Zustände zu diagnostizieren. Dazu dient neben der schematischen Stadieneinteilung insbesondere auch die Dokumentation des zeitlichen Ablaufes. Auch hier ist eine durchaus nennenswerte Varianz gegeben, der individuelle Verlauf muß aber eine konsequente Entwicklungsdynamik zeigen.

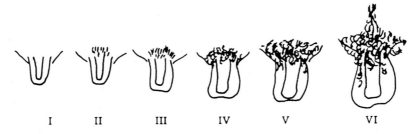

Abb. 1.1 Stadien der genitalen und Pubesentwicklung beim Knaben (nach *Tanner*)

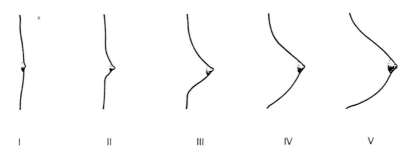

Abb. 1.2 Stadien der Brustdrüsenentwicklung (nach *Tanner*)

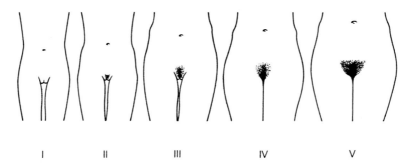

Abb. 1.3 Stadien der Pubesentwicklung beim Mädchen (nach *Tanner*)

1.2.1 Stadieneinteilung und chronologische Struktur

In den Abb. 1.1 – 1.5 sind die Stadien nach *Tanner* und die zeitliche Struktur der pubertären Entwicklung bei heranwachsenden Knaben und Mädchen dargestellt.

Als erstes Zeichen der körperlichen Entwicklung beim **Knaben** vergrößern sich die Testes über ein Volumen von 3 ml. Für eine vergleichende Palpation zur Volumenbestimmung der männlichen Keimdrüsen ist das Orchidometer nach *Prader* zu empfehlen. Man wird sich rasch eine zuverlässige Erfahrung aneignen, die Hodenvolumina ausreichend exakt und spontan zu dokumentieren. Das mittlere Hodenvolumen und die Streubreite gibt Abb. 1.6 unter Bezug auf das chronologische Alter an (28).

Der weitere Progreß zeigt sich am genitalen Wachstum mit Texturierung des Skrotalfaches und an der Pubesentwicklung. Als zusätzliche Dokumentation sei die Länge des gestreckten Penis genannt; altersbezogene Werte sind in Kapitel 3.4 zusammengestellt, s. a. (11). Etwa zur Zeit eines Stadiums III – IV der genitalen Entwicklung treten eine Reihe von typischen Befunden auf; unterschiedlich stark bildet sich das Körperhaarkleid aus, wobei die Axillarbehaa-

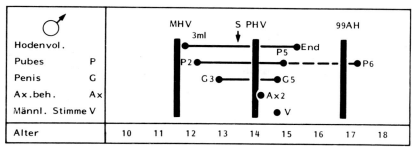

Abb. 1.4 Zeitliche Struktur der pubertären Entwicklungsmerkmale beim Knaben (nach *Prader*, longitudinale Wachstumsstudie Zürich)

MHV (minimal height velocity) = MWG (minimale Wachstumsgeschwindigkeit);
PHV (peak height velocity) = HWG (höchste Wachstumsgeschwindigkeit);
99 AH (99 % adult height) = 99 % EL (99 % Endlänge);
S = Erscheinen des Sesambeines.

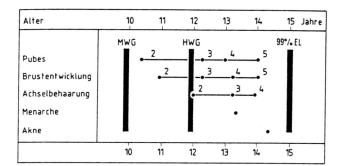

Abb. 1.5 Zeitliche Struktur der pubertären Entwicklungsmerkmale beim Mädchen (nach *Prader*, longitudinale Wachstumsstudie Zürich)

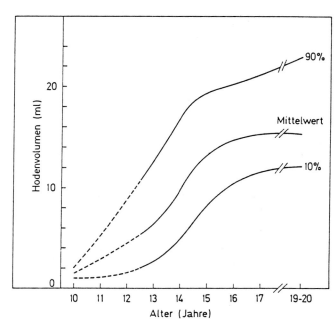

Abb. 1.6 Entwicklung der Hodenvolumina (nach *Zachmann*)

rung zwar obligat, aber sehr variabel ist. Wir unterscheiden ein Stadium II bei beginnender Axillarbehaarung. Ist diese deutlich entwickelt, sprechen wir von einem Stadium III. Etwa in diese Zeit fällt auch der Stimmbruch, außerdem entsteht eine individuell sehr unterschiedlich

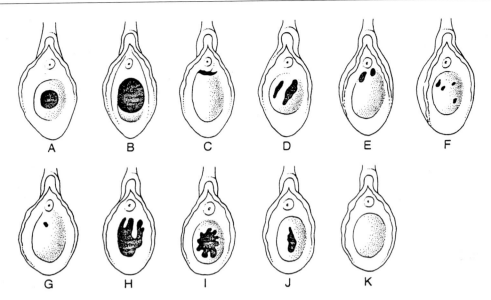

Abb. 1.7 Hymenalformen. **A** Hymen anularis, **B** Hymen semilunaris, **C** Hymen semilunaris altus (der Meatus urethrae kann verdeckt sein), **D** Hymen bifenestratus (septus), **E** Hymen bifenestratus altus (exzentrische Form möglich), **F** Hymen cribriformis, **G** Hymen fimbriatus, **H** Hymen micropunctatus (punctalis), **I** Hymen denticulatus, **J** Hymen labialis, **K** Hymen imperforatus

ausgeprägte Akne (s. Abschn. 3.1). Der Bartwuchs entsteht erst gegen Ende der Reifeentwicklung. Häufig ist eine Mitreaktion der Brustdrüsenanlage (s. dazu Abschn. 3.7).

Beim **Mädchen** beginnt die Pubertät mit einer fast zeitgleichen Entwicklung der Brustdrüsen und der Pubes (s. Abb. 1.2, 1.3 und 1.5). Wenngleich es für die Entwicklung des äußeren Genitale keine stadienähnliche Einteilung gibt, sind die bei der Inspektion erkennbaren Veränderungen bedeutsam. Der Fettgewebsanteil der großen Labien nimmt zu, gleichzeitig wachsen die kleinen Labien, so daß sie mehr oder weniger zwischen den großen Labien sichtbar werden. Auch die Klitoris entwickelt sich ebenso wie das Präputium, das gelegentlich sehr ausgeprägt sein kann und nicht als „Klitorishypertrophie" mißdeutet werden darf. Bei der Entfaltung der Labien sieht man einen durch den Östrogeneffekt sukkulenten Hymenalsaum, der anatomisch sehr vielfältig ausgebildet sein kann (26) (Abb. 1.7).

Abweichungen der Hymenalform im Sinne einer Stenose sollten rechtzeitig erkannt werden; eine entsprechende Information ist für das heranwachsende Mädchen vor allem in Hinblick auf eine spätere Kohabitation sehr wichtig. Im Einzelfall kann ein korrigierender Eingriff notwendig sein, was mittels Lasertechnik optimal gelingt. Normalerweise besteht ein ringförmiger Schleimhautsaum, der etwa ab einem Pubertätsstadium III bis zu 3 cm praktisch schmerzfrei ausgedehnt werden kann, so daß auch eine Vaginoskopie mit entsprechend schmalen Spekula tadellos möglich ist.

Das Haarkleid bei dem heranwachsenden Mädchen und der jungen Frau zeigt erhebliche individuelle Unterschiede. Auch ethnografische Gesichtspunkte müssen hier berücksichtigt werden. Als Variante kommt häufig eine Fortsetzung der Pubes entlang der Linea alba vor, was immer wieder zu einem vorschnell geäußerten Verdacht führt, es bestände eine pathologische Androgeninkretion. Ohne exakte Meßdaten sollte ein solcher Befund nicht kommentiert werden.

Die sonografische Technik hat volumetrische Daten zur Entwicklung der Ovarien und des Uterus erbracht. Die Streubreiten sind offenbar groß (4).

Auch beim jungen Mädchen kommt es zur Ausbildung einer Akne. Die weiblichen Körperproportionen entwickeln sich erst in einem späteren Stadium der Reifeentwicklung (ab Stadium IV) und werden erst zu Beginn des 3. Lebensjahrzehnts oder später abgeschlossen sein.

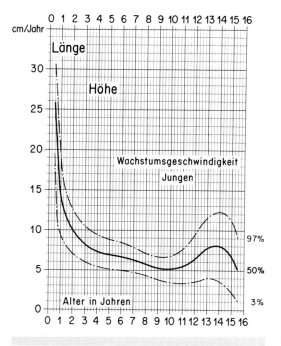

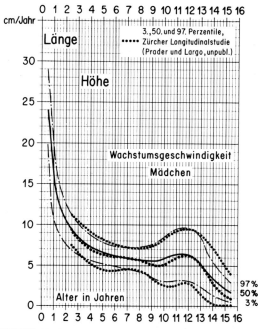

Abb. 1.8 Wachstumsgeschwindigkeit (**Knaben**) (nach *Brandt* und *Reinken*)

Abb. 1.9 Wachstumsgeschwindigkeit (**Mädchen**) (nach *Brandt* und *Reinken* bzw. *Prader* et al.)

Wichtig ist zu erwähnen, daß Striae distensae praktisch als physiologisches Element der pubertären Entwicklung anzusehen sind, wobei die Ausbildung des Fettgewebes bzw. des Körpergewichtes natürlich eine zusätzliche Rolle spielen. Sehr ausgeprägte Striae distensae ohne nennenswertes Übergewicht oder gar bei sehr hageren Mädchen können im Rahmen einer Anetodermie vorkommen. Hier handelt es sich um eine anlagebedingte Schwäche der elastischen Fasern des Bindegewebes.

Durchschnittlich mit 13,4 Jahren tritt die Menarche ein (s. Abb. 1.5, S. 3). Sie ist Ausdruck einer undulierenden endogenen Östrogenproduktion, die von der Größenordnung her in der Lage ist, das Endometrium zu proliferieren. Es handelt sich praktisch ausnahmslos um eine Östrogenabbruchblutung (s. a. Abschn. 1.3).

1.2.2 Auxologische Befunde

Besonders typisch für die pubertäre Entwicklungsphase ist eine rasche Zunahme der Körperlänge, so daß beim Mädchen mit 15 Jahren und beim Knaben mit 17 Jahren 99% der Endlänge erreicht sind (s. Abb. 1.4, 1.5, S. 3). Der Wachstumsschub läßt sich besonders gut durch die Wachstumsgeschwindigkeit dokumentieren (5) (Abb. 1.8, 1.9). Diese berechnet sich aus der Zunahme des Längenmaßes in cm jeweils auf einen Zeitraum von 12 Monaten bezogen. Individuelle Längsschnittaufzeichnungen zur Wachstumsgeschwindigkeit stellen ein besonders sensibles Verfahren dar, um Veränderungen der Dynamik des Längenwachstums frühzeitig festzustellen. Natürlich resultiert eine solche Änderung auch in einer entsprechenden Abweichung von dem gewohnten Perzentilenbereich einer Längenmaßentwicklungskurve.

Das rasche Wachstum nach Eintritt der Pubertät ist für viele Jugendliche und deren Angehörige irritierend, wenn ein Längenmaß im oberen Normbereich besteht. Die Sorge, vor allem die Mädchen könnten eine übermäßige Endlänge erreichen, artikuliert sich vornehmlich in dieser Entwicklungsphase. So ergibt sich der Wunsch, die prospektive Endlänge möglichst zuverlässig zu erfahren. Eine solche Wachstumsprognose kann nach den Tabellen von *Bailey* und *Pinneau* (3), basierend auf der Knochenalterbestimmung nach *Greulich* und *Pyle* (6), nach den Daten von *Tanner* und Mitarbeitern (24) und nach den von *Roche* und Mitarbeitern (19) erstellt werden. Derartige Berechnungen erfordern eine breite Erfahrung in der Beurteilung des Handskeletts (Knochenalter) und eine absolut zuverlässige Bestimmung der aktuellen Länge (3fache Messung am Anthropometer). Selbst unter diesen Prämissen können Wachstumsprognosen nicht „auf den cm genau" sein, eine systematische Streubreite ist, wie bei jedem anderen biologischen Parameter auch hier gegeben. Zur Richtigkeit der Prognosemethoden liegen verschiedene Untersuchungen vor, dazu wird auf die entsprechende Literatur verwiesen (s. Kap. 2 und [29]).

Es gibt einige auxologische „Faustregeln"; ihren Charakter einer Schätzgröße ohne unmittelbaren individuellen Bezug sollte man sich immer wieder betonen. So gibt die **Ziellänge** ein Maß an, das unter Berücksichtigung der Endlänge der Eltern in der Folgegeneration ebenfalls als Endlänge am häufigsten erwartet werden kann. Die Ziellänge wurde erstmals von *Tanner* als Schätzgröße für die Endlänge vorgeschlagen. Dabei wurde berücksichtigt, daß Männer im Mittel 13 cm größer als Frauen sind. So wurde für Knaben zur mittleren Elterngröße 6,5 cm zugerechnet, bei Mädchen 6,5 cm subtrahiert. Die Streuung auf der Basis 95 % ist allerdings erheblich und beträgt ± 8,5 cm. Hier wird der Stellenwert einer derartigen Schätzung deutlich.

Im Rahmen der longituidinalen Wachstumsstudie der Züricher Arbeitsgruppe wurden entsprechende Erhebungen gemacht und die aktuelle Längenmaßsituation berücksichtigt, die ja einen Zuwachs im Rahmen des sogenannten säkularen Trends verzeichnet. Dabei ergab sich, daß zur mittleren Elterngröße bei Knaben 10,2 cm hinzuzurechnen sind, während bei Mädchen 2,6 cm abzuziehen sind. Die Streuung liegt mit ± 8,5 cm in gleicher Größenordnung wie bei *Tanner*, sie verändert sich indessen, wenn berücksichtigt wird, daß die Erwachsenengröße von Mädchen mit der Elterngröße besser korreliert als diejenige von Knaben. Die Streuung liegt dann für Knaben bei ± 10,4 cm und für Mädchen bei ± 8,0 cm (14, 15).

Eine andere sehr einfache Schätzung der Endlänge multipliziert das aktuelle Längenmaß des 2jährigen Kindes mit dem Faktor 2. Dieses Verfahren ist sehr ungenau und überschätzt meist. Die hier angestrebte Orientierung wird etwas besser, wenn von dem Längenmaß bei 1,4 Jahren (♀) bzw. 2,2 Jahren (♂) ausgegangen wird (14, 15).

Ähnlich approximativ ist es mit der Aussage, daß nach Eintritt der Regel kein nennenswertes Längenwachstum mehr zu erwarten ist. Im Mittel ist bei Eintritt der Menarche das Endlängenmaß zu 95,3 % erreicht, die individuelle Varianz ist aber erheblich (89,3 – 99,2 % (8), da das Reifesymptom Menarche im Rahmen einer regelhaften Reifeentwicklung individuell zeitlich erheblich streut. Zusammenfassend ist festzustellen, daß die genannten Schätzmethoden in keinem Fall eine ausführliche auxologische Analyse ersetzen können.

1.3 Endokrinologie

Hypothalamus, Hypophyse und Gonaden sind zwar funktionell miteinander verbunden, haben aber gleichzeitig eine biologische Eigenständigkeit. Dies erklärt die Varianz der zu messenden Parameter innerhalb des Regelkreises ebenso, wie die individuelle Reaktion.

Für die klinische Beurteilung sind Daten bedeutsam, die die Dynamik der Reifeentwicklung charakterisieren. Sie dienen gleichzeitig dazu, Abweichungen von der normalen Entwicklung differentialdiagnostisch einzugrenzen (s. a. Kap. 2).

Beim **Knaben** steigen die mittleren Konzentrationen für LH und FSH an, wobei LH als Stimulus für die testikuläre Testosteron-Synthese zunächst dominiert. Was die absoluten Werte betrifft, so ist darauf zu verweisen, daß die Pulsatilität, die der Gonadotropin-Produktion zugrunde liegt, eine erhebliche Streuung punktueller Werte bedingt, wobei diese Aussage für LH in besonderem Maße zutrifft. Singuläre Werte für die Gonadotropine sind daher nur im Kontext mit anderen Meßdaten oder klinischen Befunden zu interpretieren.

Auch die Reaktionsgröße der Gonadotropinstimulation durch LHRH ändert sich mit Beginn der Pubertät. Dies gilt vornehmlich für LH, daß auf den Basalwert bezogen um einen Faktor von 2 – 4 ansteigt (Gabe von 1,5 mcg LHRH/kg i.v. als Bolus). Demgegenüber ist die FSH-Reaktion mit einem Steigerungsfaktor zwischen 2 und 3 weniger ausgeprägt, wobei ein hoher Streubereich auffällt (20). Das Design des LHRH-Testes ist nicht ganz einheitlich, so daß die jeweils angewandte Methode berücksichtigt werden muß. Darüberhinaus ist der Ausfall dieses Testes für die Differentialdiagnose einer gestörten pubertären Entwicklung nur selten pathognomonisch; er besagt lediglich, daß die Hypophyse auf einen spezifischen gonadotropen Reiz LH und FSH ausschütten kann, wobei allerdings auch ein praktisch fehlender Response nicht grundsätzlich eine hypophysäre Insuffizienz bedeutet.

Die Beziehung der Gonadotropine zu den Testes ist durch die LH-Stimulation der Leydig-Zellen und die FSH-abhängige Entwicklung des germinativen Epithels charakterisiert. Dabei wird die sich entwickelnde Bildung von Samenzellen als biologische Zielvorgabe besonders abgesichert. Für die regelhafte germinative Funktion ist ein intratubulär hoher Testosteronspiegel notwendig. Dies wird dadurch erreicht, daß FSH die Bildung von LH-Rezeptoren an der Leydig-Zelle mitreguliert und weiterhin die Synthese des androgenbindenden Proteins in den Sertolizellen anregt. Auf diese Weise kann intratubulär über den Bindungsprotein-Testosteronkomplex die erforderliche lokale Testosteron-Konzentration erreicht werden.

Die Testosteron-Konzentration im Serum nimmt nach Beginn der pubertären Entwicklung schrittweise zu. Präpubertär werden in der Regel Werte unter 20 ng/dl gemessen. Im Stadium II – III der Reifeentwicklung mißt man Konzentrationen bis 150 ng/dl, es folgt dann ein rascher Anstieg in den Erwachsenenbereich, der mit 280 – 900 ng/dl anzugeben ist.

Das Plasmatestosteron stammt beim Knaben bzw. beim erwachsenen Mann zu 90 % aus der de-novo-Synthese der Testes, 10 % werden durch die periphere Konversion von Androstendion beigesteuert. Sexualhormone werden im Blut vor allem an das Sexualhormon-Bindungsglobulin (SHBG), ein Betaglobulin, gebunden transportiert (2, 10). Während der pubertären Entwicklung ist die SHBG-Bindungskapazität geringer, so daß ein höherer Anteil des biologisch aktiven freien Testosteron wirksam werden kann.

Die endokrine Hodenfunktion kann durch die Gabe von HCG genauer untersucht werden (5.000 IE HCG/m² Körperoberfläche i.m.; Bestimmung des Plasmatestosteron vor sowie am 1., 3. und 5. Tag nach HCG-Gabe). Diese Untersuchung wird vornehmlich zur Diagnostik des primären Hypogonadismus in der Präpubertät eingesetzt. Bei biologischer Pubertätsreife und entsprechender zentral-nervöser Aktivierung werden die Gonadotropine beim primären Hypogonadismus massiv überstimuliert, so daß der hypergonadotrope Hypogonadismus schon unter Basalbedingungen eindeutig erkannt werden kann.

Auch bei **Mädchen** stellt die Entwicklung der hypothalamischen LHRH-Pulsatilität das entscheidende pubertätsspezifische Startelement dar, wenngleich schon im ersten Lebensjahrzehnt eine FSH-dominierende Mehrsekretion in der Nachtphase vorkommt. In der unmittelbaren präpubertären Phase tritt die pulsatile Aktivität für beide Gonadotropine kontinuierlich in der Schlafphase auf und wird nach dem Eintritt der Pubertät zunehmend auch in der Tagphase meßbar. In Abhängigkeit von den ansteigenden Östrogenkonzentrationen kommt es zu dem positiven Feedback auf die hypophysäre LH-Ausschüttung, eine Voraussetzung für die Entwicklung des reifen Zyklus. Mit dem Auftreten des positiven Östrogen-Feedback steigen auch die mittleren LH-Konzentrationen deutlich an, so daß sich die zunächst vorhandene Dominanz des FSH verliert. Punktuelle Werte für LH und FSH beim heranwachsenden Mädchen sind weit stärker als beim Knaben von der funktionellen Situation innerhalb des Regelkreises bestimmt und somit nur in Zusammenhang mit Anamnese, klinischem Befund und anderen endokrinologischen Parametern weitergehend interpretierbar.

Die normale Pulsatilität mit Pulsabständen von 60 – 120 Minuten entwickelt sich schließlich als Grundrhythmus innerhalb des regelhaften Zyklus, wobei die Frequenz in der 2. Zyklushälfte wesentlich langsamer wird und 2 – 4 Stunden beträgt (27). Die mittleren Veränderungen von LH und FSH während des Zyklus zeigt Abb. 1.10.

Das Ergebnis des LHRH-Testes streut je nach der funktionellen Situation auch unter physiologischen Bedingungen individuell stark. Eine über die Beurteilung der hypophysären Reaktionsfähigkeit hinausgehende diagnostische Bedeutung hat diese Untersuchung daher praktisch nicht.

Die Hormonproduktion der Ovarien ist eine wachsende Funktion, die von vorneherein eng mit der hypophysären Gonadotropinausschüttung verknüpft ist. Diese funktionelle Einheit entwickelt sich bis zum reifen Zyklus, der durch gesetzmäßige Änderungen der Konzentration von Östrogenen und Progesteron gekennzeichnet ist. Auch die Progesteronbildung nimmt erst mit der Zeit zu. Erst mehrere Jahre nach der Menarche werden in der Corpus-luteum-Phase

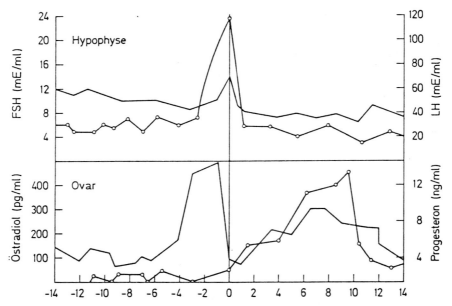

Abb. 1.10 Mittlere Konzentrationsänderungen von LH, FSH, Oestradiol und Progesteron während des regelhaften Zyklus (nach *Beaulieu*, aus *J. Rey-Stocker*)

regelmäßiger Zyklen Progesteron-Konzentrationen gemessen, die dem ausgereiften Status entsprechen (17).

Präpubertär liegen die Östradiol-Konzentrationen unter 20 pg/ml. Etwa im Stadium III – IV der Pubertät werden kontinuierlich Östradiol-Konzentrationen über 40 pg/ml gemessen, so daß eine endometriale Proliferation stattfindet. Fluktuationen der Östradiolkonzentration können in diesem Stadium zur Menarche führen, es handelt sich hierbei also um eine Abbruchblutung. Im weiteren Verlauf steigen die Östradiol-Konzentrationen weiter an und liegen schließlich je nach Zyklusphase zwischen 40 und 400 pg/ml. Mit zunehmender Ovulationsfrequenz wird auch Progesteron schließlich in adulten Größenordnungen gemessen; der mittlere Wert in der 2. Zyklushälfte beträgt dann 11,2 ± 1,52 (SEM) ng/ml (17).

Die Ovulationsfrequenz liegt im ersten Jahr nach der Menarche bei etwa 20 % (18), im 2. Jahr bei 38 % (18), etwa 5 Jahre nach der Menarche wird eine Frequenz um 80 % (18) erreicht. Niedrigere Prozentsätze berichtet *Lauritzen* (9).

1.4 Andrologische Aspekte

Die beschriebenen klinischen und endokrinologischen Dokumentationsmöglichkeiten beim heranwachsenden Knaben stellen bereits eine Vielzahl von andrologischen Befunden dar. Die Untersuchung des Genitale sollte ebenso wie in der ersten Lebensdekade auch im Jugendalter zu jeder klinischen Untersuchung gehören. Auf diese Weise können u. U. bislang versäumte Befunde erhoben werden: Lageanomalien der Testes, Hydrozelen, Varikozelen, Präputiumverklebungen oder Phimosen. Die palpatorische Beurteilung der Gonaden dokumentiert das Volumen, evtl. Seitendifferenzen wie auch regressive oder tumoröse Veränderungen. Die Untersuchung bietet auch die Gelegenheit, um über hygienische Maßnahmen zu informieren und je nach Alter des Jungen Fragen zur genitalen Funktion zu stellen.

Demgegenüber haben Spermaanalysen bei Jugendlichen eine nachrangige Bedeutung, da Fertilitätsprobleme in der Regel noch nicht zur Diskussion stehen. Andererseits ist es nicht ausreichend, die Behandlung von Patienten mit hypogonadalen Störungen auf die Diagnostik und ggf. endokrine Substitution zu beschränken. Primär testikuläre Schädigungen können besonders die samenbildende Funktion beeinträchtigen (Testisdystopien, Orchitiden), auch gibt es medikamentös induzierte Schäden am germinativen Epithel (z. B. Cyclophosphamid-Behandlung bei steroidresistenter Nephrose). Das Aus-

Tabelle 1.1 Wichtige gynäkologische Themen bei der allgemein-klinischen Untersuchung von Mädchen in der Pubertät

1. Brustdrüsenentwicklung
2. Auffällige Behaarung (Beine, Linea alba, allgemeines Körperhaarkleid)
3. Ausfluß
4. Introitus vaginae: Hymen, Östrogeneffekt, auffällige Strukturen (z. B. Hymenalpolyp)
5. Pseudohypertrophie der kleinen Labien
6. „Klitorishypertrophie"
7. Ausbleibende Menarche
8. Unregelmäßige und/oder zu starke, evtl. verlängerte Blutung nach der Menarche
9. Menstruationsbeschwerden
10. Sekundäre Amenorrhoe
11. Hygienische Fragen, insbesondere Probleme bei erwünschter Tampon-Hygiene
12. Psychologische Probleme

Tabelle 1.2 Datenliste zur Beurteilung des Wachstums- und Pubertäts-Ablaufes

1. Familienanamnese, insbesondere auxologische und pubertätsspezifische Daten
2. Allgemeiner klinischer Status
3. Perzentilendokumentation des Längenwachstums (möglichst Verlaufsdaten!)
   3.1 Längenmaß
   3.2 Wachstumsgeschwindigkeit
4. Pubertätsratings
5. Bestimmung des Knochenalters mit Berechnung der Endlängenprognose
6. Beurteilung der psychostrukturellen Entwicklung
7. Unter gezielter Fragestellung:
   7.1 Endokrinologische Basisdaten, ggf. Funktionsdiagnostik
   7.2 Mädchen: gynäkologische Untersuchung
   7.3 Einsatz bildgebender diagnostischer Verfahren
8. Zytogenetische Untersuchungen
9. Andere weiterführende Befund- und Datenerhebungen

maß der Gonadenschädigung muß hier auch über eine Analyse der Samenbildung beurteilt werden. Aktuelle Behandlungsmöglichkeiten wie die pulsatile LHRH-Therapie ermöglichen die Entwicklung auch der germinativen Funktion bei zentralen Hypogonadismusformen, so daß ebenfalls Spermauntersuchungen zur Therapiekontrolle angezeigt sind. Dem Jugendlichen sollte im fortgeschrittenen 2. Lebensjahrzehnt bekannt sein, welche Konsequenzen ein gonadaler Defekt mit sich bringt.

1.5 Gynäkologische Aspekte

Die Beurteilung der körperlichen und psychischen Veränderungen, die die pubertäre Entwicklung kennzeichnen, muß beim Mädchen auch die geschlechtsspezifischen Befunde im Genitalbereich berücksichtigen. Die Vorstellung, diese Theamtik sei ausschließlich dem gynäkologischen Fachgebiet zuzuordnen, reflektiert die Unsicherheit bei Laien, aber auch bei Ärzten über die sachlichen Voraussetzungen zur kompetenten Untersuchung und über die Tatsache, daß das heranwachsende Mädchen im Sinne einer mehr oder weniger miniaturisierten Erwachsenengynäkologie nicht betreut werden kann.

Tabelle 1.1 gibt eine thematische Übersicht über die gynäkologischen Aspekte. Die Fähigkeit einer einfühlenden, rücksichtsvollen und erklärenden Untersuchung ist für die jungen Mädchen von besonderer Wichtigkeit. Eine gynäkologische Untersuchung im Kindes- und Jugendalter ist oft, vor allem bei Kleinkindern, ohne Schwierigkeiten auf der normalen Untersuchungsliege möglich. Die Modalitäten der Untersuchung können der gynäkologischen Praxis entsprechend ausgerichtet werden, wenn eine Untersuchungsliege vorhanden ist, an der Beinstützen fakultativ angebracht werden und der Mittelteil der Liege gleichzeitig etwas angehoben werden können. Sachbezogene Erläuterungen und die angemessene Beachtung der individuellen Intimität gestalten die Untersuchung spannungsfrei.

Vaginoskopie und bimanuelle Tastuntersuchung kommen ebenso wie andere technisch-diagnostische Verfahren (Ultraschall, zytologische Untersuchung, Laparoskopie, Probeexzision) erst in Frage, wenn eine unmittelbare Problematik dies erforderlich macht. Diese diagnostische Ebene als eine Art prophylaktische Routineuntersuchung bei Kindern und jugendlichen Mädchen einzuführen, ist nicht ausreichend begründet. Dies darf jedoch kein Vorwand sein, eine sensible Indikationsstellung für jede der möglichen Untersuchungstechniken zu verfolgen (s. a. 21 a, 26).

1.6 Tabellarische Zusammenfassung der Befunddokumentation

In Tabelle 1.2 sind die angesprochenen Themenkreise zur Diskussion eines individuellen Entwicklungsstandes stichwortartig zusammengestellt. Diese Datenliste dient gleichzeitig differentialdiagnostischen Überlegungen (s. a. Kap. 2).

Literatur zu Kap. 1, Abschn. 1.1 bis 1.6

1 *Apter, D., R. Vihko:* Serum steroid hormones in girls 7 – 17 years of age Rapp. IIIe Symp. Int. Gynécol. enfant. et adolescente, Lausanne 1976, 287
2 *Barsch, W., H. J. Horst, K. M. Derwahl:* Interrelationships between sex hormone binding globulin and 17-β-estradiol, testosterone, 5-dihydrotestosteron, thyroxine and triiodothyronine in prepubertal and pubertal girls. J. Clin. Endocrinol. Metab. 50 (1980) 1053
3 *Bayley, N., S. Pinneau:* Tables for predicting adult height from skeletal age. J. Pediatr. 14 (1952) 432
4 *Bernaschek, G., G. Lubec, A. Schaller:* Sonografische Untersuchungen über das Wachstum von Uterus und Ovarien zwischen dem 1. – 14. Lebensjahr. Geburtsh. u. Frauenheilk. 44 (1984) 727
5 *Brandt, I., L. Reinken:* Die Wachstumsgeschwindigkeit gesunder Kinder in den ersten 16 Lebensjahren: Longitudinale Entwicklungsstudie Bonn, Dortmund. Klin. Pädiatr. 200 (1988) 451
6 *Greulich, W. W., S. I. Pyle:* Radiographic atlas of skeletal development of the hand and wrist, 2nd ed. Stanford University Press, Stanford 1959
7 *Kunze, D.:* Perzentilenkurven zur Bestimmung der Alters-, Größen- und der Größen-Gewichtsbeziehung. Kinderarzt 8 (1977) 979
8 *Largo, R. H., A. Prader:* Somatische Pubertätsentwicklung bei Mädchen. Monatsschr. Kinderheilk. 135 (1987) 479

9 *Lauritzen, C.:* Zyklusstörungen im Pubertäts- und jugendlichen Erwachsenenalter. In: *Stolecke, H., V. Terruhn,* (Hrsg.), Pädiatrische Gynäkologie. Springer, Berlin, Heidelberg, New York 1987
10 *Lee, I. R., L. C. Greed, R. Hähnel:* Comparative measurements of plasma binding capacity and concentration of human sex hormone binding globulin. Clin. Chim. Acta 137 (1984) 131
11 *Lee, P. A., T. Mazur, R. Danish et al.:* Micropenis. I. Criteria, etiologies and classification. John Hopkins Med. J. 146 (1980) 156
12 *Marshall, W. A., J. M. Tanner:* Variations in the pattern of pubertal changes in girls. Arch. Dis. Childh. 44 (1969) 291
13 *Marshall, W. A., J. M. Tanner:* Variations in the pattern of pubertal changes in boys. Arch. Dis. Childh. 45 (1970) 13
14 *Prader, A.:* Physiologisches, pathologisches und manipuliertes Körperwachstum. Festvortrag Jahrestagung Dtsch. Ges. Kinderheilkunde, Frankfurt 1985
15 *Prader, A.:* Growth and development. In: *Labhard, A.* (Hrsg.), Clinical Encocrinology, 2nd ed. Springer, Berlin, Heidelberg, New York 1986, 1013 ff.
16 *Prader, A., M. Zachmann, H. Bucher:* Constitutional delay of growth and puberty: Auxological and endocrine characteristics. In: *Cacciari, E., A. Prader* (eds.), Pathophysiology of puberty. Academic Press, London 1980
16a *Prader, A., R. H. Largo, L. Molinari, C. Issler:* Physical growth of Swiss children from birth to 20 years of age. Helv. Paediatr Acta 43 (Suppl. 52) (1989) 1 – 125
17 *Rey-Stocker, I., M. M. Zufferey, M. T. Lemarchand, M. Rais:* Sensibilität der Hypophyse, der Gonaden und der Schilddrüse beim jungen Mädchen. Gynaekol. Rundsch. 20 (1980) 135
18 *Rey-Stocker, I.:* Die weiblichen Keimdrüsen. In: *Stolecke, H.* (Hrsg.), Endokrinologie des Kindes- und Jugendalters. Springer, Berlin, Heidelberg, New York 1982, 187 ff.
19 *Roche, A. F., H. Wainer, D. Thissen:* Predicting adult stature for individuals. Monogr. Pediatr. Vol. 3 (1975)
20 *Schönberger, W., W. Grimm, E. Scheidt et al.:* Untersuchungen über den Einfluß individueller Merkmale auf das Ergebnis der LHRH-Stimulation im Kindesalter. Vortrag Jahrestagung Dtsch. Ges. Kinderheilkd., Kiel 1977
21 *Stolecke, H.:* Aktuelle Gesichtspunkte zur Endokrinologie der weiblichen Pubertät. Monatsschr. Kinderheilkd. 135 (1987) 474
21a *Stolecke, H.:* Pädiatrisch-gynäkologische Störungen und Erkrankungen. In: *Reinhardt, D., G. A. von Harnack* (Hrsg.), Therapie der Krankheiten des Kindesalters, 4. Auflage, Springer, Berlin, Heidelberg, New York 1990, (im Druck)
22 *Styne, O. M., M. M. Grumbach:* Puberty in the male and female. In: *Yen, S. S. C., R. B. Jaffe* (eds.), Reproductive endocrinology. Saunders, Philadelphia (1987) 63 – 79

23 *Tanner, J. M., R. H. Whitehouse:* Clinical longitudinal standards for heigth, weight, height velocity, weight velocity, and stages of puberty. Arch. Dis. Childh. 51 (1976) 170
24 *Tanner, J. M., R. H., Whitehouse, W. A. Marschall, M. J. R. Healy, H. Goldstein:* Assessment of skeletal maturity and prediction of adult height (TW 2 method). Academic Press, London, New York 1975
25 *Tanner, J. M.:* Growth at adolescence, 2nd ed. Blackwell Sci. Publ., Oxford 1962
26 *Terruhn, V.:* Normale und gestörte Anatomie. In: *Stolecke, H., V. Terruhn* (Hrsg.), Paediatrische Gynäkologie. Springer, Berlin, Heidelberg, New York 1987
27 *Wildt, L., H. Schwilden, G. Wesner* et al.*:* The pulsatile pattern of gonadotropin secretion and follicular development during the menstrual cycle and in women with hypothalamic and hyperandrogenic amenorhea. In: *Leyendecker, G., H. Stock, L. Wildt* (eds.), Brain and pituitary peptides II. Karger, Basel 1983
28 *Zachmann, M., A. Prader, H. P. Kind, H. Häflinger, H. Budliger:* Testicular volume during adolescence. Helv. Paediat. Acta 29 (1974) 61
29 *Zachmann, M.:* Bayley-Pinneau, Roche-Wainer-Thissen, and Tanner Height prediction in normal children and in patients with various pathologic conditions. J. Pediatr. 93 (1978) 749

1.7 Psychologische und psychosoziale Aspekte

P. Möcks, M. H. Schmidt

Pubertät und Adoleszenz sind Begriffe, die die ontogenetische Entwicklungsphase des Menschen zwischen Kindheit und Erwachsensein bezeichnen. Gemeint ist damit eine Altersspanne von jenseits des 10. Lebensjahres bis zum Anfang des 3. Lebensjahrzehnts. Häufig werden die beiden Begriffe synonym gebraucht, obwohl sie auf unterschiedliche Entwicklungsaspekte abheben: Pubertät umfaßt den körperlichen Reifungsaspekt, Adoleszenz den psychischen und sozialen Entwicklungsaspekt *(Remschmidt* 1985). Die biologischen Veränderungen, die als Pubertät bezeichnet werden, gehen im wesentlichen den psychischen und sozialen Entwicklungsprozessen voraus, die unter dem Begriff der Adoleszenz zusammengefaßt werden (ohne diese zu bestimmen). Andererseits gibt es auch psychische Entwicklungen, die die eigentlichen Veränderungen der Adoleszenz vorbereiten. Endpunkt der Pubertätsentwicklung ist die Geschlechtsreife, Endpunkte der Adoleszenz die Übernahme der Erwachsenenrolle. Pubertät und Adoleszenz überschneiden sich zeitlich.

Es hat verschiedene Versuche gegeben, die Übergangszeit zwischen Kindheit und Erwachsensein, also Pubertät und Adoleszenz, einer Periodisierung zu unterziehen (z. B. *Ewert* 1983; *Muuss* 1982a; *Remschmidt* 1985). Betrachtet man den gesamten Lebensabschnitt, so kann zunächst eine Phase der „Vorbereitung" mit den ersten körperlichen Veränderungen und den psychischen Vorbedingungen (insbesondere kognitiver Art) unterschieden werden. Auf eine Phase der frühen Adoleszenz, die vorwiegend durch die Pubertät geprägt wird, folgt die mittlere Adoleszenz, in der die adoleszenztypischen Entwicklungsaufgaben im Mittelpunkt stehen und die Pubertätserscheinungen allmählich zurücktreten. Die frühe Phase wird geprägt durch die Verunsicherung aufgrund der einschneidenden körperlichen, psychischen und psychosozialen Veränderungen; die Jugendlichen „wachsen aus den Kinderschuhen", gehören aber noch nicht zur Gruppe der Jugendlichen im engeren Sinn. Die mittlere Phase wird geprägt durch die Aufgaben der Anpassung; die Jugendlichen haben in der Subkultur der Gleichaltrigen Fuß gefaßt, Probleme der Identitätsfindung und Auseinandersetzung mit den geltenden gesellschaftlichen Strukturen und Erwartungen stehen im Mittelpunkt. Die Entwicklung wird in der späten Adoleszenz abgeschlossen mit dem Übergang zum vollen Status des Erwachsenen und der Etablierung und Konsolidierung in der Rolle des Erwachsenen.

Probleme ergeben sich bei dem Versuch, Adoleszenz und Pubertät in zeitlicher Hinsicht genauer zu fassen. Die zeitlichen Grenzen sind sowohl nach unten als auch nach oben sehr unscharf, sie sind besonders in der Pubertät geschlechtsabhängig und großen individuellen und gesellschaftlichen Schwankungen unterworfen. Daneben ergibt sich eine breite Variation je nach dem, welche „Marker" man heranzieht (vgl.

Brooks-Gunn u. *Petersen* 1984). Die juristischen Altersvorgaben tragen dem Rechnung, indem sie Heranwachsende (18- bis 21jährige) im kritischen Bereich des Strafrechts noch nicht in vollem Umfang als Erwachsene behandeln. Selbst die relativ leicht zu erfassenden körperlichen Marker wie Beginn der hormonellen Umstellung, Beginn des Wachstumsspurts oder Eintritt der Menarche und der ersten Ejakulation führen zu recht unterschiedlichen Altersangaben über den Pubertäts-/Adoleszenzeintritt, die zudem bislang durch die sogenannte Akzeleration (s. dazu *Bierich* 1987; *Alonso-Fernández* 1985) beeinflußt wurden.

Bezüglich der Adoleszenz führt die Frage nach den entscheidenden Markern schnell zu der allgemeinen Frage, ob diese mit ihren Veränderungen ein mehr biologisches oder gesellschaftliches Phänomen ist. Zweifelsohne wird der Übergang von der Kindheit zum Erwachsenen in erheblichem Maße durch gesellschaftliche Einflüsse bestimmt: Ausbildungszeiten, Jugendschutzbestimmungen, Jugendrechtssprechung, „Jugendmode" usw. *Muuss* (1982 a) verweist auf die unterschiedlichen Lebensrealitäten in den verschiedenen sozialen Schichten, die entsprechende gruppenspezifische Entwicklungsverläufe in der Adoleszenz erzwingen. *Rutter* (1979 a) spricht in diesem Zusammenhang von „psychosocial adolescence", und *Baumrind* (1975) bezeichnet das Jugendalter als einen „Luxus", den sich nur Wohlhabende leisten können. Die „Ausformung der Adoleszenz" (*Rutter* 1979 a) durch gesellschaftliche Einflüsse kann nicht darüber hinwegtäuschen, daß sich in dieser Zeit auch markante Reifungs- und Entwicklungsprozesse vollziehen. Interaktionistische Modelle können den Zusammenhang zwischen sozialen, psychischen und biologischen Faktoren weitaus besser erfassen als einfache deterministische Modelle (vgl. auch *Brooks-Gunn* u. *Petersen* 1984).

1.7.1 Subjektives Erleben der körperlichen Veränderungen und Auswirkungen verfrühter und verspäteter Reifung

Die markante körperliche Umstrukturierung findet auch im subjektiven Erleben ihren Niederschlag. Jugendliche, Jungen wie Mädchen, messen ihrem Körper große Bedeutung bei. Körperliche Ästhetik und Attraktivität werden sehr hoch eingeschätzt, höher als Intelligenz *(Wit* u. *van der Veer* 1982), und spielen eine große Rolle für das Ansehen und die Beliebtheit bei Gleichaltrigen. Entsprechend führen offen zutage tretende oder vermeintliche körperliche Unzulänglichkeiten zu Befangenheit, Unsicherheit und Rückzug. Kritische Bemerkungen hinsichtlich des Aussehens oder gar Verspottungen wie „Bohnenstange" treffen sehr tief. Hinzu kommt, daß die Jugendlichen die körperlichen Wandlungen bei sich sehr genau beobachten und sich mit anderen vergleichen. Sie bringen oft Stunden vor dem Spiegel zu oder schließen sich im Badezimmer ein, um ihren Körper genau zu studieren. Aufgrund der gesteigerten Selbstwahrnehmung und der starken Normorientierung werden kleinste körperliche Mängel überbewertet und können zu Entstellungen hochstilisiert werden. Bei Körperbehinderten und chronisch Kranken kommt es in dieser Zeit häufig zu Selbstadoptionskrisen mit erhöhtem Suizidrisiko. Dysmorphophobien und Pubertätshypochondrie können als Varianten der normalen Entwicklung auftreten. In diesem Zusammenhang kann es auch zu schweren neurotischen Fehlentwicklungen bis hin zu kriminellen Delikten kommen, wie sie unter der Bezeichnung Thersites-Komplex beschrieben wurden (*Stutte* 1974). Die massiven körperlichen Veränderungen disponieren auch zum Auftreten von Depersonalisations- und Derealisationserlebnissen, die gerade in der Adoleszenz einen Häufigkeitsgipfel erreichen (*Remschmidt* 1985).

Noch mehr als alle anderen körperlichen Veränderungen ist die Entwicklung der **sekundären Geschlechtsmerkmale** Ursache vieler Verunsicherungen und Ängste, nicht zuletzt, weil es den Jugendlichen schwerfällt, darüber zu reden. Mangelnde Information und Gerüchte unter Gleichaltrigen lassen häufig Zweifel hinsichtlich Normalität und Intaktheit aufkommen. Jungen sorgen sich primär um den Penis, insbesondere, ob er zu klein ist, Mädchen primär um den Busen. Eine ausgeprägte Schamhaftigkeit ist Ausdruck dieser allgemeinen Verunsicherung. Viele Jugendliche haben Hemmungen, sich in Gegenwart anderer auszuziehen, z. B. beim Sport oder beim Arzt. Jungen zeigen nicht selten Miktionsängste bei der Benutzung öffentlicher Toiletten. Ängste, die sich um die körperliche Unversehrtheit spinnen, nehmen zu, die Risikobereitschaft ab.

Erkennbares Zeichen der Geschlechtsreife ist bei Mädchen die **erste Menstruation**, die in manchen Kulturen sogar festlich begangen wird. Der

Eintritt der Menarche wird allerdings nicht nur positiv bewertet. Negative Begleiterscheinungen sind die veränderten Hygieneanforderungen, körperliches Unbehagen, mitunter Schmerzen, Einschränkungen in der körperlichen Bewegungsfreiheit (Sport, Schwimmen). Mitunter ist die Menstruation aber auch ein willkommener Anlaß, um sich zu schonen (z. B. Befreiung vom Sport). Art und Ausmaß der körperlichen Beschwerden wird nicht unwesentlich von den Bewertungen der Umwelt beeinflußt.

Aus einer niederländischen Untersuchung (zitiert nach *Wit* u. *van der Veer* 1982) geht hervor, daß die Mehrzahl der Mädchen (90 %) auf die Menstruation vorbereitet ist, meist durch die Mutter. Als emotionale Reaktion wurde von etwa einem Drittel ein Erschrecken oder unangenehmes Gefühl berichtet, etwa ein Viertel von einem stolzen Gefühl des plötzlichen Erwachsenseins. Für die Mehrzahl der Mädchen ist die erste Menstruation kein traumatisches Ereignis, sie sind in der Regel vorbereitet und können mit der Mutter und mit Freundinnen darüber reden (*Ruble* u. *Brooks-Gunn* 1982).

Der **erste Samenerguß**, oft im Schlaf während eines erotischen Traums, ist bei Jungen der sichtbare Hinweis auf die Geschlechtsreife. Nach niederländischen Untersuchungen ist die Mehrzahl der Jungen nicht auf das Ereignis vorbereitet und wenn, dann nur zur Hälfte durch die Eltern. An emotionalen Reaktionen gab ein Drittel Erschrecken und Peinlichkeit an, ein Drittel konnte sich nicht erinnern und ein Viertel hatte es als normal erlebt. In einer amerikanischen Studie (*Gaddis* u. *Brooks-Gunn* 1985) gaben 55 % der befragten Jungen an, gut auf das Ereignis vorbereitet gewesen zu sein. Die Informationen stammten meist aus Büchern oder Broschüren, die sie von Freunden bekommen hatten. Die Mehrzahl der Jungen erlebten den ersten Samenerguß als positiv, keiner schämte sich, und nur wenige waren negativ berührt oder gar verängstigt. In der Regel werden die Jungen von dem Ereignis überrascht, aber kaum erschreckt. Im allgemeinen reden sie nicht über ihre persönlichen Erfahrungen, obwohl in der Peer-group häufig Witze kursieren. Sowohl bei Jungen als auch bei Mädchen wird die emotionale Reaktion (in positiver oder negativer Richtung) auf die Geschlechtsreife wesentlich durch die Vorbereitung und Vorinformation bestimmt (*Brooks-Gunn* und *Ruble* 1982; *Koff* et al. 1982; *Ruble* u. *Brooks-Gunn* 1982; *Gaddis* u. *Brooks-Gunn* 1985).

Die Umwelt reagiert auf die äußere Erscheinung der Jugendlichen: Nachpubeszente werden eher wie Erwachsene behandelt, auch wenn sie in ihrer emotionalen und sozialen Entwicklung noch kindlich sind, Präpubeszente dagegen wie Kinder, auch wenn sie schon „vernünftiger" sind. *Savin-Williams* u. *Small* (1986) konnten belegen, daß die Pubeszenz für die Eltern oft wichtiger ist als für die Adoleszenten selbst. Eltern frühreifer Söhne und spätreifer Töchter beurteilen ihre Familienbeziehungen positiver.

In verschiedenen Studien konnte belegt werden, daß sich **Frühreife** bei Jungen positiv auf die weitere Entwicklung auswirkt. Frühreife Jungen sind selbstbewußter, anpassungsfähiger, selbständiger und später oft erfolgreicher im Beruf, erscheinen kompetenter, zufriedener und weniger ängstlich (*Bierich* 1987; *Graham* u. *Rutter* 1985; *Zakin* et al. 1984). In der Isle of Wight-Studie wurde für Spätentwickler ein leicht erhöhtes Risiko für psychiatrische Störungen gefunden (*Rutter* et al. 1976). Zur Erklärung müssen psychosoziale Ansätze herangezogen werden: Größe und Reife bedeuten Prestige und soziale Anerkennung, die den „Spätzündern" länger versagt bleibt.

Bei den Mädchen müssen offenbar differenziertere Wirkungen berücksichtigt werden. Hier sind die Frühreifen nicht so eindeutig im Vorteil. Frühreife Mädchen haben zwar auch ein stärkeres Selbstvertrauen, aber auch mehr Probleme, die sich z. T. daraus ergeben, daß sie mit älteren Peers zusammen sind (*Magnusson* et al. 1985). Frühreife erreichen im Erwachsenenalter einen niedrigeren Ausbildungsstand. Sie zeigen häufiger dissoziales Verhalten und müssen häufiger mit einer Frühschwangerschaft rechnen (*Magnusson* et al. 1985; *Zakin* et al. 1984; *Bolton* 1980).

1.7.2 Psychosexuelle Entwicklung und Sexualverhalten

Die biologische, psychosexuelle und soziosexuelle Entwicklung fallen nicht nur inhaltlich, sondern auch zeitlich auseinander. Viele 11jährige behaupten, schon einmal verliebt gewesen zu sein oder geküßt zu haben, obwohl sie noch nicht geschlechtsreif sind (*Rutter* 1979a). Zwei Drittel der 10/11jährigen behaupten, schon einen Freund/Freundin gehabt zu haben (*Broderick* 1975). In einer großen amerikanischen Umfrage bei 12- bis 17jährigen (*Dornbusch* et al. 1981) zeigte sich, daß die sexuelle Reife wenig

Einfluß auf das „dating" hat. Der soziale Druck spielt offenbar die größere Rolle.

Jungen können die rasche Intensivierung der sexuellen Triebansprüche oft nicht oder nur schwierig verleugnen, Mädchen wesentlich leichter (z. T. durch Umdeutung). Sie verbinden sexuelle Bedürfnisse auch stärker mit anderen Bedürfnissen, etwa nach innerer Ruhe, Zuneigung, Liebe. Das sexuelle Interesse und Neugier nimmt bei Jungen also rascher zu, Masturbationsrate und -frequenz sind höher (90 % bei Jungen, 50 % bei Mädchen). Gewissensbisse und Angst vor gesundheitlichen Schäden aufgrund der Masturbation werden immer noch von 20 % der Jungen berichtet (*Sigusch* u. *Schmidt* 1973).

Sowohl Jungen als auch Mädchen knüpfen in der frühen Adoleszenz sehr enge Freundschaften zunächst zu Gleichgeschlechtlichen, erst später zu Gegengeschlechtlichen (*Berndt* 1982). Diese Freundschaften können mitunter – gerade bei Mädchen – eine homosexuelle Tönung haben. Bei Jungen kommt es auch zu manifesten homosexuellen Handlungen. Man spricht von einer Entwicklungshomosexualität, die als Durchgangsstadium zu betrachten ist. Generell ist die Adoleszenz in sexueller Hinsicht ein Experimentierstadium, entsprechend sollten Varianten sexuellen Verhaltens (z. B. voyeuristische und fetischistische Neigungen) nicht überbewertet werden, es sei denn, sie haben schon in der Kindheit bestanden. Man spricht sogar von polymorpher Sexualität in diesem Alter, aus der sich die spätere Heterosexualität erst herausdifferenziert. Emotionale Belastungen (z. B. Schuldgefühle, Selbstvorwürfe, Ängste) können sich ergeben, weil die Jugendlichen nicht wissen, wie normal ihr Verhalten ist und weil sie häufig niemand direkt um Rat fragen können oder wollen.

Der Aufbau heterosexuellen Verhaltens folgt in der Regel den Stufen Dating – Küssen – Petting – Geschlechtsverkehr. Nach *Sigusch* u. *Schmidt* (1973) werden Koituserfahrungen heute früher gemacht als in den 60er Jahren, die zeitliche Vorverlegung ist bei Oberschülern besonders deutlich. Bei gleichbleibender Masturbationsfrequenz beider Geschlechter haben Petting-Kontakte an Frequenz und Intensität zugenommen. 50 % der 17jährigen Jungen und 47 % der gleichaltrigen Mädchen haben Koituserfahrung; erste Erfahrungen werden durchschnittlich mit 17,5 Jahren gemacht (*Sigusch* u. *Schmidt* 1973). Trotz aller Lockerungen in diesem Bereich kann nicht, wie befürchtet wurde, von einem Verfall der Sexualmoral gesprochen werden: Partnerschaft, Liebe, Treue, Familie sind nach wie vor wichtige Werte (vgl. *Seidenspinner* u. *Burger* 1982; *Wolff* 1981). Die meisten Jugendlichen, Mädchen weitaus stärker als Jungen (vgl. *Muuss* 1982 b), betrachten eine emotionale Bindung als Voraussetzung für sexuelle Kontakte. Häufige Partnerwechsel können nicht als adoleszenzspezifische Verhaltensweisen betrachtet werden, sondern liegen außerhalb der Gruppennorm und korrelieren häufig mit schwacher Bindungsfähigkeit.

Das Wissen der Jugendlichen „über sexuelle Dinge" ist meist sehr oberflächlich, was auf unzureichende oder unwirksame Aufklärung zurückgeht. **Aufklärung** wird meistens auf „technische Hinweise" insbesondere Empfängnisverhütung verkürzt, was Jugendliche häufig als unbefriedigend erleben, werden sie doch auch stark von „Beziehungsfragen" bewegt. Viele Jugendliche werden immer noch „auf der Straße" aufgeklärt. In einer Studie von *Cohen* u. *Rose* (1984) gaben über 90 % der befragten Jungen an zu wissen, wie Frauen schwanger werden, aber nur 60 % konnten es auf Nachfrage richtig erklären, 35 % nur teilweise.

Obwohl die meisten Jugendlichen die gängigen **Verhütungsmittel** kennen, ist das Wissen (insbesondere über die Sicherheit) nicht sehr fundiert. Außerdem finden diese Kenntnisse in der Praxis bei den ersten sexuellen Begegnungen meist keine Anwendung. 50 % der von *Farrell* u. *Kellaher* (1978, zitiert nach *Rutter* 1979 a) befragten 16- bis 19jährigen gaben an, beim ersten Geschlechtsverkehr keine und 25 % unsichere Verhütungsmethoden benutzt zu haben. 8 % berichteten noch nie Verhütungsmittel verwendet zu haben, und etwa die Hälfte der sexuell aktiven Jugendlichen schützen sich nicht konsequent vor einer unerwünschten Schwangerschaft. Die Mehrzahl der Jungen betrachtet die Mädchen als verantwortlich für die Empfängnisverhütung (*Cohen* u. *Rose* 1984; *Biener* 1973). Es soll jedoch nicht der Eindruck entstehen, als seien Frühschwangerschaften alleine auf mangelnde Empfängnisverhütung zurückzuführen; sie können vielfältige Hintergründe haben (z. B. nicht selten Protesthaltung). Auch hinsichtlich **Geschlechtskrankheiten sind Adoleszente besonderen Gefahren ausgesetzt**, weil sie aus Unsicherheit, Uninformiertheit und Angst häufig nicht zum Arzt gehen (*O'Reily* u. *Aral* 1985); für AIDS-Erkrankungen ist entsprechend der späten Manifestation von Symptomen analoges zu erwarten.

1.7.3 Vorbereitende Veränderungen der Adoleszenz – Kognitive und emotionale Entwicklung

Zwischen dem 11. und dem 15. Lebensjahr kommt es nach *Piaget* (*Piaget* u. *Inhelder* 1980) im **kognitiven** Bereich zu einer fundamentalen Umstrukturierung, die gekennzeichnet ist durch den Übergang von den konkreten zu den formal-logischen Denkoperationen, d. h., das Denken löst sich aus seinen realitätsgebundenen Grenzen und kann sich nun auf Dinge beziehen, die es nicht gibt und Vorgänge, die nicht direkt vorstellbar sind. Diese höchste Stufe des Denkens wird allerdings nicht von allen Jugendlichen und Erwachsenen gleichermaßen erreicht.

Formale Denkoperationen umfassen u. a. das hypothetisch-deduktive Denken und das kombinatorische Denken. Beim Lösen von Problemen können Jugendliche zunehmend systematisch „wissenschaftlich" vorgehen. Sie entwickeln ein Wahrscheinlichkeitssystem mit Zufallsbegriff, aus dem die Vorhersagbarkeit von Ereignissen abgeleitet werden kann. Möglichkeiten und Hypothesen können in das Denken einbezogen werden, das Bezugssystem kann gewechselt werden. Mit Sätzen wie „nehmen wir einmal an, daß..." können mögliche, auch ideale Welten entworfen und durchkonstruiert werden. Diese neuerschlossenen kognitiven Möglichkeiten fördern die Experimentier- und Philosophierfreudigkeit. Der Jugendliche vermag über sein eigenes Denken und die Gedanken anderer zu reflektieren. Die subjektive Überzeugung „die anderen denken bestimmt so viel über mich nach wie ich über sie" ist u. a. Ausdruck des sogenannten Jugendegozentrismus (vgl. dazu *Muuss* 1982a). Auf diese Weise werden manche Konflikte der Adoleszenten erst mit der veränderten Kognition möglich. Parallel zu den kognitiven erweitern sich auch die **sprachlichen** Möglichkeiten. Die sprachliche Ausdrucksfähigkeit wird differenzierter, verschiedene „Kanäle" (Mimik, Gestik, Tonfall usw.) werden bei der Bewertung einer Äußerung einbezogen, eine Metasprache entsteht, abstrakte Begriffe wie Freiheit, Recht usw. können unter Rückgriff auf verschiedene Definitionen und ihre Implikationen erörtert werden. Über das gesprochene Wort hinaus wird der emotionale Gehalt und die soziale Bedeutung beachtet, so wird etwa auf die Anrede („Du" vs. „Sie") geachtet oder eine eigene „Jugendsprache" gepflegt. Es kann unterschieden werden zwischen Gesagtem, Gemeintem und der Wahrheit oder auch den Taten. Übertragene Bedeutungen werden erfaßt, indirekte Äußerungen, sowie Ironie, Sarkasmus, Metaphern verstanden und können analysiert werden, also alle sprachlichen Konstruktionen, die mit mehreren Bedeutungsebenen spielen. Das subtilere sprachliche Repertoire erlaubt taktische Fragen der Art „Wie sage ich dem das...".

Die erweiterten sprachlichen und kognitiven Möglichkeiten bilden die Grundlage für die Entwicklung in anderen Bereichen. So werden etwa moralische Urteile und Einstellungen logisch abgeleitet, differenzierter begründet und in Zusammenhänge eingebettet gesehen. Eine eigene Gewissensbildung setzt ein, die Jugendlichen werden unabhängig von den Überzeugungen der Umgebung und betonen diese Eigenständigkeit. Der „Verabredungscharakter" von Spielregeln des Zusammenlebens wird erkannt und die geltenden Regeln – konsequenterweise – in Frage gestellt. Die Fähigkeit, die Perspektive von anderen zu übernehmen, ist eine wesentliche Voraussetzung für moralische Bewertungen (*Sigman* et al. 1983), aber auch für die Entwicklung eines Selbstkonzeptes. Insgesamt werden die Beurteilungskriterien komplexer, Naivität und Leichtgläubigkeit nehmen ab, die Aufrichtigkeit des Gegenübers wird eingeschätzt.

Mit den Veränderungen im kognitiven Bereich werden auch Veränderungen im emotionalen und motivationalen Bereich eingeleitet. In der Adoleszenz ist die **emotionale Entwicklung** hinsichtlich Ausdruck und Wahrnehmung von Gefühlen abgeschlossen. Adoleszente können Gefühle bei sich und anderen differenziert wahrnehmen, und sie haben auch die sprachlichen Möglichkeiten darüber zu sprechen. Die Einfühlung in Fremdseelisches ist genauso möglich wie die Introspektion. Dadurch können Emotionen stärker erlebt werden. Das erklärt auch, weshalb Trauer bei Jugendlichen und Erwachsenen intensiver ist und länger dauert als bei Kindern (*Rutter* 1979b; *van Eerdewegh* et al. 1982). In der frühen Adoleszenz findet auch die erste tiefgreifende Auseinandersetzung mit dem Tod statt, wenn etwa ab dem 10. Lebensjahr die Irreversibilität und Unvermeidbarkeit des Todes im vollen Umfang erfaßt wird (vgl. auch *Schleiff* 1986).

Gefühle können nun besser ausgedrückt, aber auch versteckt und vorgetäuscht werden. Äuße-

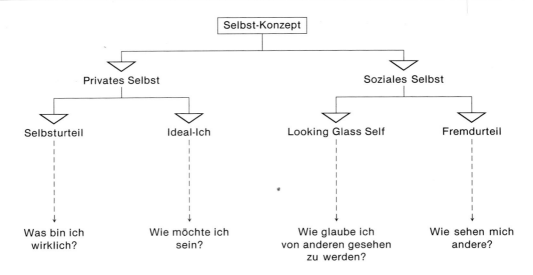

Abb. 1.11 Dimensionen des Selbstkonzeptes

res Auftreten und inneres Erleben können getrennt werden, so wird es z. B. möglich, Unsicherheit durch besonders forsches Auftreten zu überspielen. Die Jugendlichen haben gelernt sich zu beherrschen, wenn es die Situation erfordert, d. h. Gefühlsäußerungen kommen zunehmend unter Selbst- und soziale Kontrolle.

Parallel zur Differenzierung der Gefühle und Gefühlsäußerungen erfahren auch die Bewältigungsmechanismen eine Veränderung. In der Adoleszenz entsteht auch die Sublimierung als reifer Abwehrmechanismus, auf deren Hintergrund auch die sogenannte Pubertätsaskese zu verstehen ist. Diese Entwicklungen bilden auch den Hintergrund für emotionale Konflikte. Kindheitsspezifische Ängste nehmen ab bzw. werden von neuen Angstinhalten abgelöst, die z. T. auch durch die veränderten kognitiven Möglichkeiten motiviert werden (z. B. Todesängste, soziale Ängste). Depressive Verstimmungen, oft unbemerkt von Lehrer und Eltern, nehmen vom 9. Lebensjahr an kontinuierlich zu und erreichen bei 12jährigen ein vorläufiges Maximum (*Schmidt* u. *Esser* 1985). Unglücklichsein und Niedergeschlagenheit drücken sich vor allem in verminderter Aktivität und sozialem Rückzug aus.

1.7.4 Identitätsfindung und Selbstbild

Nach *Erikson* (1968) ist das Ringen um eine stabile Identität der Kernkonflikt des Jugendalters. Diese Suche nach Identität wird wesentlich bestimmt durch die Fragen: „Wie bin ich?", „Wie möchte ich sein?" und „Wie werde ich von anderen gesehen?". Damit sind zugleich die wichtigsten Dimensionen des Selbstkonzeptes angesprochen (Abb. 1.11). In der Adoleszenz sind die emotionalen und kognitiven Voraussetzungen (s. o.) für die Entwicklung eines umfassenden Selbstkonzeptes gegeben. *Elliott* (1984) bezeichnet das Kind als – von externen Stimuli geleiteten – „radical empiricist" und den Adoleszenten mit seiner Fähigkeit zur Introspektion im Gegensatz dazu als „psychological clinician". In Rollenspielen lernt das Kind verschiedene Rollen zu übernehmen und sich mit den Augen anderer zu sehen. Mit dem schwindenden kindlichen Egozentrismus kann sich ein „soziales Selbst" entwickeln, indem ein Gefühl dafür entsteht, daß man dem prüfenden Blick anderer ausgesetzt ist, wobei in der Adoleszenz die Gedanken anderer geradezu zum Mittelpunkt des eigenen Denkens werden (Jugendegozentrismus). Auf dieser Grundlage können soziale Ängste und Minderwertigkeitsgefühle erstmals evident werden, das Verhalten wird an der sozialen Erwünschtheit ausgerichtet, Kritik als verletzend erlebt.

Im Zuge der Identitätsentwicklung werden Selbstbeschreibungen differenzierter, reichhaltiger und genauer (vgl. *Esser* u. *Schmidt* 1985), Selbstbeurteilungsskalen werden überlegter ausgefüllt (*Oerter* 1982). Die Selbsteinschätzungen werden realistischer, was sich u. a. auch in den Berufswünschen ausdrückt: unerreichbare, vom sozialen Prestige unbeeinflußte Wünsche wie sie für das Kindesalter typisch sind, treten zunehmend zurück.

Aufgrund der erweiterten kognitiven Fähigkeiten können Jugendliche erstmals in noch nicht realisierten Möglichkeiten denken und „idealistische Schemata" auf sich und die Welt anwenden (*Oerter* 1982). Damit kann mehr oder minder unabhängig vom Real-Ich ein Ideal-Ich entstehen. Dabei sind echte Selbstüberschätzungen oder „Größenideen" keine adoleszenzspezifischen Bewertungsfehler, sondern pathologische Randerscheinungen; im allgemeinen haben Adoleszente eine relativ realistische Selbsteinschätzung, wenn sie auch in der Selbstdarstellung nach außen mitunter recht großspurig auftreten.

Empirische Studien lassen Zweifel an der Existenz einer generellen Identitätskrise im Jugendalter – wie etwa von *Erikson* postuliert – aufkommen. So erwiesen sich verschiedene Scores zur Selbsteinschätzung und -beschreibung als relativ stabil in diesem Altersbereich. Sowohl in Längsschnittstudien als auch in retrospektiven Studien wurde eine überraschend hohe Selbstbeurteilungskonstanz gefunden (Übersicht vgl. *Oerter* 1982). Andererseits gibt es auch Hinweise, daß sich das Selbstbild erst allmählich stabilisiert. *Nolting* (1973) fand zwischen dem Alter von 12 und 16 Jahren noch bemerkenswerte Verschiebungen im Selbstbild, zwischen 16 und 19 Jahren blieb es jedoch relativ konstant. Offenbar muß zwischen den verschiedenen Komponenten des Selbstbildes unterschieden werden, das „private Selbst" scheint – auch im subjektiven Erleben – am konstantesten zu sein.

Betrachtet man die Identitätsentwicklung im Jugendalter auf dem Hintergrund der sich stellenden Entwicklungsaufgaben (Berufswahl, Partnerschaft u. a.), so wird deutlich, daß von Jugendlichen viele Entscheidungen verlangt werden, die unausweichlich auf eine Stabilisierung des Selbst hinwirken (vgl. *Graham* u. *Rutter* 1985). Umgekehrt gibt es im gesamten Lebensverlauf immer wieder Situationen, in denen die eigene Identität ebenso wie in der Adoleszenz in Frage gestellt wird (z. B. Scheidung, berufliche Veränderungen). Neuere Untersuchungen legen daher nahe, auch das Jugendalter eher unter dem Konzept der gelungenen Bewältigung (Coping) denn der Krise zu betrachten (vgl.

Seiffge-Krenke 1986; *Ewert* 1986; *Liepmann* u. *Stiksrud* 1985).

1.7.5 Veränderungen in der sozialen Rolle

Schulische und berufliche Entwicklung

Die Schule spielt eine große Rolle für die psychosoziale Entwicklung, nicht nur weil die Kinder/Jugendlichen einen Großteil ihrer Zeit dort verbringen, sondern auch, weil gerade im Altersabschnitt zwischen 11 und 16 Jahren entscheidende Prüfungen und Zeugnisse anstehen, die den weiteren Werdegang bestimmen. In dieser Zeit nehmen die Fehlzeiten in der Schule drastisch zu und erreichen bei den 15jährigen einen Peak, auch Schulphobien treten wieder gehäuft auf (vgl. Kap. 3.8).

Die Berufs- wie auch die Freizeitinteressen konkretisieren und stabilisieren sich in der Adoleszenz unter Berücksichtigung der realen Möglichkeiten. Langfristige Ziele werden formuliert und die Handlungsplanung danach ausgerichtet. Aufgrund der gegebenen Arbeitsmarktlage kann allerdings auf Neigung und Interesse oft wenig Rücksicht genommen werden. Viele Jugendliche müssen Ausbildungs- und Berufsziele wählen, die nicht ihren Wünschen entsprechen; sie können später dennoch erfolgreich und auch zu ihrer subjektiven Zufriedenheit in dem „ungeliebten" Beruf arbeiten (Übersicht bei *Sommerkorn* 1981).

Empirische Untersuchungen über die langfristigen negativen Auswirkungen der **Jugendarbeitslosigkeit** auf die Identitätsfindung sind bislang noch spärlich. Nach *Pelzman* (1983) werden Fehlschläge bei der Arbeitssuche als eigenes Versagen erlebt, sie führen zu Mobilitätsdefiziten, die weitere Lösungsansätze blockieren. Probleme in der weiteren Entwicklung ergeben sich auch vielfach bei **vorzeitigen Schulabgängern** – immerhin verlassen etwa 20 % unserer Schüler die Schule ohne Hauptschulabschluß (Statistisches Jahrbuch 1986). Diese späteren Probleme sind häufig auf Persönlichkeitsmerkmale zurückzuführen, die auch schon beim Schulabbruch bedeutsam waren und nicht nur als dessen Folge zu verstehen sind. Vorzeitige Schulabgänger sind häufig durch wenig Beharrlichkeit beim Verfolgen von Zielen (geringe Frustrationstoleranz), eine unzureichende Leistungsmotivation, ein wenig klares Selbstbild sowie Autoritätsprobleme zu charakterisieren.

Divergierende Entwicklungswege ergeben sich je nachdem, ob die Jugendlichen weiter zur Schule gehen oder ins Berufsleben eintreten, was auch Rückwirkungen auf die Wahl der Freunde hat. Für diejenigen, die schnell einen Beruf ergreifen, fängt der „Ernst des Lebens" früher an. Von ihnen wird mehr Verantwortungsbewußtsein und Reife erwartet und sie werden früher in ihren Entfaltungsmöglichkeiten eingeschränkt und gesellschaftlich in die Pflicht genommen als gleichaltrige Schüler. Andererseits schaffen lange Ausbildungszeiten und die damit verbundene Abhängigkeit vom Elternhaus Probleme aufgrund der Diskrepanz zwischen der allgemeinen körperlichen und psychischen Entwicklung, dem sozialen Status in der Gesellschaft und den Erwartungen und Ansprüchen der Jugendlichen (vgl. *Alonso-Fernández* 1985). Diese Situation führt einerseits zu Reibereien mit den Eltern, andererseits kann die lange Entbindung von Verantwortung reifungsbehindernd wirken (*Lempp* 1986).

Veränderungen im sozialen Bezugssystem: Eltern und Peers

Im Laufe der Adoleszenz nimmt der Einfluß der informellen Peer-Group zu (insbesondere bei Mode- und Freizeitfragen), ohne jedoch den der Eltern zu verdrängen. Empirische Untersuchungen sprechen dafür, daß die affektiven Bindungen an die Familie über die gesamte Lebensspanne stabil bleiben. Es gibt – außer in Extremfällen unreifen Verhaltens – keine Hinweise, daß enge Peer-Beziehungen als Ersatz für familiäre Bindungen aufgenommen werden. Im Gegenteil, stabile Eltern-Kind-Beziehungen fördern die soziale Kompetenz und befriedigende Beziehungen zu Gleichaltrigen in der Kindheit und der Adoleszenz (*Bell* et al. 1985). Auch wenn in der Adoleszenz Peer-Aktivitäten zu- und Familienaktivitäten abnehmen, bleiben die familiären Bindungen und der elterliche Einfluß bei folgenreichen, wichtigen Entscheidungen erhalten (vgl. auch *Chassin* et al. 1986; *Ewert* 1986).

Freundschaften werden in der Adoleszenz stabiler, enger und intimer, bei Mädchen stärker als bei Jungen. Die Freundescliquen sind zunächst streng nach Geschlechtern getrennt. Erst in der mittleren Adoleszenz verliert sich die sprichwörtliche Mädchenfeindlichkeit der Jungen und Jungenfeindlichkeit der Mädchen, heterosexuelle Cliquen entstehen (vgl. *Muuss* 1982a). Freunde haben meist ähnliche Einstellungen, was zum einen durch die Auswahl nach dem Ähnlichkeitsprinzip, zum anderen durch die gegenseitige Angleichung und Beeinflussung zu erklären ist.

Das Eingebettetsein in einen Freundeskreis hat viele positive Auswirkungen auf die Identitätsfindung und den Sozialisationsprozeß (*Oerter* 1982; *Ausubel* 1979): Es erleichtert den Emanzipationsprozeß vom Elternhaus („die anderen dürfen auch"); es vermittelt Selbstachtung, Wertvorstellungen, Verhaltensstandards; es eröffnet Gelegenheiten zum praktischen Sozialtraining und zum Ausprobieren verschiedener sozialer Rollen.

Empirische Untersuchungen verweisen jedoch auch auf negative Einflüsse. So wird der erste Kontakt mit Drogen meistens durch gleichaltrige Freunde hergestellt und nicht durch professionelle Dealer. In einer Befragung von *Kovach* u. *Glickman* (1986) erwies sich die Peer-Group als der entscheidende Faktor für den Drogengebrauch: ein Drittel nimmt Drogen, weil es die Freunde auch tun, ähnliches gilt auch für Alkohol und Nikotin.

Gruppeneffekte wie „Sicherheit der Zahl" oder „Konformitätsdruck" spielen auch bei delinquenten Handlungen in diesem Alter (z. B. Aggressionen gegen Personen oder Sachen, Vandalismus, Diebstähle, Verkehrsdelikte und verschiedene Sexualdelikte) keine unerhebliche Rolle. Immerhin werden 80 – 90 % der Straftaten von Jugendlichen in Gruppen verübt (*Oerter* 1982).

Die Zugehörigkeit zu einer Gruppe von Gleichaltrigen wird von den Jugendlichen im allgemeinen nach außen dokumentiert durch Kleidung, Haartracht, Sprachstil, Musik, Freizeitbeschäftigung u. a. Die Bezeichnung „Subkultur" oder „Jugendkultur" hat sich für die Gruppenbildung im Jugendalter eingebürgert, ohne daß Einigkeit über die Bedeutung dieses Begriffes besteht. Entsprechend gehen die Meinungen über die Existenz einer allgemeinen Jugendkultur auseinander. Manche Autoren halten sie für einen Mythos, kreiert von den Medien bzw. der Wirtschaft, die die Jugend als Markt entdeckt hat, andere verweisen auf die Marginalposition der Jugendlichen (*Lewin* 1963) in unserer Gesellschaft, die die Entstehung einer Subkultur fördert. Auf die theoretische Diskussion soll hier nicht weiter eingegangen werden (vgl. dazu z. B. *Wit* u. *van der Veer* 1982; *Oerter* 1982). Sicher gibt es keine uniforme Subkultur der Jugendlichen, darauf verweist schon die Vielfalt der Etikette: Punks, Teds, Rocker, Popper, Yuppies, New Wave usw. Die Gruppenbildung wird auch wesentlich durch andere (soziale) Faktoren beeinflußt: Gruppen arbeitender (oder arbeitsloser) Jugendlicher sehen anders aus als Schüler-/Studentengruppen, ebenso gibt es Stadt – Land-Unterschiede. Darüber hinaus kann nur ein kleiner Teil der Jugendlichen (in der Umfrage „Mädchen 82" weniger als 1 %) solchen Subgruppen eindeutig zugerechnet werden. Auch die sogenannten neuen Jugendreligionen, die bis vor kurzem viel von sich reden machten, konnten nur eine kleine Minderheit ansprechen, wobei es sich häufig um wenig integrierte Jugendliche mit psychischen Problemen handelte.

1.7.6 Adoleszentenkrise und Generationenkonflikt – Realität oder Fiktion?

Adoleszenz – eine Krisenzeit?

Aufgrund der rasanten körperlichen und psychischen Veränderungen, der gesellschaftlichen Erwartungen und der sich nun stellenden Entwicklungsaufgaben wird die Adoleszenz immer wieder als besonders schwierige Zeit der inneren Zerrissenheit, als Sturm- und Drangphase oder als Krise beschrieben. Die gesteigerte Selbstwahrnehmung, die erhöhte Emotionalität und Sensibilität, insbesondere die Neigung zu Stimmungsschwankungen, depressiver Herabgestimmtheit, zu romantischen Träumereien und selbstquälerischem Sinnieren bis hin zu Suizidgedanken, werden als Ausdruck dieser Adoleszentenkrise betrachtet, wobei diese Symptome als „normale" Entwicklungszeichen gewertet werden, die sich verlieren, wenn die Krisenzeit durchschritten ist und die Metamorphose vom Kind zum reifen Erwachsenen gelungen ist. Tatsache ist, daß Gefühle der Niedergeschlagenheit, des Unglücklichseins, des Sich-nicht-verstanden-Fühlens und der Minderwertigkeit bei Jugendlichen weit verbreitet sind (vgl. *Rutter* 1979 a; *Rutter* et al. 1976; *Larson* et al. 1980), wobei eine große Kluft zwischen den Selbstberichten der Jugendlichen und den Beobachtungen und Einschätzungen der Umgebung auffällt. Offenbar bleiben diese internalen Konflikte häufig unbemerkt (vgl. auch *Esser* u. *Schmidt* 1985). Von den in der Isle of Wight-Studie befragten 14 – 15jährigen gaben 40 % Gefühle des Unglücklichseins und des Rückzugs an, etwa 25 % berichteten von Beziehungsideen, 20 % von Minderwertigkeitsgefühlen und etwa 8 % von gelegentlichen Selbstmordgedanken (*Rutter* et al. 1976, zur Differentialdiagnose s. Kap. 3.8). Offenbar sind depressive Gefühle bei Adoleszenten recht weit verbreitet, allerdings ohne daß diesen der Wert einer Störung im klinischen Sinne zukommt. Man sollte dabei nicht vergessen, daß die Mehrzahl der Adoleszenten diese Entwicklungszeit störungsfrei, zuversichtlich und heiter durchlaufen. Die generelle Prävalenz psychiatrischer Störungen ist in der Adoleszenz nicht bedeutsam erhöht (*Rutter* et al. 1976, vgl. auch Kap. 3.8).

Gibt es einen Generationenkonflikt?

Wenn von der Adoleszenz als „Sturm und Drangperiode" gesprochen wird, so bezieht sich dies vor allem auf die Konflikte, die sich um die Ablösung vom Elternhaus spinnen. Distanzierung und Entfremdung von den Eltern und ihren Wertvorstellungen, Abrücken von der Familie, Ungehorsam und Widerstand gegen die Welt der „Alten" und stärkere Hinwendung zu den Freunden werden als Symptome eines allgemeinen „Generationenkonfliktes" gewertet. Aber gibt es tatsächlich eine so tiefe, unüberbrückbare Kluft zwischen den Generationen? Sicher wird der idealistische, unerschütterliche Glaube des Kindes an die Eltern in der Adoleszenz durch eine realistischere Sicht abgelöst. Dennoch wird es viele Erwachsene verwundern, daß sie von Jugendlichen treffsicherer eingeschätzt werden als sie umgekehrt die Jugendlichen einzuschätzen vermögen (*Ewert* 1986) und tendenziell kompetenter, als sie sich selbst sehen (*Coleman* et al. 1977). Streitereien zwischen Eltern und ihren adoleszenten Söhnen/Töchtern um Alltagsprobleme wie Ausgehen, Taschengeld, Haare, Kleidung usw. sind ein ubiquitäres Phänomen. Diese Auseinandersetzungen berühren allerdings kaum die generellen Einstellungen zu Moral, Politik, Wirtschaft usw. sowie wichtige Zukunftsfragen (*Ewert* 1986). In Umfragen (SHELL-Studie [*Fischer* 1981, Institut für Jugendforschung 1980]; Studie „Mädchen 82" [*Seidenspinner* u. *Burger* 1982], *Fuchs* 1986) ergaben sich größere Übereinstimmungen im Weltbild und in Lebensentwürfen zwischen Eltern und Jugendlichen als gemeinhin angenommen (ein epochaler Einstellungswandel schlägt sich auch bei der Elterngeneration nieder). Auch die häufig konstatierte Entfremdung von den Eltern in der Adoleszenz konnte durch empirische Studien nicht erhärtet werden. In der Isle of Wight-Studie gab es nur bei 12 % der Jungen und 7 % der Mädchen Hinweise auf einen Rückzug (*Rutter* et al. 1976), wobei es sich primär um die Verstärkung bereits präadoleszent vorhandener Tendenzen handelte. Psychiatrisch auffällige Adoleszente zeigen häufiger Zeichen einer Entfremdung. Die Mehrzahl der Jugendlichen hat ein gutes Verhältnis zu den Eltern (58,5 % zum Vater, 73 % zur Mutter, nach *Allerbeck* 1986).

Die Hypothese eines allgemeinen Generationenkonfliktes läßt sich in dieser Allgemeinheit nicht aufrecht erhalten (Übersicht bei *Rutter* 1979a; *Rutter* et al. 1976). Die Übereinstimmung zwischen Eltern und Jugendlichen ist heute sogar größer als zwischen der Eltern-Großelterngeneration.

Erstaunlicherweise sind wir gewohnt, das „Erwachsen*werden*" als Problem der Jugend zu betrachten, während die „Krise" der Eltern, die ihnen angesichts des heranwachsenden Kindes das „Erwachsen*sein*" als Entwicklungsaufgabe ins Bewußtsein bringt, wenig Beachtung findet (*Ewert* 1986). Auch das Image des Erwachsenseins hat sich gewandelt: Der „reife" Erwachsene ist „out", jugendliches Aussehen, Sportlichkeit und „pubertäre Überbleibsel" sind „in". Das macht es schwerer, sich mit der Erwachsenenrolle zu identifizieren – nicht nur für Jugendliche (vgl. *Alonso-Fernández* 1985).

Literatur zu Kap. 1, Abschn. 1.7

1 *Allerbeck, K.:* Jugend und Wertorientierung. In: *Remschmidt, H.* (Hrsg.), Jugend und Gesellschaft. Wiss. Verlagsgesellschaft, Stuttgart; U & M Verlagsgesellschaft, Frankfurt 1986
2 *Alonso-Fernández, F.:* Epochaler Erscheinungswandel der normalen Pubertät. In: *Nissen, G.* (Hrsg.), Psychiatrie des Pubertätsalters. Huber, Bern 1985
3 *Ausubel, D. P.:* Das Jugendalter, 6. Aufl. Juventa, München 1979
4 *Baumrind, D.:* Early socialization and adolescent competence. In: *Dragastin, S. E., G. H. Elder* (Hrsg.), Adolescence in the life cycle: psychological change and social context. Halsted Press, London 1975
5 *Bell, N. J., A. W. Avery, D. Jenkins, J. Feld, C. J. Schoenrock:* Family relationships and social competence during adolescence. J. Youth Adoles. 14 (1985) 109–119
6 *Berndt, T. J.:* The features and effects of friendship in early adolescence. Child Dev. 53 (1982) 1447–1460
7 *Biener, K.:* Jugendsexualität und Präventivmedizin. G. Fischer, Stuttgart 1973
8 *Bierich, J. R.:* Entwicklungsphysiologie und Auxologie: Wachstum und Reifung. In: *Remschmidt, H., M. H. Schmidt* (Hrsg.), Kinder- und Jugendpsychiatrie in Klinik und Praxis, Bd. I. Thieme, Stuttgart 1987
9 *Bolton, F. G.:* The pregnant adolescent: problems of premature parenthood. Sage, London 1980
10 *Broderick, C. B.:* Kinder- und Jugendsexualität, 3. Aufl. Rowohlt, Hamburg 1975
11 *Brooks-Gunn, J., A. C. Petersen:* Problems in studying and defining pubertal events. J. Youth Adoles. 13 (1984) 181–196
12 *Brooks-Gunn, J., D. N. Ruble:* The development of menstrual-related beliefs and behaviors during early adolescence. Child Dev. 53 (1982) 1567–1577
13 *Chassin, L., C. C. Presson, St. J. Sherman, D. Montella, J. McGrew:* Changes in peer and parent influences during adolescence: longitudinal vs cross-sectional perspectives on smoking initiation. Dev. Psychol. 22 (1986) 327–334
14 *Cohen, D. D., R. D. Rose:* Male adolescent birth control behavior: the importance of developmental factors and sex differences. J. Youth Adoles. 13 (1984) 239–252
15 *Coleman, J. C., R. George, G. Holt:* Adolescents and their parents. A study of attitudes. J. genet. Psychol. 130 (1977) 239–245
16 *Dornbusch, S. M., J. M. Carlsmith, R. T. Gross, J. A. Martin, B. Jennings, A. Rosenberg, P. Duke:* Sexual development, age and dating: a comparison of biological and social influences upon one set of behaviors. Child Dev. 52 (1981) 179–185
17 *Elliott, G. C.:* Dimensions of the self-concept: A source of further distinctions in the nature of self-consciousness. J. Youth Adoles. 13 (1984) 285–307
18 *Erikson, E. H.:* Identity. Youth and crisis, 2. Aufl. Norton, New York 1974
19 *Esser, G., M. H. Schmidt:* Assessment in thirteen year olds: information from parents and adolescents. Paper presented at 4th European Symposium on Social Psychiatry, Kopenhagen 1985
20 *Ewert, O.:* Entwicklungspsychologie des Jugendalters. Kohlhammer, Stuttgart 1983
21 *Ewert, O.:* Zur Identität von Jugendlichen. In: *Remschmidt, H.* (Hrsg.), Jugend und Gesellschaft. Realitätsbewältigung, Krisen und Auswege. Wiss. Verlagsgesellschaft, Stuttgart; U & M Verlagsgesellschaft, Frankfurt 1986
22 *Fischer, A.,* **Deutsche Shell** (Hrsg.)*:* Jugend 81. Lebensentwürfe, Alltagskulturen, Zukunftsbilder. Jugendwerk der Deutschen Shell, Hamburg 1981
23 *Fuchs, W.:* Jugend der 50er Jahre und Jugend der 80er Jahre – Vergleich und Verhältnis. In: *Remschmidt, H.* (Hrsg.), Jugend und Gesellschaft. Realitätsbewältigung, Krisen und Auswege. Wiss. Verlagsgesellschaft, Stuttgart; U & M Verlagsgesellschaft, Frankfurt 1986
24 *Gaddis, A., J. Brooks-Gunn:* The male experience of pubertal change. J. Youth Adoles. 14 (1985) 61–69

25 *Graham, P., M. Rutter:* Adolescent disorders. In: *Rutter, M., L. Hersov* (Hrsg.), Child and adolescent psychiatry. Modern approaches, 2. Aufl. Blackwell Scientific Publ., London 1985

26 Institut für Jugendforschung (Hrsg.)*:* Die Einstellung der jungen Generation zur Arbeitswelt und Wirtschaftsordnung 1979. Jugendwerk der Deutschen Shell, Hamburg 1980

27 *Koff, E., J. Rierdan, K. Sheingold:* Memories of menarche: Age, preparation, and prior knowledge as determinants of initial menstrual experience. J. Youth Adoles. 11 (1982) 1 – 9

28 *Kovach, J. A., N. W. Glickman:* Levels and psychosocial correlates of adolescent drug use. J. Youth Adoles. 15 (1986) 61 – 77

29 *Larson, R., M. Czikszentmihalyi, D. Graef:* Mood variability and the psychosocial adjustment of adolescents. J. Youth Adoles. 9 (1980) 469 – 490

30 *Lempp, R.:* Familie im Umbruch. Kösel, München 1986

31 *Lewin, K.:* Feldtheorie in den Sozialwissenschaften. Huber, Bern 1963

32 *Liepmann, D., A. Stiksrud:* Entwicklungsaufgaben und Bewältigungsprobleme in der Adoleszenz. Sozial- und entwicklungspsychologische Perspektiven. Hogrefe, Göttingen 1985

33 *Magnusson, D., H. Stattin, V. L. Allen:* Biological maturation and social development: A longitudinal study of some adjustment processes from mid-adolescence to adulthood. J. Youth Adoles. 14 (1985) 267 – 283

34 *Muuss, R. E.:* Grundlagen der Adoleszentenpsychologie. In: *Hellbrügge, Th.* (Hrsg.), Documenta Pädiatrica Bd. 9. Hansisches Verlagskontor, Lübeck 1982 a

35 *Muuss, R. E.:* Psychosoziale Probleme der Sexualität in der Adoleszenz. In: *Hellbrügge, Th.* (Hrsg.), Die Entwicklung der kindlichen Sexualität. Urban & Schwarzenberg, München 1982 b

36 *Nolting, H. P.:* Aspekte der Selbstentwicklung im Jugendalter. Diss., Göttingen 1973

37 *Oerter, R.:* Das Jugendalter. In: *Oerter, R., L. Montada* (Hrsg.), Entwicklungspsychologie. Urban & Schwarzenberg, München 1982

38 *O'Reilly, K. R., S. O. Aral:* Adolescence and sexual behaviour: Trends and implications for STD. J. Adolescent Health Care 6 (1985) 262 – 270

39 *Pelzman, L.:* Arbeitsforschung. In: Bericht über den 33. Kongreß der Deutschen Gesellschaft für Psychologie in Mainz 1982. Hogrefe, Göttingen 1983

40 *Piaget, J., B. Inhelder:* Von der Logik des Kindes zur Logik des Heranwachsenden: Essay über die Ausformung der formalen operativen Strukturen. Walter, Olten 1980

41 *Remschmidt, H.:* Psychische Entwicklung und ihre Varianten in der Pubertät und Adoleszenz. In: *Schmidt, M. H.* (Hrsg.), Kinder- und Jugendpsychiatrie in Klinik und Praxis, Bd. II. Thieme, Stuttgart 1985

42 *Ruble, D. N., J. Brooks-Gunn:* The experience of menarche. Child Dev. 53 (1982) 1557 – 1566

43 *Rutter, M.:* Changing youth in a changing society. Pattern of adolescent development and disorder. The Nuffield Provincial Hospitals Trust, London 1979 a

44 *Rutter, M.:* Emotional development. In: *Rutter, M.* (Hrsg.), Scientific foundations of developmental psychiatry. Heinemann, London 1979 b

45 *Rutter, M., P. Graham, O. Chadwick, W. Yule:* Adolescent turmoil: fact or fiction? J. Child Psychol. Psychiat. 17 (1976) 35 – 56

46 *Savin-Williams, R. C., St. A. Small:* The timing of puberty and its relationship to adolescent and parent perception of family interactions. Dev. Psychol. 22 (1986) 342 – 347

47 *Schleiff, W.:*Gedanken und Gefühle Jugendlicher zu Sterben und Tod – Eine Schüleruntersuchung. Psychother. med. Psychol. 36 (1986) 167 – 171

48 *Schmidt, M. H., G. Esser:* Psychologie für Kinderärzte. Enke, Stuttgart 1985

49 *Seiffge-Krenke, I.:* Problembewältigung im Jugendalter. Z. Entwicklungspsychol. Pädagog. Psychol. 18 (1986) 122 – 152

50 *Seidenspinner, G., A. Burger:* Mädchen 82. Eine repräsentative Untersuchung über die Lebenssituation und das Lebensgefühl 15- bis 19jähriger Mädchen in der BRD. Durchgeführt vom Deutschen Jugendinstitut München im Auftrag der Zeitschrift Brigitte. DJI, Gruner & Jahr, Hamburg, München 1982

51 *Sigman, M., J. A. Ungerer, A. Russell:* Moral judgement in relation to behavioral and cognitive disorders in adolescents. J. Abnormal Child Psychol. 11 (1983) 503 – 512

52 *Sigusch, V., G. Schmidt:* Jugendsexualität. Enke, Stuttgart 1973

53 *Sommerkorn, I. N.* (Hrsg.)*:* Beruflich-soziale Lebensperspektiven von Jugendlichen. Deutsches Jugendinstitut, München 1981

54 *Statistisches Bundesamt* (Hrsg.)*:* Statistisches Jahrbuch 1986 für die Bundesrepublik Deutschland. Kohlhammer, Stuttgart 1986

55 *Stutte, H.:* Neurotische Dissozialität auf dem Boden eines Thersites-Komplexes. Prax. Kinderpsychol. 23 (1974) 161 – 166

56 *Van Eerdewegh, M. M., M. D. Bieri, R. H. Parilla, P. Clayton:* The bereaved child. Brit. J. Psychiat. 140 (1982) 23 – 29

57 *Wit, J. de, G. van der Veer:* Psychologie des Jugendalters. Auer, Donauwörth 1982

58 *Wolff, H.-P.:* Jugend und Sexualität. Betrifft: Erziehung 14,2 (1981) 27 – 32

59 *Zakin, D. F., D. A. Blyth, R. G. Simmons:* Physical attractiveness as a mediator of the impact of early pubertal changes for girls. J. Youth Adoles. 13 (1984) 439 – 450

2 Normvarianten, Grenzsituationen und differentialdiagnostisch relevante Befunde zur auxologischen und pubertären Entwicklung

H. STOLECKE

Abweichungen von der in Kapitel 1 aufgezeigten Entwicklungsmatrix werden bei einer eng um den Mittelwert liegenden Streuung der wichtigsten Parameter unschwer akzeptiert. Diesen unproblematischen Bereich kann man etwa mit $\bar{x}$ ± 25 % angeben; dies würde bei Parametern wie z. B. dem Längenmaß Daten zwischen der 25. und 75. Perzentile berücksichtigen. Sind für ein bestimmtes Maß Standard-Abweichungen bekannt, wird eine Abweichung von ± 1 Standard-Abweichung von dem durchschnittlichen Maß entsprechend akzeptiert. Die tatsächlichen Streubreiten für den biologischen Normbefund sind jedoch sehr viel größer und stellen jenseits der „durchschnittlichen Toleranzgrenze" ziemlich regelmäßig einen Anlaß zur ärztlichen Konsultation dar. Es gilt dann, im Rahmen einer sorgfältigen differentialdiagnostischen Analyse festzustellen, ob der individuelle Status als normale Variante aufzufassen ist oder ob ein pathologischer Zustand besteht.

2.1 Auxologische Probleme

Der Bereich zwischen der 3. und 97. Perzentile gilt als Normstreuung für das Längenmaß, wenn man das jeweilige chronologische Alter zugrunde legt. Der Durchschnitt wird bei einem normal verteilten Kollektiv bzw. einer ausreichend großen Probandenzahl durch die 50. Perzentile charakterisiert. Vergleichbares gilt für die Daten des Körpergewichts.

Auffallende Abweichungen von der altersentsprechenden Länge oder dem Gewicht werden meist schon im 1. Lebensjahrzehnt diagnostisch zugeordnet. Beispiele sind Patienten mit klassischem Wachstumshormonmangel („Hypoplysärer Minderwuchs"), Mädchen mit Ullrich-Turner-Syndrom, Patienten mit Knochenentwicklungsstörungen oder auch die Syndrome nach *Marfan* oder *Sotos*. Die Erfahrung zeigt indessen, daß sich die diagnostische Beurteilung im Einzelfall bis in das 2. Lebensjahrzehnt hinziehen kann, so daß in jedem Fall überprüft werden muß, ob eine abschließende Diagnostik notwendig ist.

Im Vordergrund der Konsultation zu Beginn des 2. Lebensjahrzehnts stehen Varianten des Längenwachstums, ohne daß weitergehende gesundheitliche Probleme bestanden oder bestehen. Die physiologisch sehr niedrige Wachstumsgeschwindigkeit in den beiden Jahren vor der Pubertät ist häufig der letzte Anlaß, frühere Beurteilungen noch einmal überprüfen zu lassen, wenn es sich um deutlich unterdurchschnittliche Längenmaße handelt. Die Mehrzahl der Patienten sind **Knaben**, die in ihrer Altersgruppe zunehmend auffallen und nicht den allgemeinen Vorstellungen von einem „großen und starken Jungen" entsprechen. Nach begonnener Pubertät enttäuscht dann noch der Wachstumsschub, der die überdimensionierten Erwartungen nicht erfüllt. Jungen mit **normalem Kleinwuchs** (3. bis 10. Perzentile) oder mit unterdurchschnittlichen Längenmaßen bei ansonsten regelhafter Entwicklung sind dem Kreis der Normvarianz zuzuordnen. Die genetisch vorgegebene unterdurchschnittliche Wachstumspotenz ist, jedenfalls nach den derzeit gültigen Kenntnissen, nicht im Sinne einer etablierten Therapie zu beeinflussen (s. a. übernächster Absatz).

Die Situation einer eingeschränkten Wachstumspotenz kann sich auch als **Minderwuchs** darstellen, wenn das Längenmaß die untere, durch die 3. Perzentile definierte Grenze des Streubereichs unterschreitet. Endlängenmaße unter 163 cm für Männer und unter 152 cm für Frauen sind ein psychosoziales Handicap, woran sozialphilosophische oder ethische Diskussionen nichts ändern. Der Marketing-Charakter (2) der in unserem Kulturkreis entstandenen Gesellschaftssysteme bewertet nicht erst derartige Extremvarianten der Norm negativ. Das „Sich-verkaufen-Müssen" ist nur in einem

„engen Normalbereich" mit Aussicht auf Erfolg möglich.

Inwieweit bei Patienten mit Klein- oder Minderwuchs als Normvariante eine schon im Kindesalter zu beginnende Behandlung mit supraphysiologischen Dosen von Wachstumshormon eine Änderung herbeiführen kann, ist derzeit nicht beurteilbar.

Bei **Mädchen** ist zwar ein deutlich unterdurchschnittliches Längenmaß nicht weniger auffällig, die Toleranzbreite ist hier aber größer, da wiederum der gesellschaftliche Konsens vor allem darin besteht, daß ein Mädchen nicht zu groß sein dürfe. So ist, was die Vorstellungsfrequenz angeht, die Situation umgekehrt wie diejenige bei den Knaben; Mädchen werden häufiger zur Beurteilung eines **überdurchschnittlichen** Längenmaßes vorgestellt. Dabei hat sich aber in letzter Zeit der Standpunkt durchgesetzt, daß Wachstumsprognosen bis 185 cm auch für eine erwachsene junge Frau heutzutage kein Problem mehr darstellen. So wird eine hormonelle Hochwuchsbehandlung (3, 4, 5, 6, 7) bei Mädchen in zunehmendem Maße restriktiver indiziert (4, 6).

Für die Beurteilung, ob es sich im Einzelfall um eine Normvariante des Längenwachstums handelt, sind die Erhebungen entsprechend Tabelle 1.2 (Kap. 1, S. 10) zu empfehlen. Sie geben gleichzeitig Hinweise für eine in jedem Fall vorzusehende differentialdiagnostische Erörterung.

2.2 Frühe und späte Pubertätsentwicklung

Folgt man den Daten der longitudinalen Wachstumsstudie aus Zürich (s. Lit.-Zitat 15, Kap. 1, S. 10), so beginnt im Durchschnitt die männliche Pubertät mit knapp 12 Jahren (Hodenvolumen > 3 ml), bei Mädchen mit etwa 11 Jahren (fast zeitgleicher Beginn der Pubes- und Brustdrüsenentwicklung). Die angegebenen Standardabweichungen liegen bei gut 1,0 Jahren, so daß auf einem Niveau von ± 2 Standard-Abweichungen, entsprechend ca. 96 %, für den Beginn der Reifeentwicklung praktisch folgende Streubreiten angegeben werden können:

Knaben: 10 – 14 Jahre
Mädchen: 9 – 13 Jahre

Entsprechend der statistischen Qualifikation mögen geringfügig frühere oder spätere Termine noch als Extremvarianten der Norm gelten, in der Regel wird man aber davon ausgehen können, bei früherem Auftreten von einer vorzeitigen Reifeentwicklung, bei Beginn jenseits der oberen Streugrenze von einer verspäteten Reifeentwicklung zu sprechen.

An dieser Stelle sei wiederum an den Begriff der **„biologischen Reife"** erinnert; die Angaben zu den Streubreiten der pubertären Entwicklung sind zwar auf das chronologische Alter bezogen, gehen aber davon aus, daß chronologisches und biologisches, d. h. in praxi Knochenalter, praktisch übereinstimmen. Pubertätsbeginn und -verlauf sind mit dem Knochenalter wesentlich enger korreliert als mit dem chronologischen Alter, wenn diese beiden Größen mehr als 2 Jahre differieren.

2.3 Konstitutionelle Entwicklungsverzögerung

Die Bezeichnung konstitutionelle Entwicklungsverzögerung (KEV) beschreibt exakt, daß es sich hierbei nicht um eine krankhafte Störung der pubertären Entwicklung handelt, sondern um die Verspätung eines ansonsten physiologisch ablaufenden Reifeprozesses. Diese Verzögerung ist konstitutionell, d. h. die bei der KEV zu beobachtenden Besonderheiten beruhen auf entsprechenden genetischen Informationen und sind in den meisten Fällen familienanamnestisch nachzuvollziehen.

Wenngleich die molekularbiologischen Mechanismen wie bei vielen anderen physiologischen und pathologischen Vorgängen der Entwicklung auch hier nicht bekannt sind, ist das Resultat der vorgegebenen genetischen Besonderheit konstant und einfach zu erkennen: Chronologisches und biologisches Alter verlaufen diskordant, der biologische Entwicklungsfortschritt bleibt hinter dem chronologischen Alter zurück, zumindest was die auxologischen und pubertätsspezifischen Kriterien betrifft. So hat man auch im angloamerikanischen Schrifttum die beschreibende Bezeichnung „constitutional delay of growth and pubertal development" gewählt.

Wenn wir für die Beurteilung der biologischen Reife wiederum den summativen Parameter **Knochenalter** heranziehen, so findet sich eine Verzögerung zum chronologischen Alter von bis zu 4 Jahren. Für die pubertäre Entwicklung bedeutet dies, daß sie erst bei einem Knochenalter von durchschnittlich 11 Jahren beim Mädchen und 12 Jahren beim Knaben erwartet werden kann, unabhängig von dem jeweiligen chronologischen Alter der Jugendlichen. Dabei ist wiederum die systemische Streuung zu berücksichtigen, die zwischen Knochenalter und Pubertätsbeginn anzunehmen ist. Sie beträgt etwa ± 2,0 Jahre (± 2 SD), womit frühnormale und spätnormale Entwicklungen eliminiert sind. Man sollte also von einer konstitutionellen Entwicklungsverzögerung im 2. Lebensjahrzehnt nur dann sprechen, wenn das Knochenalter mehr als 2 Jahre gegenüber dem chronologischen Alter rückständig ist.

Um im Einzelfall in der Sprechstunde zu entscheiden, ob weitergehende, insbesondere endokrinologische Untersuchungen anzuraten sind, sollten **familienanamnestische Daten** und die **individuelle Vorgeschichte** einschließlich der **auxologischen Aufzeichnungen** genau analysiert werden. Meist läßt sich bei einem oder mehreren Familienmitgliedern eine vergleichbare Verzögerung von Wachstum und Pubertät eruieren, womit eine recht zuverlässige differentialdiagnostische Aussage gegeben ist. Längsschnittaufzeichnungen über die Längenmaßentwicklung des betroffenen Jungen oder Mädchens zeigen ein perzentilenkonformes Wachstum, wobei das jeweils aktuelle Längenmaß unter Bezug auf das Knochenalter den erblichen Bedingungen entsprechend normal ist. Der Klein- oder Minderwuchs besteht also nur relativ bei Bezug auf das chronologische Alter.

Natürlich erkundigt man sich, ob die Patienten ernsthaft krank gewesen sind, ob psychische oder soziale Probleme bestehen und ob Leistungssport mit starker körperlicher Beanspruchung getrieben wird.

Bei der **klinischen Untersuchung** zeigen Jungen und Mädchen mit konstitutioneller Entwicklungsverzögerung keine krankhaften Befunde. Das Längenmaß korreliert mit dem Knochenalter. Das Körpergewicht sollte in moderaten Grenzen schwankend dem Längenmaß entsprechen.

Diagnostisch sind bis auf die Anfertigung einer Röntgenaufnahme der linken Hand zur Beurteilung des **Knochenalters** und der Berechnung der **Wachstumsprognose** primär keine weitergehenden Erhebungen notwendig. Verdachtsmomente, die sich aus der Beurteilung anamnestischer Daten und aus der klinischen Untersuchung ergeben, bedürfen jeweils der aktuellen Interpretation, woraus sich auch das weitergehende diagnostische Prozedere ableitet.

Sind die Längsschnittdaten nur sporadisch vorhanden und läßt sich anamnestisch kein sicherer Hinweis in Richtung KEV erfragen, ist darüberhinaus die Differenz zwischen chronologischem Alter und Knochenalter größer als 3 Jahre, so ist unserer Meinung nach eine **weitergehende endokrinologische Untersuchung** angezeigt. Dabei geht es in erster Linie um die Frage, ob eine funktionelle Sekretionsstörung des Wachstumshormons nachgewiesen werden kann. Diese Aufgabe ist einem erfahrenen pädiatrisch-endokrinologischen Zentrum zu übertragen, da neben den pharmakologisch gesteuerten Belastungstesten zur Provokation einer Wachstumshormonausschüttung (Insulin-Toleranz-Test, Arginin-Infusion, Glukagon-Belastung u. a.) eine Spontansekretionsanalyse unter Einschluß der Schlafphase durchgeführt werden muß. Während die dynamischen Tests die Kriterien einer Normreaktion, wenn z. T. auch nur grenzwertig, aufweisen, kann die Spontansekretion mehr oder weniger deutlich vermindert sein. Eine einheitliche Bewertung der vorliegenden Daten zu diesem Thema ist z. Z. nicht möglich, da die Untersuchungsmodalitäten erheblich differieren (Dauer der Untersuchung, Frequenz der Bestimmungen, Beurteilungskriterien).

Ist im Einzelfall das mittlere pubertätsreife Knochenalter um 1 Jahr überschritten und hat noch keine Reifeentwicklung begonnen, sollte die Analyse der Spontansekretion des Wachstumshormons mit einer entsprechenden Untersuchung der Gonadotropine gekoppelt werden (Differentialdiagnose, zentraler Hypogonadismus, s. u.).

Patienten mit konstitutioneller Entwicklungsverzögerung zeigen nach Beginn der Pubertät den typischen Wachstumsschub und erreichen insgesamt eine im mittleren Normbereich liegende Endlänge. Die neurosekretorische Dysfunktion der Wachstumshormonausschüttung normalisiert sich spontan mit Beginn der Sexualhormoninkretion, so daß die KEV zurecht als funktionelle, sich selbst limitierende Entwicklungsvariante aufgefaßt wird.

Eine evtl. vorzusehende **Therapie** der konstitutionellen Entwicklungsverzögerung ist symptomatisch. Dies gilt für die substitutive Behandlung mit Wachstumshormon ebenso wie für eine meist aus psychosozialer Indikation eingesetzte zeitlich limitierte Gabe von anabolen Steroiden oder von Sexualhormonen. In geeigneten Fällen läßt sich die Wachstumsgeschwindigkeit durch Behandlung mit Wachstumshormon deutlich steigern (1). Ob sich diese Therapie auf die Endlänge auswirkt, ist derzeit unklar.

Aus psychosozialer Indikation erweist es sich bei Jugendlichen oft als notwendig, zeitlich limitiert kleine Dosen von Sexualhormonen zu verabreichen. Dieser künstliche „Anstoß" der pubertären Reifung mit den typischen Anzeichen einer beginnenden Entwicklung ist für das Selbstbewußtsein der betroffenen Jugendlichen oft sehr wichtig. Androgene und, weniger ausgeprägt, Östrogene, haben darüberhinaus auch eine permissiv fördernde Wirkung auf die Wachstumshormonsekretion, die auf normale pubertäre Größenordnungen ansteigt.

Sehr gewissenhaft ist bei einer derartigen Behandlung darauf zu achten, daß das Knochenalter nicht übermäßig akzeleriert wird, da ein attraktiver Momenteffekt der Behandlung mit einer Einschränkung der Wachstumsprognose bzw. einer Verminderung der tatsächlichen Endlänge verbunden sein kann. Diese Konsequenz kann bei Jugendlichen mit überdurchschnittlicher Wachstumsprognose an Bedeutung verlieren.

Bei **Mädchen** kann eine konstitutionelle Entwicklungsverzögerung, die vom zeitlichen Alter her definierte Diagnose einer primären Amenorrhöe bedingen (nicht eingetretene Menarche bis zum 16. Lebensjahr). Gelegentlich wird dieser singuläre Aspekt auch nach normal begonnener Reifeentwicklung zum Anlaß genommen, eine hormonelle Behandlung „zur Auslösung der Regel" zu empfehlen. Es muß mit Nachdruck darauf hingewiesen werden, daß Sexualhormone nur verabreicht werden dürfen, wenn eine umfassende Beurteilung der biologischen Entwicklung erfolgt ist und die aktuellen Untersuchungsergebnisse differentialdiagnostisch erörtert wurden.

Insbesondere muß eine gynäkologische Beurteilung Symptom- und Organbefund vor dem Hintergrund der entwicklungsdynamischen Abläufe diskutieren; dies kann nur in Zusammenarbeit mit einem in entsprechenden Fragestellungen erfahrenen Pädiater erfolgen.

2.4 Differentialdiagnostische Aspekte

Eine im erwartbaren zeitlichen oder durch das Knochenalter dokumentierten Streubereich ausbleibende pubertäre Entwicklung ist in jedem Falle Anlaß zu einer umfassenden Untersuchung. Ein weiteres Zuwarten unter der Prämisse „Spätentwickler" räumt letztlich die Ungewißheit nicht aus, ist für die Betroffenen zunehmend unerträglich und führt so zu diagnostischen und therapeutischen Versäumnissen. Zunächst bleibt natürlich offen, ob eine Reifeentwicklung durch einen organischen Defekt überhaupt nicht erwartet werden kann, oder ob sich schließlich eine partielle endogene Aktivierung des hormonellen Regulationssystems einstellt. Einzelheiten sind in Kapitel 4.3.3 (Hypogonadismus) dargestellt.

Literatur zu Kap. 2

1 *Bierich, J. R.:* Treatment of constitutional delay of growth and adolescence with human growth hormone. Klin. Pädiatr. 195 (1983) 309

2 *Fromm, E.:* Gesamtausgabe; Bd. II: Analytische Charaktertheorie. Deutsche Verlagsanstalt, Stuttgart 1980, 39 ff.

3 *John, G., G. Schellong:* Oestrogentherapie hochwüchsiger Mädchen. Monatsschr. Kinderheilkd. 128 (1980) 545

4 *Stolecke, H.:* Hormonelle Hochwuchsbehandlung. In: *Stolecke, H., V. Terruhn* (Hrsg.), Pädiatrische Gynäkologie, Kap. 5.3. Springer, Berlin, Heidelberg, New York 1987

5 *Stolecke, H.:* Hormonelle Hochwuchstherapie. In: *Ewerbeck, H.* (Hrsg.), Pädiatrie – Weiter- und Fortbildung. Band Endokrinologie (Red. H. Stolecke). Springer, Berlin, Heidelberg, New York 1983

6 *Stolecke, H.:* Endokrine Erkrankungen; Kapitel 4.1: Konstitutioneller Hochwuchs. In: *Stephan, U.* (Hrsg.), Langzeittherapie in Kindes- und Jugendalter. Hippokrates, Stuttgart 1988, 83

7 *Willig, R. P., D. Christiansen, N. Kuhn* et al.: Voraussetzungen und Ergebnisse der Oestrogenbehandlung extrem großer Mädchen. Monatsschr. Kinderheilkd. 128 (1980) 787

3 Spezielle klinische Probleme

3.1 Akne

H. STOLECKE

Die Akne ist eine außerordentlich verbreitete Hautkrankheit. Sie tritt besonders häufig im 2. Lebensjahrzehnt und im jugendlichen Erwachsenenalter auf, wobei die Ausprägung von Patient zu Patient so unterschiedlich ist, daß einige Adoleszenten weitgehend symptomfrei bleiben, während bei anderen eine gelegentlich sogar entstellende Aktivität der Akne besteht. Bei den meisten Menschen verliert sich die Akne im 3. Lebensjahrzehnt, es handelt sich also im Prinzip um eine sich selbst limitierende Störung.

Für diejenigen jedoch, bei denen die Akne stark ausgebildet ist und bis weit in das Erwachsenenalter hinein bestehen bleibt, wird die Erkrankung zu einer Art Behinderung. Die verschiedenen Ansätze, die Pathogenese zu erklären, müssen im Zusammenhang betrachtet werden, so daß im Einzelfall eine **Summation verschiedener Ursachen** vorliegen kann; dazu werden im wesentlichen 5 Punkte genannt:

1. Störungen im Androgenmetabolismus
2. Übermäßige Bildung von Talg und nachfolgende entzündliche Hautreaktion durch entstehende freie Fettsäuren
3. Abnormale Reaktion im Rahmen der Besiedlung mit *Proprionibacterium acnes*
4. Übermäßige follikuläre Keratose
5. Veränderte immunologische Reaktion.

Klinisch imponiert als einfachste Veränderung der Komedo; er kommt durch eine mangelhafte Abstoßung der verhornten epidermalen Zellen im follikulären Kanal dadurch zustande, daß das retinierte Material über eine Erweiterung der äußeren Öffnung des Talgfollikels an die Hautoberfläche exprimiert wird. Ein solcher Komedo wird auch als offen bezeichnet und imponiert als schwarzes Pünktchen. Wenn die Pore oberhalb des intrafollikulären Materials sich nicht erweitert, entsteht ein sogenannter geschlossener Komedo, der als weißer Punkt zu sehen ist. Derartige Komedonen können sich entzündlich verändern, es entstehen Knötchen, Pusteln und Zysten. Dabei spielt offenbar die Besiedlung mit *Proprionibacterium acnes* eine besondere Rolle (1 – 3).

Therapeutika, die bei Akne eingesetzt werden, sind Komedolytika, Antibiotika und 13-cis-Tetinoinsäure (1, 4).

Der ganz überwiegende Teil der Patienten kann mit gutem bis sehr gutem Erfolg mit **Komedolytika,** ggf. in Kombination mit topischen Antibiotika, behandelt werden. Man gibt Benzoyl-Peroxid, am besten in Gel-Form in einer Konzentration zwischen 2,5 und 5 %. Dieses Medikament hat auch eine leichte Schälwirkung und ist in der Lage, die Besiedlung mit *P. acnes* sehr weitgehend zu reduzieren. Gleiches gilt, wenngleich weniger ausgeprägt, für die Reduktion der freien Fettsäuren. Die Wirkung ist etwa nach 2-wöchiger Behandlung deutlich sichtbar.

Nicht selten klagen die Patienten bei Anwendung von Benzoyl-Peroxid über Rötung und eine deutlichere Schälwirkung. So ist im Einzelfall zu empfehlen, die Behandlung nur an jedem zweiten Tag durchzuführen, zumindest in den ersten 1 – 2 Wochen. Eine Kombination von Benzoyl-Peroxid mit topisch angewendeter Retinoin-Säure (Tretinoin) hat sich als besonders effektiv und verträglich erwiesen und ist bei milden Formen der Akne recht erfolgreich. Benzoyl-Peroxid wird morgens, Tretinoin abends angewendet.

Neben der genannten Rötung und dem Schäleffekt kann gelegentlich eine Kontaktdermatitis gegenüber Benzoyl-Peroxid entstehen. Bei der topischen Anwendung von Retinoin-Säure wurde eine erhöhte Sonnenbrandempfindlichkeit gesehen. Im Tierversuch wurde eine Karzinom-Entstehung bei kombinierter Anwendung von ultraviolettem Licht und Retinoin-Säure (topisch angewendet) gefunden. Einige Autoren empfehlen Sonnenschutzmittel für Patienten, die topisch Retinoin-Säure benutzen.

Retinoinsäure ist als Gel, Cremes oder in flüssiger Form verfügbar. Die Konzentration schwankt zwischen 0,01 und 0,1 % in Cremes. Gel-Präparationen sollen einen rascheren Effekt haben als Cremes. Dies gilt auch für die erwähnte Rötung und den Schäleffekt.

Eine zusätzliche systemische Gabe von **Antibiotika** ist schwereren Verlaufsformen vorbehalten. Sie können auch angewandt werden, wenn bei der Erstvorstellung ein sehr weit fortgeschrittener Krankheitszustand besteht. Geeignet sind Minocylin, Erythromycin und Tetracycline. In der Regel reicht eine topische Antibiotika-Behandlung zusätzlich zu der Basistherapie.

Bei jungen **Mädchen** und Frauen, bei denen im Rahmen einer endokrinologischen Untersuchung eine übermäßige Bildung von Androgenen auf ovarieller oder adrenaler Ebene festgestellt werden konnte, ist auch eine Behandlung mit **Antiandrogenen**, ggf. in Kombination mit Östrogenen, niedrig dosierten Kontrazeptiva und Kortikosteroiden zu erwägen. In solchen Fällen empfiehlt sich immer die Kooperation mit dermatologischen und endokrinologischen Spezialisten.

Trotz mancher Unklarheiten ist es heute möglich, eine Akne mit gutem Erfolg zu behandeln. Wer Jugendliche ärztlich betreut, muß sich auch mit dem Problem Akne konfrontieren, zumindest dafür sorgen, daß eine sorgfältige Beratung und ggf. Therapie ermöglicht wird. Für die jugendlichen Patienten ist die Akne oft ein psychosozial außerordentlich belastendes Phänomen, das in dieser intensiven und sensiblen Phase der Persönlichkeitsentwicklung als schädigende Krankheit angesehen werden muß.

Literatur zu Kap. 3, Abschn. 3.1

1 *Braun-Falco, O., G. Plewig, H. H. Wolff:* Erkrankungen der Talgdrüsenfollikel. In: *Braun-Falco, O., G. Plewig, H. H. Wolff* (Hrsg.), Dermatologie und Venerologie, 3. Aufl. Springer, Berlin, Heidelberg, New York 1984, 631 ff.
2 *Lucky, A. W.:* Endocrine Aspects of Acne. Pediatr. Clin. North Am. 30, No. 3 (1983) 495
3 *Rasmussen, J. E.:* What causes acne? Pediatr. Clin. North Am. 30, No. 4 (1983) 511
4 *Schachner, L.:* The treatment of acne: A contemporary review. Pediatr. Clin. North Am. 30, No. 3 (1983) 501

3.2 Menstruelle Blutungsstörungen

H. STOLECKE

Der Begriff Zyklusstörung unterstellt, daß der funktionelle Ablauf eines bereits etablierten menstruellen Zyklus zeitweise oder längerfristig entscheidende physiologische Qualitäten eingebüßt hat. Diese Begriffsbestimmung kann nicht grundsätzlich auf die Verhältnisse bei jungen Mädchen im 2. Lebensjahrzehnt übertragen werden, da die hormonellen Vorgänge, die schließlich einen reifen Zyklus ermöglichen, wachsende Funktionen darstellen, die mit der Menarche keineswegs abgeschlossen sind (s. Kap. 1).

So ist es begrifflich richtiger, von menstruellen Blutungsstörungen zu sprechen; diese deskriptive Bezeichnung orientiert sich an dem Symptom „uterine Blutung". Es bleibt dann im individuellen Fall festzustellen, wie sich dieses Symptom zeitlich strukturiert, wie ausgeprägt die Blutung ist und wie die zugrunde liegende endokrinologische Situation charakterisiert werden kann. Erst daraus ergibt sich unter Berücksichtigung des biologischen Reifestatus die Diagnose, die nicht zuletzt auch die individuellen psychischen und sozialen Faktoren oder bestimmte Lebensgewohnheiten (z. B. Leistungssport, häufige Reisen u. ä.) einschließen wird.

Dennoch ist es praktikabel, zunächst das Symptom „Blutungsstörung" aufzunehmen; die jungen Mädchen berichten ja auch primär über dieses ihnen auffällige und sie beunruhigende Symptom, dessen diagnostische Bewertung und Therapie sie erwarten.

3.2.1 Oligomenorrhoe

Vom zeitlichen Ablauf her ist die **Oligomenorrhoe** durch ein Intervall zwischen zwei Blutungen von mehr als 35 Tagen definiert. Eine derartige Situation mit z. T. sehr unregelmäßigen und verlängerten Intervallen ist in den ersten 2 – 3 Jahren nach der Menarche recht häufig; meist liegt eine Anovulation oder eine verlängerte Proliferationsphase mit nachfolgend unzureichender Gelbkörperhormonbildung vor.

Diagnostisch ist eine ausführlich klinische Untersuchung notwendig; sie muß eine spezielle gynäkologische Befunderhebung einschließen. Die Ultraschalluntersuchung der inneren Geschlechtsorgane kann die Größenverhältnisse exakt beschreiben und ermöglicht die Beurteilung der ovariellen Binnenstruktur. Endokrinologisch besteht eine zentrale Rhythmusstörung der Gonadotropinausschüttung, wobei relativ niedrige Konzentrationen für FSH und vor allem LH gemessen werden. Das Verhältnis von FSH zu LH ist erhöht.

Es sei auch an dieser Stelle darauf hingewiesen, daß die Interpretation punktuell gewonnener Daten nur bedingt sinnvoll ist; genaue Einblicke in die Sekretionsdynamik der Gonadotropine sind nur durch die engmaschige Bestimmung von FSH und LH im Rahmen einer Spontansekretionsanalyse zu erwarten. Die Frage, ob eine Anovulation oder eine mangelhafte Progesteronbildung vorliegt, läßt sich durch Messung der Basaltemperatur bzw. Bestimmungen der Progesteron-Konzentration beantworten. Dabei ist durch die ungewisse zeitliche Struktur nur eine längerfristige Verlaufsbeobachtung aussagefähig.

Eine **Therapie** der Oligomenorrhoe ist in den ersten 3 Jahren nach der Menarche nicht notwendig, wenn aus der Längsschnittbeobachtung ersichtlich ist, daß sich ein regelhafter Zyklus ausbildet. Dies bedeutet nicht nur eine zunehmende Regelmäßigkeit der Menses, sondern auch eine zunehmende Frequenz ovulatorischer Zyklen.

Anders zu beurteilen ist die Situation, wenn die Blutungsintervalle sehr unregelmäßig und weit auseinandergezogen dokumentiert werden, vor allem, wenn eine Regelblutung länger als 6 Monate ausbleibt. In diesem Fall ist das zeitliche Kriterium für die Diagnose einer **sekundären Amenorrhoe** gegeben, wobei der Zeitraum von 6 Monaten nur für die Phase der sich anschließenden pubertären Entwicklung gilt. Ansonsten liegt eine sekundäre Amenorrhoe vor, wenn die Regel länger als 3 Monate ausbleibt.

Eine langdauernde Anovulation vor allem mit sekundärer Amenorrhoe gilt heute als Therapieindikation, zumal Anhaltspunkte gegeben sind, daß eine solche Situation die Entstehung von Korpus- oder Mamma-Karzinomen im fortgeschritteneren Lebensalter erhöht. Oftmals wird auch von den jungen Patientinnen selbst die Unregelmäßigkeit der Menses als Symptom mangelnder Gesundheit oder Reife angesehen. Dies belastet die jungen Mädchen psychologisch zusätzlich, was als eigenständiger ursächlicher Faktor für Oligomenorrhoe und Amenorrhoe anzusehen ist.

Man gibt zunächst ein **Gestagen** vom 16. Tag nach der letzten Blutung für 10 Tage (Retroprogesteron, 10 mg täglich; Chlormadinonacetat, 2–4 mg täglich; Medrogeston, 5 mg täglich; Medroxyprogesteronacetat, 5 mg täglich). In der Mehrzahl der Fälle kommt es auf diese Weise zu einer sekretorischen Umwandlung des Endometrium und zu einer regelmäßigen Blutung in 28tägigen Abständen (gestagen-positive Form).

Reicht die körpereigene Östrogenbildung nicht aus (Follikelabbruch, Schmierblutungen), ist eine zusätzliche Östrogengabe angezeigt, 0,6–1,25 mg/die konjugierte Östrogene, Äthinyl-Östradiol, 0,01–0,02 mg/die (gestagen-negative Form).

Darüberhinaus ist es möglich, mit sogenannten **Ovulationsauslösern** (Epimestrol, Clomiphen, Cyclophenil) zu behandeln. Hier sollte indessen ein Konsil mit Kolleginnen oder Kollegen vorgesehen werden, die in der gynäkologischen Endokrinologie bei Jugendlichen entsprechende Erfahrung haben. Dies gilt auch für die Verordnung von Ovulationshemmern für den Fall, daß eine sichere Kontrazeption zusätzlich erforderlich wird. Eine routinemäßige und schnelle Verordnung der „Pille" ist sicher das schlechteste Verfahren und ohne zwingende Indikation Symptomkosmetik. Die individuelle organische und psychodynamische Problematik wird auf diese Weise mechanistisch verdeckt und nicht analysiert und aufgearbeitet.

Eine Oligomenorrhoe kann über eine Follikelpersistenz mit schließlich für das hyperplastische Endometrium unzureichender Östrogenbildung zu **Dauerblutung** führen. Diese dysfunktionale Blutung bedarf keiner Abrasio, sie ist zuverlässig durch Gabe eines Östrogen-Gestagen-Präparates zu behandeln (10 Tage Prosiston®, 1–2 Tbl. tgl.).

3.2.2 Polymenorrhoe

Die Polymenorrhoe ist eine Blutung mit einem Intervall von weniger als 25 Tagen. Sie entsteht durch Anovulation bei Follikelabbruch oder durch eine verkürzte Follikelphase mit weitgehend normaler Gelbkörperphase. Die Diagnose ergibt sich aus der zeitlichen Struktur und der Basaltemperaturmessung.

Die **Therapie** besteht in der Gabe von Gestagenen vom 16.–25. Tag, wobei im Einzelfall auch hier mit einem Östrogen kombiniert werden kann. Ansonsten kann man den Behandlungsprinzipien für die Anovulation folgen, wie sie im Abschnitt über die Oligomenorrhoe angesprochen wurde. Die Polymenorrhoe kann sich im jugendlichen Erwachsenenalter spontan in einen eumenorrhoeischen Zyklus entwickeln.

3.2.3 Hyper-/Hypomenorrhoe

Veränderungen der Blutungsstärke sind charakteristisch für die Hypermenorrhoe und die Hypomenorrhoe. Bei jungen Mädchen finden sich postmenarchal häufiger stärkere menstruelle Blutungen, als dies der durchschnittlichen Situation entspricht. Eine weitergehende Bedeutung hat dieses Symptom nicht. Das Gleiche gilt für eine zu schwache und gelegentlich auch zeitlich kurze Regelblutung. Wichtig ist, die jungen Mädchen anzuhalten, einen korrekten Menstruationskalender zu führen.

3.2.4 Menorrhagie

Eine verlängerte und oft auch verstärkte Regelblutung, die Menorrhagie ist in den ersten Jahren nach der Menarche ebenfalls häufiger. Ursächlich ist eine unzureichende sekretorische Umwandlung des Endometrium als Ausdruck einer noch in der Entwicklung befindlichen funktionellen Homöostase der endokrinen Zyklussteuerung.

Therapeutisch ist die Gabe eines Gestagens in typischer Weise meist ausreichend. Besteht vor oder nach der eigentlichen Menstruation eine Schmierblutung, ist eine Kombination mit kleinen Östrogendosen angezeigt.

3.2.5 Zusatzblutungen

Außerhalb der eigentlichen Menses können kurze Blutungen in Zyklusmitte vorkommen; man nimmt einen unmittelbaren Zusammenhang mit der Ovulation an. Vor- oder Nachblutungen in engerem zeitlichen Zusammenhang mit der Menstruation selbst sind ebenfalls Zusatzblutungen, die allerdings im Jugendalter selten sind. Im Einzelfall wird man entscheiden, ob eine Gestagen- oder Östrogen-Substitution angezeigt ist.

3.2.6 Zyklusstörungen

Wie bereits eingangs erwähnt, können Unregelmäßigkeiten menstrueller Blutungen bei jugendlichen Mädchen Ausdruck einer noch fortschreitenden pubertären Reifung sein, wobei die Reifungsvorgänge im Prinzip durch die gleichen Faktoren beeinträchtigt werden können, wie sie als Ursache der Zyklusstörungen im eigentlichen Sinne beschrieben werden (s. u.).

Zyklusstörungen treten per definitionem also nach etablierter funktioneller Reife auf. Dies wird naturgemäß meist bei jungen Mädchen jenseits des 17. Lebensjahres der Fall sein. Die Qualität des Symptoms unregelmäßige Blutung entspricht hier einem pathophysiologischen Zustand.

Die **Ursachen,** die zu Zyklusstörungen führen, sind vielfältig und lassen sich oft nicht eindeutig eingrenzen. Dies gelingt unschwer, wenn chronische Allgemeinerkrankungen oder umschriebene endokrinologische Entitäten vorliegen und das sensible Regulationssystem des Zyklus beeinträchtigen. Beispiele sind Schilddrüsenerkrankungen, adrenale Funktionsstörungen oder ein Diabetes mellitus. Andererseits kann jede ernstere Erkrankung die Zyklustätigkeit mehr oder weniger lang beeinträchtigen.

Auch eine Reihe von **Aktivitäten,** wie Fernreisen oder intensive körperliche Belastungen, insbesondere auch Leistungssport, sind ursächlich zu nennen. Ein weites und schwieriges Feld der Ursachendiagnostik sind die vielfältigen **psychischen Alterationen,** die im Jugendalter vorkommen können. Dabei stehen entwicklungspsychologische Probleme meist im Vordergrund. Oft ist es schon eine entscheidende Hilfe, wenn die jungen Mädchen Gelegenheit finden, über ihre Sorgen, Ängste, Verstimmungen, über soziale Schwierigkeiten oder Schulprobleme zu sprechen, der Arzt kann hier eine „neutrale Instanz" darstellen; eine solche Vertrauensstellung kann er nutzen, die oft irrational aufgeladene emotionale Atmosphäre im Elternhaus, in der Schule oder am Arbeitsplatz zu besprechen und Lösungsansätze aufzuzeigen. Es besteht so auch die Möglichkeit, Situationen zu erkennen, die einer weitergehenden psychologischen oder psychiatrischen Untersuchung bedürfen. Dazu gehören sicher ausgeprägte Formen einer Anorexia nervosa, depressive Verstimmungszustände, anhaltende Leistungsstörungen oder soziale Vereinsamung.

Schließlich ist darauf zu verweisen, daß Langzeitbeobachtungen bei Mädchen und jungen Frauen mit Oligomenorrhoe oder längerdauernden sekundären Amenorrhoen darauf hinweisen, daß auch *konstitutionelle* Faktoren eine Rolle spielen. Dies gilt besonders für Patientinnen mit Neigung zu Untergewicht und mit Zeichen einer vermehrten Androgeninkretion durch Ovar oder Nebennierenrinde.

Bei der Untersuchung junger Mädchen mit Zyklusunregelmäßigkeiten sollte man auch stets an die Möglichkeit denken, daß verschiedene Medikamente über eine Beschleunigung des Steroidstoffwechsels in der Leber oder eine Beeinflussung der zentralen Regulation Zyklusstörungen zumindest mitbedingen können. S. dazu Tabelle 3.9, S. 47

3.2.7 Sekundäre Amenorrhoe

Wie im letzten Abschnitt und bei der Besprechung der Oligomenorrhoe erörtert, wird mit der Diagnose sekundäre Amenorrhoe lediglich das Symptom eines längeren Ausbleibens der Menses beschrieben. Ursächlich sind die gleichen Faktoren anzusehen, die zur „primären" Oligomenorrhoe führen oder, bei etabliertem Zyklus, sekundär den klinischen Ablauf modifizieren. Die sekundäre Amenorrhoe hat also einen konstitutionellen Hintergrund bis hin zur organisch bedingten zentralen Regulationsstörung (LHRH-LH/FSH-Rhythmik = zentraler Hypogonadismus), sie kann andererseits als „Schlußpunkt" einer funktionellen Regression aufgefaßt werden.

Diagnostik und Therapie entsprechen dem Vorgehen bei Oligomenorrhoe.

3.2.8 Dysmenorrhoe

Die **primäre** Dysmenorrhoe wird durch eine Imbalance der Prostaglandinsynthese verursacht; die Prostaglandine F2-alpha und E2 werden vermehrt gebildet. Die Prostaglandinsynthese wird durch Östrogene stimuliert und durch Progesteron moduliert. So ist zu erklären, daß die typischen Beschwerden nur im Rahmen eines ovulatorischen Zyklus auftreten und im Einzelfall mit fortschreitender Pubertät zunehmen können. Klinisch treten in engem zeitlichen Zusammenhang mit der Regel krampfhafte Schmerzen im Abdomen oder auch im Rücken auf (erhöhter myometrialer Tonus, starke Uteruskontraktionen). Es kann zusätzlich zu Übelkeit, Kopfschmerz und intestinalen Symptomen kommen. Die Diagnose ist aus der Anamnese und dem gynäkologischen Untersuchungsbefund, der keinen Hinweis auf eine sekundäre Genese (z. B. Endometriose, Cysten, Tumore) ergibt, zu stellen.

Für die Therapie sind Gestagene geeignet (z. B. Retroprogesteron für 10 Tage vom 15. – 25. Zyklustag). Bewährt haben sich auch nichtsteroidale entzündungshemmende Substanzen, sie reduzieren die Prostaglandinsynthese (Prototyp: Azetyl-Salizylsäure, aber auch z. B. Naproxen, Ibuprofen). Niedrig dosierte Kontrazeptiva vom Kombinationstyp sind angezeigt, wenn gleichzeitig eine zuverlässige Kontrazeption gewünscht wird (3).

Literatur zu Kap. 3, Abschn. 3.2

1 *Stolecke, H.:* Primäre und sekundäre Amenorrhoe. In: *Stolecke, H., V. Terruhn* (Hrsg.), Pädiatrische Gynäkologie. Springer, Berlin, Heidelberg, New York 1987, 119 ff.

2 *Lauritzen, C.:* Zyklusstörungen im Pubertäts- und jugendlichen Erwachsenenalter. In: *Stolecke, H., V. Terruhn* (Hrsg.), Paediatrische Gynäkologie. Springer, Berlin, Heidelberg, New York 1987

3 *Alvin, P. E., I. F. Litt:* Current status of the etiology and management of dysmenorrhea in adolescence. Pediatrics 70 (1982).

4 *Coupey, S. M., P. Ahlstrom:* Common menstrual disorders. In: *Strasburger, V. C.* (ed): Adolescent Gynecology. The Pediatric Clinics of North America, Vol. 36, No. 3, 551 – 572. Saunders, Philadelphia 1989

3.3 Pubertätsgynäkomastie

B. P. HAUFFA

Für viele Jungen in der Pubertät ist es eine beängstigende Erfahrung, an ihrem Körper eine Brustentwicklung festzustellen — ein Vorgang, der gemeinhin als ausschließliches Charakteristikum der weiblichen Pubertät gilt. Neben Zweifeln an der eigenen sexuellen Identität sind Angst vor einer bösartigen Erkrankung und die Erfahrung, Zielscheibe des Spotts der Gleichaltrigen — besonders beim Sport — zu sein, Gründe, die diese Jugendlichen zum Arzt führen.

3.3.1 Definition, klinische Diagnose und Häufigkeit

Eine Pubertätsgynäkomastie liegt nur dann vor, wenn in zeitlichem Zusammenhang mit einer ablaufenden Pubertätsentwicklung Brustdrüsengewebe erstmalig aufgetreten ist und palpatorisch eindeutig vom umliegenden Fettgewebe abgegrenzt oder durch andere Methoden nachgewiesen werden kann (7). Bei adipösen Jugendlichen ist eine palpatorische Abgrenzung von der Lipomakromastie, der reinen Fettgewebsvermehrung im Bereich der Brust, schwierig. Eine vergleichende Palpation des perimamillären Bereichs mit der vorderen Axillarfalte hilft jedoch weiter (30).

Das sonographische Erscheinungsbild der Gynäkomastie ist vielfältig, reicht von der Darstellung eines fokalen dreieckigen Bezirks in der retroareolären Region mit geringer Echogenität im Frühstadium bis zur diffusen hyperechogenen Gewebsvermehrung bei länger bestehender Gynäkomastie (46) und kann zur Abgrenzung von der reinen Lipomakromastie beitragen.

Mit einer Prävalenz von 65 % in der Gruppe der 14- bis 14,5jährigen Jungen muß man die Pubertätsgynäkomastie als physiologischen Bestandteil der männlichen Pubertät ansehen (31). Das Alter bei Beginn der Pubertätsgynäkomastie liegt zwischen 11,5 und 14,5 Jahren (26).

Eine ausschließlich **einseitige Brustdrüsenvergrößerung** bei der Erstuntersuchung ist nicht notwendigerweise ein Hinweis auf eine pathologische Gynäkomastie: In etwa einem Viertel aller Fälle tritt die Vergrößerung einseitig auf. Bei einer Längsschnittuntersuchung war nach 2 Jahren der Anteil der Jungen mit tastbarem Brustdrüsengewebe von 55,8 % auf 7,7 % zurückgegangen (31): Die Pubertätsgynäkomastie ist in der Regel ein transitorisches Phänomen. Ihr Ausmaß ist gering. Der tastbare Drüsenkörper ist selten größer als 3,5 cm (28), der äußere Aspekt geht meist nicht über ein Tanner-Stadium II hinaus und erreicht nur bei etwa 5 % aller Jungen klinische Signifikanz (26). Jedoch ist gerade bei den Patienten mit ausgeprägter Brustvergrößerung (Tanner III – V) die Rückbildungstendenz geringer (27).

Nicht selten ist die Pubertätsgynäkomastie symptomatisch: Die Beschwerden reichen von einer besonderen Empfindlichkeit der Mamillen bis zu Spontanschmerz der Mammaregion. Oft findet man eine auffallende Venenzeichnung.

3.3.2 Histologische und endokrinologische Befunde: Hinweise auf die Ätiologie

Wie bei Gynäkomastien anderer Genese korrelieren auch bei der Pubertätsgynäkomastie die histologischen Veränderungen mehr mit der Dauer des Bestehens der Veränderung als mit dem hormonellen Status zum Zeitpunkt der Untersuchung. Während in den ersten Wochen eine Auflockerung des periduktalen Bindegewebes, eine Proliferation der Fibroblasten des Stroma und aktives Wachstum der Duktuli und des Duktusepithels überwiegen, kommt es im Laufe von Monaten bis Jahren zu einer Verdichtung des periduktalen Bindegewebes und des Stroma bis hin zur Fibrose und Hyalinisierung. In diesem Stadium, das bei der Pubertätsgynäkomastie selten erreicht wird, ist eine komplette spontane Rückbildung der Veränderungen nicht mehr möglich (29).

Während schon geringe Östrogenmengen trophisch und stimulierend auf das Brustdrüsenepithel wirken (34), gibt es Hinweise auf hemmende Wirkung der Androgene (44). Diese Wirkungen sind offenbar teilweise nicht rezeptorvermittelt: Nur 9 % Gewebsproben von Patienten mit Gynäkomastie waren zum Zeitpunkt der operativen Entfernung östrogenrezeptorpositiv, 18 % androgenrezeptorpositiv (35).

Auch bei der Pubertätsgynäkomastie wird eine **temporäre Östrogen-Testosteron-Imbalance** mit Überwiegen der Östrogenwirkung als **Ursache** angenommen. Diese muß jedoch zum Zeitpunkt der Erstuntersuchung nicht mehr nachweisbar sein: Bei Querschnittsuntersuchungen fanden sich immer wieder normale Östron-, Östradiol- und Testosteronplasmakonzentrationen, normale Testosteron-Östrogen-Quotienten und normale basale Gonadotropinkonzentrationen (4, 22, 26). In Längsschnittstudien dagegen sind vorübergehende Anstiege von Östradiol beschrieben worden (22). In einer prospektiven Untersuchung wurde mit dem erstem Nachweis einer Gynäkomastie ein Anstieg der Plasmaöstradiolkonzentration beobachtet; bei Probanden ohne Gynäkomastie blieb dieser Östradiolanstieg aus (26). In die gleiche Richtung geht der Nachweis einer erhöhten mittleren 24-Stunden-Östrogenplasmakonzentration und einer in den Vormittagsstunden niedrigen Testosteronkonzentration bei Jungen mit Pubertätsgynäkomastie. Angesichts der Empfindlichkeit menschlichen Brustdrüsengewebes gegenüber zirkulierenden Östrogenen und Androgenen stellt offenbar schon eine zeitlich begrenzte, über wenige Stunden am Tag anhaltende Östrogen-Androgen-Imbalance einen trophischen Stimulus dar (23).

Einen möglichen Beitrag zu dieser Imbalance leisten die adrenalen Androgene. In einer

Längsschnittstudie (28) fand sich eine relative Verminderung von Androstendion und DHEA-S im Vergleich zu den Östrogenen bei Patienten mit Pubertätsgynäkomastie. Eine vermehrte Androgen-Östrogen-Konversion durch erhöhte periphere Aromataseaktivität könnte diese Beobachtungen erklären. Dafür spricht auch der direkte Nachweis einer erhöhten Aromataseaktivität in den Hautfibroblasten von Patienten mit isolierter Gynäkomastie (5). Doch nicht jede erhöhte Aromataseaktivität führt zur Gynäkomastie, wie Untersuchungen an adipösen Erwachsenen gezeigt haben (10): lokal-mammäre Faktoren mögen eine zusätzliche Rolle spielen.

Anderen Hormonen wird nur eine geringe Rolle bei der Entstehung der Pubertätsgynäkomastie zugebilligt. Insbesondere bei der gelegentlich gering erhöht gefundenen basalen Prolaktinkonzentration oder erhöhten Prolaktinreserve (6, 8, 24) handelt es sich wohl eher um eine Folge der Östrogenerhöhung; denn auch andere Erkrankungen mit isolierter Prolaktinerhöhung gehen nicht mit einer Gynäkomastie einher.

3.3.3 Differentialdiagnose

Die Gynäkomastie ist ein vieldeutiges Symptom: Erkrankungen, die mit einer pathologischen Gynäkomastie einhergehen, können erstmals zum Zeitpunkt der Pubertät auftreten und müssen sorgfältig von der Pubertätsgynäkomastie abgegrenzt werden. Die Pubertätsgynäkomastie ist eine **Ausschlußdiagnose**. Prinzipiell kommen alle Krankheiten, die mit erhöhtem Östrogeneinfluß und verminderten Androgeneinfluß einhergehen, differentialdiagnostisch in Frage.

Störungen der Testosteronbiosynthese oder der Testosteronwirkung

Von den **Enzymdefekten** der Testosteronbiosynthese gehen besonders der 3β-Hydroxysteroid-Dehydrogenase-Defekt und der 17-Ketosteroid-Reduktase-Defekt mit einer Gynäkomastie einher. Hinweisend auf diese seltenen angeborenen Enzymdefekte sind Zeichen einer unvollständigen männlichen Differenzierung des Genitales (38). Vereinzelt sind diese Defekte auch bei phänotypisch männlichen Individuen beschrieben worden (36, 37). Ebenso stellt der phänotypisch normal männliche infertile Patient mit Pubertätsgynäkomastie das extreme Ende des Spektrums bei der **Androgenresistenz** dar (25, 47), deren ausgeprägtere Formen immer mit einem männlichen Pseudohermaphroditismus einhergehen. Auch subtile Befunde einer unvollständigen männlichen Differenzierung (Mikropenis, Hypospadien) bei einer Gynäkomastie in der Pubertät müssen deshalb Anlaß zu weiterführender Diagnostik (Messung der individuellen Androgenmetaboliten im Urin nach hCG- und ACTH-Stimulation, Androgenrezeptorstudien) sein.

Die kongenitale **Anorchie**, aber auch erworbene Schädigungen beider Hoden nach Orchitis, Trauma, bei neurologischen Erkrankungen und chronischer Niereninsuffizienz führen zum relativen Überwiegen der Östrogene nach Absinken der Testosteronproduktion.

Die dysgenetischen Testes beim **Klinefelter-Syndrom** sind klein, ihr Volumen geht in der Pubertät selten über 4–6 ml hinaus und nimmt danach ab. Eine ausreichende Testosteronproduktion kann oft nur vorübergehend durch einen massiven Anstieg der LH- und FSH-Konzentrationen aufrechterhalten werden. Dies führt zu vermehrter testikulärer Östrogensekretion. 50 % aller Klinefelter-Patienten haben eine Gynäkomastie (2), die meist recht ausgeprägt ist und bei Beginn einer Testosteronsubstitution zunimmt. Das Klinefelter-Syndrom ist eine der häufigsten Ursachen einer signifikanten pathologischen Gynäkomastie in der Pubertät. Für die Diagnose beweisend ist ein XXY-Karyotyp, einschließlich Mosaike oder Varianten mit mehr X-Chromosomen.

Ein **prolaktinproduzierender Tumor**, der über eine Hemmung der Gonadotropine auch zu einer Verminderung der Testosteronsynthese und damit gelegentlich zu einer Gynäkomastie führt, ist in der Pubertät eine Rarität.

Vermehrte Östrogenwirkung

Exogene Östrogenzufuhr durch Nahrung (14), Medikamente oder perkutane Aufnahme muß anamnestisch ausgeschlossen werden, eine berufsbedingte Exposition ist dem Patienten jedoch nicht immer bekannt (15).

Vielen Krankheiten ist eine erhöhte gonadale Östrogenproduktion gemeinsam. Gynäkomastie kann das erste Zeichen eines ansonsten klinisch okkulten **Hodentumors** sein (12, 18). Bis zu 10 % aller Patienten mit fortgeschrittenem Hodentumor haben eine Gynäkomastie (43). **Keimzelltumoren** wie embryonale Karzinome,

Tabelle 3.1 Medikamente, die eine Gynäkomastie verursachen können

- Substanzen mit Östrogenwirkung, Östrogenpräkursoren:
  - Östrogene
  - Androgene
  - Anabolika
  - Digitoxin
- Substanzen, die die Östrogenproduktion steigern:
  - Gonadotropine
- Substanzen, die mit Androgenbiosynthese oder Androgenrezeptor interferieren:
  - Cimetidin
  - Cyproteronacetat
  - Ketokonazol
  - Spironolacton
  - Ranitidin
  - Zytostatika (Kombinationschemotherapie)
- Substanzen mit unbekanntem Wirkmechanismus:
  - Amphetamin
  - Antidepressiva, trizyklische
  - Busulphan
  - Butyrophenone
  - Diazepam
  - Digoxin
  - Ethionamid
  - Isoniazid
  - Marihuana
  - Meprobamat
  - Methadon
  - Metoclopramid
  - α-Methyldopa
  - Penicillamin
  - Phenotiazide
  - Rauwolfia-Alkaloide

Tabelle 3.2 Basisdiagnostik bei der Pubertätsgynäkomastie

Anamnese
Familiarität? Pubertätsbeginn? Erstes Auftreten der Brustvergrößerung? Geschwindigkeit der Zunahme? andere Erkrankungen? Gonaden: Hat ein Hodenhochstand vorgelegen? Trauma? OP, z. B. bilaterale Orchidopexien? Orchitis? Sexualleben: Erektionen? Ejakulationen? Fertilität? Medikamente (insbesondere Hormonpräparate, auch z. B. hCG-Kur bei Hodenhochstand)? Östrogenexposition (auch beruflich)?

Befund
Quotient Ober-/Unterlänge, Schilddrüsengröße, Pubertätsstadium nach Tanner, Mammae: Durchmesser, Mamillen: Einziehungen, Sekretion? Genitale: Hodenvolumen, Palpationsbefund: Tumoren, derbe Testes? Messung der gestreckten Penislänge, Hypospadien?

Labor
Kreatinin, Bilirubin, GOT, GPT, γ-GT; TSH, T_3, T_4, freies T_4; hCG, LH, FSH, Testosteron, Östradiol, Prolaktin, 17-Hydroxyprogesteron, DHEA-S

Bei für das Alter und das Pubertätsstadium zu kleinen, derben Hoden: Chromosomenanalyse

---

Chorionkarzinome, Teratome und, weniger häufig, Seminome stimulieren über tumoreigenes hCG die testikuläre Östrogenproduktion. Hier stellen erhöhte hCG- oder α_1-Fetoprotein-Konzentrationen nützliche Tumormarker dar. Leydigzell- und Sertolizelltumoren können selbst Östrogene produzieren. Klinisch okkulte Tumoren, die der sorgfältigen Palpation entgehen, können in vielen Fällen durch Ultraschalluntersuchung des Hodens diagnostiziert werden (12, 18). Im Prinzip können alle ektop hCG-produzierenden Tumoren über erhöhte gonadale Östrogenproduktion zur Gynäkomastie führen. In Frage kommende Tumoren wie Hepatoblastom, Bronchialkarzinom und extragonadales Dysgerminom sind in der Pubertät jedoch sehr selten.

Eine andere Gruppe differentialdiagnostisch bedeutsamer Krankheiten führt zur vermehrten Östrogenproduktion über vermehrte Bereitstellung von Präkursorhormonen, die durch in peripheren Geweben des Körpers vorhandene Aromatase in Östrogene umgewandelt werden. Hierzu zählen neben hormonaktiven **Nebennierentumoren** (16) und **Enzymdefekten der Nebenniere** vom 11-Hydroxylase-, seltener vom 21-Hydroxylase-Mangel-Typ (19, 49), schwere **Lebererkrankungen** und die **Hyperthyreose**. Ein ähnlicher Mechanismus wird für die Gynäkomastie in der Erholungsphase nach einer Kachexie angenommen. Messung von spezifischen Vorläufersteroiden, Analyse der individuellen Urinsteroide, Messung der Schilddrüsenhormone oder leberspezifischer Laborparameter führt zur Diagnose.

In wenigen Fällen meist familiärer Gynäkomastie konnte man eine deutlich gesteigerte periphere Aromataseaktivität als Ursache für die gesteigerte Östrogenproduktion verifizieren (3, 17).

Medikamente und Gynäkomastie in der Pubertät

Medikamente können über eine direkte Wirkung als Östrogen, über eine Steigerung der Östrogenbiosynthese, über eine Verlangsamung des Östrogenmetabolismus, über eine Verminderung der Androgenbiosynthese oder der Androgenwirkung eine Gynäkomastie verursachen. In vielen Fällen ist der Mechanismus nicht bekannt. In Tabelle 3.1 sind solche Medikamente ohne Anspruch auf Vollständigkeit zusammengestellt. Ein Blick auf diese Tabelle zeigt, daß keines dieser Medikamente zu den in der Pubertät häufig verordneten Medikamenten gehört: Eine Einnahme muß aber anamnestisch ausgeschlossen werden.

Sonstige Ursachen

In vielen Fällen bleibt trotz sorgfältiger Untersuchungen die der Gynäkomastie zugrundeliegende Störung unbekannt, wenn man wegen einer Familiarität der Gynäkomastie keine einfache Pubertätsgynäkomastie annehmen darf. Mehrere Patienten mit dieser sogenannten „familiären Gynäkomastie ohne Hypogonadismus" sind beschrieben (39, 45).

3.3.4 Diagnostisches Vorgehen

Subareolär palpables Brustdrüsengewebe von weniger als 3,5 cm Durchmesser als Zufallsbefund bei ansonsten normalem körperlichen Untersuchungsbefund, noch nicht abgeschlossener Pubertätsentwicklung und fehlenden anamnestischen Hinweisen auf das Vorliegen einer pathologischen Gynäkomastie bedarf keiner weiteren Diagnostik.

Die **Basisdiagnostik** bei klinisch signifikanter Gynäkomastie in der Pubertät ist in Tabelle 3.2 dargestellt. Bei normalem Ausfall muß eine Pubertätsgynäkomastie angenommen werden, jedoch sind klinische Kontrollen zur Bestätigung einer Rückbildung im Pubertätsverlauf angezeigt.

3.3.5 Pubertätsgynäkomastie: Eine therapiebedürftige Variante der normalen Pubertätsentwicklung?

Auch bei Jugendlichen mit ausgeprägter Pubertätsgynäkomastie führt die Erklärung, daß es sich bei der Brustentwicklung um eine normale Begleiterscheinung der männlichen Pubertät handelt, daß die Brustentwicklung nach einigen Monaten in der Regel von selbst zurückgeht und daß eine zugrundeliegende Hormonstörung oder maligne Erkrankung der Brust nicht angenommen werden muß, zur Beruhigung, größerer Akzeptanz und größerer Selbstsicherheit im Umgang mit den Brustveränderungen.

Eine Lipomakromastie verstärkt bei Patienten mit alimentärer Adipositas oft die Motivation zur Gewichtsreduktion; kalorienreduzierte Diät ist hier die Therapie der Wahl.

Ein Problem stellen die Patienten mit schmerzhafter Pubertätsgynäkomastie dar. Ferner gibt es eine kleine Gruppe von Patienten, bei denen die psychische Belastung durch die Brustentwicklung die normale Entwicklung beeinträchtigt und durch Gespräche nicht zu vermindern ist. In beiden Fällen ist eine therapeutische Intervention angezeigt. In Frage kommen medikamentöse und chirurgische Maßnahmen.

Substanzen mit unterschiedlichen Angriffspunkten wurden angewandt. **Dihydrotestosteron**, kutan appliziert oder als Depotpräparat injiziert, ist ein nicht aromatisierbares Androgen, kann also nicht in Östrogene umgewandelt werden. Ob als Wirkmechanismus eher die Hemmung der Gonadotropine mit folgender Testosteron- und Östrogenminderseketion, eine direkte Aromatasehemmung oder der androgene Effekt des Dihydrotestosteron überwiegen, ist nicht klar (11, 21). Die Wirkweise des **Clomiphen**, eines Antiöstrogens mit schwacher Östrogenwirkung, ist umstritten; es soll eine direkte Wirkung auf das glanduläre Gewebe bestehen (33, 41). **Danazol**, ein Androgenderivat, verringert die gonadale Sekretion von Östrogen und Testosteron über eine partielle Suppression der Gonadotropine (1). Gut untersucht ist die Wirkweise des Aromatasehemmers **Testolacton** (48).

All diesen Substanzen ist gemein, daß ihre Wirksamkeit an nur kleinen Fallzahlen ohne Kontrollgruppe untersucht worden ist, eine wichtige Einschränkung angesichts eines Symptoms mit großer Neigung zur Spontanregression. Unterschiedliche Verkleinerung der Brustdrüse, zum Teil über lange Beobachtungszeiträume, wird beschrieben; eine komplette Rückbildung ist selten. Am besten untersucht ist das Antiöstrogen **Tamoxifen**, dessen Wirksamkeit auch in einer Placebo-kontrollierten Doppelblindstudie nachgewiesen wurde. Bei über 70 % der Patienten kam es zu einer meßbaren Verkleinerung der Brustdrüse, die von den Patienten jedoch nicht immer als ausreichend empfunden wurde. Gut ist die Wirkung bei einer **schmerzhaften Gynäkomastie**: Unter Tamoxifen 20 (− 40) mg/Tag in zwei Dosen berichten 80 % der Patienten über ein Verschwinden der Schmerzen in 2 − 4 Wochen (13, 20, 32).

Nebenwirkungen aller Substanzen sind selten und beschränken sich auf gelegentlich auftretende gastrointestinale Beschwerden. In der Behandlung der Schmerzen bei einer Pubertätsgynäkomastie liegt die Hauptindikation für eine medikamentöse Therapie mit Tamoxifen. Für eine weitergehende Indikation zur medikamentösen Therapie bei Pubertätsgynäkomastie sind weitere, sorgfältig kontrollierte Studien erforderlich.

In Fällen ausgeprägter psychischer Belastung durch die Pubertätsgynäkomastie ist die **chirurgische Entfernung** des Drüsenkörpers oft die ultima ratio. Zu guten kosmetischen Ergebnissen führt der semizirkuläre untere Areolarandschnitt mit praktisch nicht sichtbarer Narbenbildung; nur bei ausgeprägten Formen ist zusätzlich Exzision von Haut erforderlich (9, 40, 42).

Literatur zu Kap. 3, Abschn. 3.3

1 *Beck, W., P. Stubbe:* Endocrinological studies of the hypothalamo-pituitary gonadal axis during danazol treatment in pubertal boys with marked gynecomastia. Horm. Metabol. Res. 14 (1982) 653–657

2 *Becker, K. L., D. L. Hoffman, A. Albert, L. O. Underdahl, H. L. Mason:* Klinefelter's syndrome: clinical and laboratory findings in 50 patients. Arch. Intern. Med. 118 (1966) 314–321

3 *Berkovitz, G. D., A. Guerami, T. R. Brown, P. C. MacDonald, C. J. Migeon:* Familial gynecomastia with increased extraglandular aromatization of plasma carbon$_{19}$-steroids. J. Clin. Invest. 75 (1985) 1763–1769

4 *Bidlingmaier, F., D. Knorr:* Plasma testosterone and estrogens in pubertal gynecomastia. Z. Kinderheilk. 115 (1973) 89–94

5 *Bulard, J., I. Mowszowicz, G. Schaison:* Increased aromatase activity in pubic scin fibroblasts from patients with isolated gynecomastia. J. Clin. Endocrinol. Metab. 64 (1987) 618–623

6 *Butenandt, O.:* Plasma-Prolactin-Spiegel und Pubertätsgynäkomastie. Monatsschr. Kinderheilk. 131 (1983) 455–457

7 *Carlson, H. E.:* Gynecomastia. N. Engl. J. Med. 303 (1980) 795–799

8 *D'Agata, R., S. Andó, S. Gulizia, L. Condorelli, C. Paci, U. Scapagnini, P. Polosa:* The stimulation of prolactin secretion by sulpiride in „adolescent gynecomastia". Acta Endocrinol. (Copenh.) 85 (1977) 692–697

9 *Deutinger, F., G. Freilinger:* Die Gynäkomastie: Versuch einer Klassifizierung und operative Ergebnisse. Handchirurgie 18 (1986) 239–241

10 *Delyspere, J. P., L. Verdonck, A. Vermeulen:* Fat tissue: a steroid reservoir and site of steroid production. J. Clin. Endocrinol. Metab. 61 (1985) 564–570

11 *Eberle, A. J., J. T. Sparrow, B. S. Keenan:* Treatment of persistent pubertal gynecomastia with dihydrotestosterone heptanoate. J. Pediat. 109 (1986) 144–149

12 *Emory, T. H., J. W. Charboneau, R. V. Randall, B. W. Scheithauer, J. G. Grantham:* Occult testicular interstitial-cell tumor in a patient with gynecomastia: ultrasonic detection. Radiology 151 (1984) 474

13 *Eversmann, T., J. Moito, K. von Werder:* Testosteron- und Östradiolspiegel bei der Gynäkomastie des Mannes. Dtsch. Med. Wschr. 109 (1984) 1678–1682

14 *Fara, G. M., G. Del Corvo, S. Bernuzzi, A. Bigatello, C. Di Pietro, S. Scaglioni, G. Chiumello:* Epidemic of breast enlargement in an Italian school. Lancet 8137 (1979) 295–297

15 *Finkelstein, J. S., W. F. McCully, D. T. MacLaughlin, J. E. Godine, W. F. Crowley, Jr.:* The mortician's mystery. Gynecomastia and reversible hypogonadotropic hypogonadism in an embalmer. N. Engl. J. Med. 318 (1988) 961–965

16 *Gabrilove, J. L., A. T. Seman, R. Sabet, H. A. Mitty, G. L. Nicolis:* Virilizing adrenal adenoma with studies on the steroid content of the adrenal venous effluent and a review of the literature. Endocr. Rev. 2 (1981) 462–470

17 *Hemsell, D. L., C. D. Edman, J. F. Marks, P. K. Siiteri, P. C. MacDonald:* Massive extraglandular aromatization of plasma androstenedione resulting in feminization of a prepubertal boy. J. Clin. Invest. 60 (1977) 455–464

18 *Hendry, W. S., M. H. H. Garvie, A. K. Ah-See, A. P. Bayliss:* Ultrasonic detection of occult testicular neoplasms in patients with gynaecomastia. Br. J. Radiol. 57 (1984) 571–572

19 *Kadair, R. G., M. B. Block, F. H. Katz, F. D. Hofeldt:* „Masked" 21-hydroxylase deficiency of the adrenal presenting with gynecomastia and bilateral testicular masses. Am. J. Med. 62 (1977) 278–282

20 *König, R., W. Schönberger, P. Neumann, P. Benes, W. Grimm:* Behandlung der ausgeprägten Pubertätsgynäkomastie mit Tamoxifen. Klin. Pädiat. 199 (1987) 389–391

21 *Kuhn, J.-M., R. Roca, M.-H. Laudat, M. Rieu, J.-P. Luton, H. Bricaire:* Studies on the treatment of idiopathic gynecomastia with percutaneous dihydrotestosterone. Clin. Endocrinol. (Oxf.) 19 (1983) 513–520

22 *LaFranchi, S. H., A. F. Parlow, B. M. Lippe, J. Coyotupa, S. A. Kaplan:* Pubertal gynecomastia and transient elevation of serum estradiol level. Am. J. Dis. Child 129 (1975) 927–931

23 *Large, D. M., D. C. Anderson:* Twenty-four hour profiles of circulating androgens and oestrogens in male puberty with and without gynaecomastia. Clin. Endocrinol. (Oxf.) 11 (1979) 505–521

24 *Large, D. M., D. C. Anderson, I. Laing:* Twenty-four hour profiles of serum prolactin during male puberty with and without gynaecomastia. Clin. Endocrinol. (Oxf.) 12 (1980) 293–302

25 *Larrea, F., G. Benavides, H. Scaglia, S. Kofman-Alfaro, E. Ferrusca, M. Medina, G. Péres-Palacios:* Gynecomastia as a familial incomplete male pseudohermaphroditism type 1: a limited androgen resistance syndrome. J. Clin. Endocrinol. Metab. 46 (1978) 961–970

26 *Lee, P. A.:* The relationship of concentrations of serum hormones to pubertal gynecomastia. J. Pediatr. 86 (1975) 212–215

27 *Marynick, S. P., B. C. Nisula, J. C. Pita, Jr., D. L. Loriaux:* Persistent pubertal macromastia. J. Clin. Endocrinol. Metab. 50 (1980) 128–130

28 *Moore, D. C., L. V. Schlaepfer, L. Paunier, P. C. Sizonenko:* Hormonal changes during puberty: V. Transient pubertal gynecomastia: abnormal androgen-estrogen ratios. J. Clin. Endocrinol. Metab. 58 (1984) 492–499

29 *Nicolis, G. L., R. S. Modlinger, J. L. Gabrilove:* A study of the histopathology of human gynecomastia. J. Clin. Endocrinol. Metab. 32 (1971) 173–178

30 *Niewoehner, C. B., F. Q. Nuttall:* Gynecomastia in a hospitalized male population. Am. J. Med. 77 (1984) 633–638

31 *Nydick, M., J. Bustos, J. H. Dale, Jr., R. W. Rawson:* Gynecomastia in adolescent boys. JAMA 178 (1961) 449–454

32 *Parker, L. N., D. R. Gray, M. K. Lai, E. R. Levin:* Treatment of gynecomastia with tamoxifen: a double-blind crossover study. Metabolism 35 (1986) 705–708

33 *Plourde, P. V., H. E. Kulin, S. J. Santner:* Clomiphene in the treatment of adolescent gynecomastia. Clinical and endocrine studies. Am. J. Dis. Child 137 (1983) 1080–1082

34 *Poulsen, H. S.:* Demonstration of hormonal sensitivity in gynaecomastic tissue by thymidine incorporation in vitro. Acta Path. Microbiol. Immunol. Scand. (Sect. A) 85 (1977) 19–24

35 *Poulsen, H. S., C. Hermansen, J. A. Andersen, H. U. Andersen, J. Jensen:* Gynecomasty: estrogen and androgen receptors. A clinical-pathological investigation. Acta Path. Microbiol. Immunol. Scand. (Sect. A) 93 (1985) 229–233

36 *Rodriguez-Rigau, L. J., D. B. Weiss, K. D. Smith, E. Steinberger:* Acta Endocrinol. (Copenh.) 87 (1978) 400–412

37 *Rogers, D. G., F. I. Chasalow, S. L. Blethen:* Partial deficiency in 17-ketosteroid reductase presenting as gynecomastia. Steroids 45 (1985) 195–200

38 *Rosenfield, R. L., W. L. Miller:* Congenital adrenal hyperplasia. In: *Mahesh, V. B., R. B. Greenblatt* (Eds.), Hirsutism and virilism. Wright PSG 1985, 87–119

39 *Say, B., N. Carpenter, J. G. Coldwell:* Familial gynecomastia without hypogonadism. South Med. J. 72 (1979) 1330–1331

40 *Schrudde, J., V. Petrovici, K. Steffens:* Chirurgische Therapie der ausgeprägten Gynäkomastie. Chirurg 57 (1986) 88–91

41 *Stepanas, A. V., R. B. Burnet, P. E. Harding, P. H. Wise:* Clomiphene in the treatment of pubertal-adolescent gynecomastia: a preliminary report. J. Pediat. 90 (1977) 651–653

42 *Thielemann, F. W., A.-M. Feller:* Die chirurgische Therapie der ausgeprägten Gynäkomastie des Jugendlichen. Z. Kinderchir. 39 (1984) 160–163

43 *Tseng, A., Jr., S. J. Horning, F. S. Freiha, K. J. Resser, J. F. Hannigan, Jr., F. M. Torti:* Gynecomastia in testicular cancer patients. Prognostic and therapeutic implications. Cancer 56 (1985) 2534–2538

44 *Turkington, R. W., Y. J. Topper:* Androgen inhibition of mammary gland differentiation in vitro. Endocrinology 80 (1967) 329–336

45 *Wallach, E. E., C.-R. Garcia:* Familial gynecomastia without hypogonadism: a report of three cases in one family. J. Clin. Endocrinol. Metab. 22 (1962) 1201–1206

46 *Wigley, K. D., J. L. Thomas, M. E. Bernardino, J. L. Rosenbaum:* Sonography of gynecomastia. AJR 136 (1981) 927–930

47 *Wilson, J. D., M. J. Harrod, J. L. Goldstein, D. L. Hemsell, P. C. MacDonald:* Familial incomplete male pseudohermaphroditism, type 1. Evidence for androgen resistance and variable clinical manifestations in a family with the Reifenstein syndrome. N. Engl. J. Med. 290 (1974) 1097–1103

48 *Zachmann, M., U. Eiholzer, M. Muritano, E. A. Werder, B. Manella:* Treatment of pubertal gynecomastia with testolactone. Acta Endocrinol (Copenh.) Suppl. 279 (1986) 218–226

49 *Zadik, Z., A. Pertzelan, H. Kaufman, S. Levin, Z. Laron:* Gynecomastia in two prepubertal boys with congenital adrenal hyperplasia due to 11-beta-hydroxylase deficiency. Helv. Paediat. Acta 34 (1979) 185–187

3.4 Hypogenitalismus

B. P. Hauffa

Jungen und Mädchen mit unzureichender Größenentwicklung der Geschlechtsorgane, einem Hypogenitalismus, werden dem endokrinologisch tätigen Kinder- und Jugendmediziner besonders häufig zu Pubertätsbeginn vorgestellt. Oft schenken Eltern und Patienten einer seit langem bestehenden Untermaßigkeit der Geschlechtsorgane — mit oder ohne Störungen der

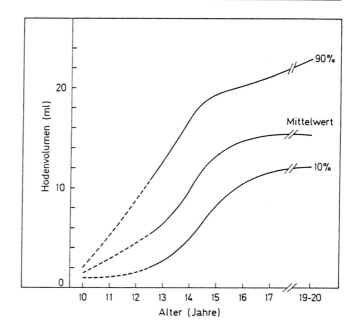

Abb. 3.1 Mit dem *Prader*schen Orchidometer gemessene Hodenvolumina von gesunden Kindern und Adoleszenten (Chronologisches Alter: 10–20 Jahre; 90 % = 90. Perzentile, 50 % = Median, 10 % = 10. Perzentile) (nach *Zachmann, M., A. Prader* et al.)

geschlechtlichen Differenzierung – erst Beachtung, wenn Vergleiche mit körperlich weiterentwickelten Gleichaltrigen einen Rückstand erkennbar werden lassen.

3.4.1 Die Objektivierung des Hypogenitalismus: Meßtechniken und Maße

Der Stand der Pubertätsentwicklung wird weltweit ausschließlich mit Hilfe der *Tanner*-Stadieneinteilung beschrieben (s. Kap. 1). Diese auf qualitativen Kriterien aufbauende Einteilung macht jedoch über die Größe der Geschlechtsorgane keine direkte Aussage. Häufig genug gibt die Beschreibung „Hypogenitalismus" nur den subjektiven Eindruck des Untersuchers vom Erscheinungsbild der äußeren Geschlechtsmerkmale des Patienten wieder, ohne daß wirklich eine Untermaßigkeit vorliegt. Die äußeren Geschlechtsorgane sind aber einem Größenvergleich durch Palpation oder einer direkten Messung zugänglich.

Die Meßdaten, mit geeigneten Altersnormwerten verglichen, bestätigen oder entkräften den Verdacht auf Hypogenitalismus. Beim Mädchen können zusätzlich die Größe von Ovar und Uterus sonographisch bestimmt werden.

Diese Untersuchungen sind beim weiblichen Hypogenitalismus indiziert. In den nächsten Abschnitten sollen Techniken zur manuellen Messung der äußeren Geschlechtsorgane und ihre Normalwerte in der Pubertät beschrieben werden.

Messung des Hodenvolumens und Normalwerte

Der Hoden läßt sich am besten als ein Rotationsellipsoid mit dem Volumen V = $\pi/6 \cdot A \cdot B^2$ beschreiben (A = langer Durchmesser in cm, B = kurzer Durchmesser in cm, Volumen in ml). Die zur Berechnung benötigten Längen A und B werden am liegenden Patienten mit einer Schiebelehre gemessen (6). Normwerte für die Pubertätsstadien sind mit dieser Methode erstellt worden (2).

Am meisten durchgesetzt hat sich aber das einfach anzuwendende *Prader*sche Orchidometer (11), bei dessen Benutzung die Hoden palpatorisch mit Ellipsoidkörpern definierten Volumens verglichen werden. Abb. 3.1 zeigt Normalwerte für das Hodenwachstum während der Pubertät in bezug auf das chronologische Alter (16). Werte zwischen der 10. und 90. Perzentile werden als normal angesehen, jedoch können bei 20 % aller gesunden Jungen Werte über der 90. oder unter der 10. Perzentile vorkommen.

Hinzugekommen ist die Volumetrie des Hodens durch Ultraschall unter Benutzung der obengenannten Formel, eine sehr genau reproduzierbare, aber zeitaufwendige Methode.

Die beiden erstgenannten palpatorischen Methoden berücksichtigen in unterschiedlichem Maße die Dicke der Skrotalhaut, miterfaßte Nebenhodenstrukturen und den bei der Untersuchung ausgeübten Druck. So ist es nicht verwunderlich, daß damit im Volumenbereich 1 – 15 ml das tatsächliche Hodenvolumen um bis zu 30 % überschätzt werden kann. Erst im Volumenbereich > 20 ml ergibt sich eine gute Übereinstimmung.

Während die sonographische Volumenbestimmung Werte ergibt, die mit dem tatsächlichen Hodenvolumen im Bereich 1 – 23 ml bei einer Variabilität (für einen und mehrere Beobachter) von 5 % gut übereinstimmen, ist für die beiden palpatorischen Methoden die Variabilität der Resultate sowohl bei einem Untersucher als auch im Vergleich mehrerer Untersucher beträchtlich: sie liegt im Mittel bei 20 % (13).

Man muß daher die Schieblehrenmessung als auch den Volumenvergleich mit dem *Prader*schen Orchidometer als semiquantitative Methoden zur Ermittlung des Hodenvolumens ansehen. Sie gewinnen ihren Wert durch die schnelle Durchführbarkeit in der Praxis- oder Ambulanzsituation.

Messung der Penislänge und Normalwerte

Die Bedeutung der Penislänge liegt in der Tatsache, daß das Wachstum des Phallusgewebes ein gutes Bioassay für die im Organismus wirksamen Konzentrationen von Dihydrotestosteron und, bei normaler 5 α-Reduktase-Aktivität, auch von androgenen Vorläuferhormonen darstellt.

Zur Messung wird am liegenden Patienten ein starrer Maßstab mit unmittelbar am Seitenrand beginnender Zentimetereinteilung auf die Vorderfläche der Symphyse fest aufgesetzt, um das Fettgewebe des Mons pubis soweit wie möglich zu komprimieren. Der Penis wird nun durch Zug an der zwischen Daumen und Zeigefinger gehaltenen Glans (nicht Vorhaut) maximal gestreckt und die Länge auf dem entlang des Dorsum penis gehaltenen Maßstab an der Spitze der Glans abgelesen. Die Länge der Vorhaut darf nicht mitgemessen werden. Die so erhaltene Penislänge korreliert gut mit der Länge des erigierten Penis und ist eine ausreichend reproduzierbare Meßgröße (14).

Mit dieser Technik gemessene Normalwerte finden sich in Tabelle 3.3. Als untere Grenze des Normalbereichs für männliche Individuen ist hier ein Wert 2,5 Standardabweichungen unterhalb des Mittelwerts angenommen, der nur von 0,6 % aller gesunden männlichen Jugendlichen unterschritten wird.

Gesunde adipöse Jungen vor Pubertätseintritt, bei denen das präpubertäre, aber normal große Genitale unter einer suprapubischen Fettschürze begraben ist und die dadurch einen hypogenitalen Aspekt bieten, können mit dieser Technik von Patienten unterschieden werden, bei denen eine Kombination von Adipositas und echtem Hypogenitalismus dringend eine weitergehende endokrinologische Diagnostik verlangt.

Ein Penis soll nach Abschluß des Wachstums ausreichend lang sein, um das Urinieren im Stehen und die Penetration beim Geschlechtsverkehr zu ermöglichen. Ferner soll der Penis so beschaffen sein, daß im sozialen Umfeld (z. B. Duschen am Arbeitsplatz, Sauna) die Kleinheit des Organs kein Aufsehen erregt.

Messung der Brustgröße

Während in der weiblichen Pubertät Areola, Mamille und Drüsenkörper von der Form her typische Entwicklungsstufen durchlaufen, die sich

Tabelle 3.3 Gestreckt gemessene Penislänge von gesunden Jungen und Männern (SD = Standardabweichung) (Zusammenstellung nach *K. W. Feldman* u. *D. W. Smith* 1975, *E. Flatau* et al. 1975, sowie *W. A. Schonfeld* u. *G. W. Beebe* 1942)

	Mittelwert in cm (SD)	Mittelwert in cm − 2,5 SD
Frühgeborene: 30 Wochen	2,5 (0,4)	1,5
34 Wochen	3,0 (0,4)	2,0
Reifgeborene:	3,5 (0,4)	2,4
0 – 5 Monate	3,9 (0,8)	1,9
6 – 12 Monate	4,3 (0,8)	2,3
> 1 – 2 Jahre	4,7 (0,8)	2,6
> 2 – 3 Jahre	5,1 (0,9)	2,9
> 3 – 4 Jahre	5,5 (0,9)	3,3
> 4 – 5 Jahre	5,7 (0,9)	3,5
> 5 – 6 Jahre	6,0 (0,9)	3,8
> 6 – 7 Jahre	6,1 (0,9)	3,9
> 7 – 8 Jahre	6,2 (1,0)	3,7
> 8 – 10 Jahre	6,3 (1,0)	3,8
> 10 – 11 Jahre	6,4 (1,1)	3,7
Erwachsene:	13,3 (1,6)	9,3

Tabelle 3.4 Syndrome mit Hypogenitalismus als wichtigem Bestandteil (modifiziert nach *P. A. Lee, T. Mazur* et al. 1980 sowie *P. A. Lee, R. K. Danish* et al. 1980)

Allstroem-Hallgren	Kallmann
Biemond	Klinefelter
Bloom	Louis-Bar
Bogaert-Scherer-Epstein	Lynch-Wiersema
Carpenter	Marghescu-Braun-Falco
Curtius	Nonne-Milroy-Meige
Cornelia-de-Lange	Noonan
Dienzephales S	Olfacto-genitales S
Down	Prader-Labhart-Willi
Dysmetabolisch-dysendokrines S.	Richards-Rundle
Fanconi	Rossi
Fetales-Hydantoin-S	Rud
Fröhlich	Russell
Gelineau	Smith-Lemli-Opitz
Gorlin-Cohen	Steiner
Grouchy	Triploidie
Guérin-Stern	Ullrich-Turner
Hallermann	„vanishing testes"-S
Hoyt	Vohwinkel
Hutchinson-Gilford	Williams-Beuren
Laurence-Moon-Bardet-Biedel	Zinsser-Engman-Cole

zur Charakterisierung des jeweiligen Pubertätsstadiums eignen, ist die Größe der weiblichen Brust neben hormonellen Faktoren von genetischen und Ernährungsfaktoren abhängig und naturgemäß sehr variabel. Normwerte, bei deren Unterschreitung man von einem Hypogenitalismus sprechen muß, sind deshalb nicht definiert. Wenn hier dennoch auf eine Meßtechnik eingegangen wird, dann deshalb, weil durch longitudinale Beobachtung des Brustwachstums der optimale Zeitpunkt für plastisch-chirurgische Korrekturen bestimmt werden kann.

An der sitzenden Patientin werden die Ausmaße des Drüsenkörpers durch Palpation bestimmt. Dann mißt man den horizontalen und vertikalen Durchmesser über die Mamille für jede Brust. Beide Werte werden getrennt für jede Brust angegeben (1).

3.4.2 Hypogenitalismus und Hypogonadismus

Eine altersgemäße Sekretion der gonadalen Steroide Testosteron und Östradiol sind Voraussetzung für ein normales Wachstum der äußeren Geschlechtsmerkmale. Die meisten Formen des Hypogonadismus gehen auch mit einem mehr oder weniger ausgeprägten Hypogenitalismus einher (3). Auf sie wird im Kap. 4.3.3 eingegangen.

In den folgenden Abschnitten sollen die beiden Leitsymptome, die am häufigsten zur Feststellung ‚Hypogenitalismus' Anlaß geben, näher diskutiert werden.

Leitsymptom „Mikropenis"
Differentialdiagnose und therapeutische Strategien

Die Bezeichnung „Mikropenis" impliziert, daß es sich um ein Organ handelt, das den Altersmedian zwar in bezug auf die Größe um mehr als 2,5 SD unterschreitet, das jedoch anatomisch normal konfiguriert ist, d. h. die Urethra ist allseitig von Schwellkörpern umschlossen und mündet an der Spitze der Glans. Anderem erektilen Gewebe unzureichender Größe, das diese Differenzierung in männliche Richtung nicht vollendet hat, ist die Bezeichnung ‚Mikrophallus' vorbehalten.

Häufigste **Ursachen** eines Mikropenis sind hypogonadotroper und hypergonadotroper Hypogonadismus. Ein Mikropenis ohne sonstige Symptome kann die mildeste Form der partiellen Androgeninsensitivität darstellen (15). Häufig findet man einen Mikropenis auch im Rahmen von Syndromen oder bei bestimmten chromosomalen Aberrationen (Tabelle 3.4). Viele Fälle bleiben trotz aller diagnostischen Bemühungen ungeklärt, eine Zuordnung zu einem Syndrom ist nicht möglich. Hier muß eine idiopathische Form angenommen werden.

Zur **Diagnose** führen die Chromosomenanalyse mit ‚banding', gegebenenfalls ergänzt durch den Nachweis Testis-determinierender DNA-Sequenzen im Genom, sowie Bestimmung der Konzentrationen der Gonadotropine, der Sexualsteroide, ihrer Vorläufer und Metaboliten im Plasma und Urin, basal und nach Stimulation mit LHRH und hCG (unter Dexamethason-Hemmung). Zum Nachweis eines partiellen Androgenrezeptordefekts sind Untersuchungen an Penishautfibroblasten erforderlich. Selbstverständlich müssen Hinweise auf das Vorliegen eines Syndroms beachtet werden.

Die **Therapie** zu Pubertätsbeginn ist bei den Hypogonadismusformen auf eine altersgerechte Testosteronsubstitution gerichtet. Hierdurch wird in der Regel ein gutes Peniswachstum erzielt. Bei partieller Androgeninsensitivität sind die Ergebnisse einer Testosteronsubstitution nicht so eindeutig. Bei Diagnosestellung im pubertätsreifen Alter kann man unter Berücksichtigung des Knochenalterfortschritts und des Längenwachstums mit hohen Testosterondosen versuchen, das Peniswachstum zu stimulieren (12).

Die **diagnostische Abklärung eines Mikropenis** sollte jedoch schon vor einem Alter abgeschlossen sein, in dem der Patient zum jugendmedizinisch ausgerichteten Kinderarzt kommt. Das Vorhandensein eines Mikropenis beim männlichen Neugeborenen mit rezidivierenden Hypoglykämien ist wegweisend für die frühe Diagnose eines kongenitalen Hypopituitarismus (10). Ferner ist das Wachstumspotential des Penis in der frühen Kindheit am größten. Eine hier erzielte Größenzunahme durch intermittierende niedrigdosierte Testosteronsubstitution unter Kontrolle des Knochenalters kann in der Pubertät meist nicht mehr erreicht werden (8).

Leitsymptom „fehlende Brustentwicklung": Differentialdiagnose und therapeutische Strategien

Auch für die fehlende Brustentwicklung als Leitsymptom des weiblichen Hypogenitalismus sind nach Ausschluß von Normvarianten ein hypogonadotroper oder hypergonadotroper Hypogonadismus die häufigsten **Ursachen**. Diese können isoliert oder im Rahmen von Syndromen (z. B. Ullrich-Turner-Syndrom) vorkommen (s. Tabelle 3.4). In die Kategorie der unzureichenden endogenen Östrogenproduktion durch Suppression der Gonadotropine fallen auch die Patientinnen mit Hyperandrogenismus (z. B. bei schlecht eingestelltem 21-Hydroxylase-Mangel oder gemischter Gonadendysgenesie). Hier spielt zusätzlich ein hemmender Einfluß der Androgene auf die Brustentwicklung eine Rolle.

Sehr selten ist eine angeborene Athelie oder Amastie. Die angeborene Amastie geht meist mit Rippendefekten und Fehlbildungen des M. pectoralis einher. Erworbene Amastien kommen vor nach Trauma oder Bestrahlung der Brustdrüsenanlage wegen maligner Erkrankung benachbarter Strukturen. Leider gar nicht so selten sind Amastien aufgrund versehentlicher Entfernung einer als Tumor oder chronisch entzündlichen Herd angesehenen Brustdrüsenknospe.

Davon zu unterscheiden sind eine Atrophie bereits vorhandenen Brustdrüsengewebes nach intensiver Diät (Fasten, Anorexia nervosa) und eine Mikromastie. Hierunter versteht man ausbleibendes Brustwachstum trotz vorhandenem Brustdrüsengewebe und normaler Menstruation. Für die Mikromastie gibt es keine gute Erklärung: Man vermutet eine partielle Endorganresistenz gegenüber Östrogenen.

Therapie: Während bei allen Formen des Hypogonadismus die Brustdrüsen im pubertätsreifen Alter gut auf eine niedrigdosierte **Östrogensubstitution** ansprechen, ist bei der Atrophie die Wiederherstellung einer adäquaten Kalorienzufuhr und die psychotherapeutische Behandlung einer zugrundeliegenden Anorexia nervosa erforderlich.

Die Mikromastie kann mit einem erheblichen Leidensdruck erlebt werden. Eine medikamentöse Therapie gibt es nicht. In diesem Fall wie auch bei Athelie und Amastie anderer Ursache ist eine **Augmentationsplastik** angezeigt. Diese sollte nach Abschluß der Pubertät und des Längenwachstums, d. h. in der Regel nach dem 17. Lebensjahr erfolgen. Vorher muß durch Messung der Brustgröße über 6 Monate sichergestellt sein, daß kein weiteres Brustwachstum mehr stattfindet (1).

3.4.3 Wert der diagnostischen Kategorie „Hypogenitalismus" für die Jugendmedizin

In einem Alter, in dem die Akzeptanz durch Gleichaltrige und die Erfüllung von Gruppennormen eine große Rolle für das eigene Verhalten spielt und in dem Sexualität eine wachsende Bedeutung gewinnt, kann die Kleinheit der Geschlechtsorgane zu erheblichen psychischen Belastungen führen. Die Bezeichnung „Hypogenitalismus" ist keine Diagnose, sondern ist als Aufforderung aufzufassen, den eigenen Eindruck oder den Eindruck der Patienten zu objektivieren und sofort eine ätiologische Abklärung durchzuführen. Sowohl das Gespräch mit dem Jugendlichen mit normalem, aber subjektiv als zu klein empfundenen Genitale, als auch die Substitutionstherapie mit gonadalen Steroiden, gegebenenfalls auch die Einleitung von plastisch-chirurgischen Maßnahmen bei zu kleinen Geschlechtsorganen sind wichtige Aufgaben des endokrinologisch orientierten Jugendmediziners und Pädiaters.

Literatur zu Kap. 3, Abschn. 3.4

1 *Capraro, V. J.:* The breast and its disorders in childhood and adolescence. In: *Huffman, J. W., C. J. Dewhurst, V. J. Capraro,* The gynecology of childhood and adolescence, 2nd ed. W. B. Saunders, Philadelphia, London, Toronto 1981, 542 – 559
2 *Daniel, W. A., Jr., R. A. Feinstein, P. Howard-Peebles, W. D. Baxley:* Testicular volumes of adolescents. J. Pediatr. 101 (1982) 1010
3 *Danish, R. K., P. A. Lee, T. Mazur, J. A. Amrhein, C. J. Migeon:* Micropenis. II. Hypogonadotropic hypogonadism. Johns Hopkins Med. J. 146 (1980) 177 – 184
4 *Feldman, K. W., D. W. Smith:* Fetal phallic growth and penile standards for newborn male infants. J. Pediatr. 86 (1975) 395 – 398
5 *Flatau, E., Z. Josefsberg, S. H. Reisner, O. Bialik, Z. Laron:* Penile size in the newborn infant. J. Pediatr. 87 (1975) 663 – 664
6 *From Hansen, P.:* Acid prostate phosphatase and production of testis hormone in man. Thesis. Munksgaard, Copenhagen 1949
7 *Lee, P. A., T. Mazur, R. Danish, J. Amrhein, R. M. Blizzard, J. Money, C. J. Migeon:* Micropenis. I. Criteria, etiologies and classification. Johns Hopkins Med. J. 146 (1980) 144 – 151
8 *Lee, P. A., R. K. Danish, T. Mazur, C. J. Migeon:* Micropenis. III. Primary hypogonadism, partial androgen insensitivity syndrome, and idiopathic disorders. Johns Hopkins Med. J. 147 (1980) 175 – 181
9 *Leiber, B., G. Olbrich:* Die klinischen Syndrome, 6. Aufl. Urban & Schwarzenberg, München, Wien, Baltimore 1981
10 *Lovinger, R. D., S. L. Kaplan, M. M. Grumbach:* Congenital hypopituitarism associated with neonatal hypoglycemia and microphallus: Four cases secondary to hypothalamic hormone deficiencies. J. Pediatr. 87 (1975) 1171 – 1181
11 *Prader, A.:* Testicular size: assessment and clinical importance. Triangle 7 (1966) 240 – 243
12 *Price, P., J. A. H. Wass, J. E. Griffin, M. Leshin, M. O. Savage, D. M. Large, D. E. Bu'lock, D. C. Anderson, J. D. Wilson, G. M. Besser:* High dose androgen therapy in male pseudohermaphroditism due to 5 α-reductase deficiency and disorders of androgen receptor. J. Clin. Invest. 74 (1984) 1496 – 1508
13 *Rivkees, S. A., D. A. Hall, P. A. Boepple, J. D. Crawford:* Accuracy and reproducibility of clinical measures of testicular volume. J. Pediatr. 110 (1987) 914 – 917
14 *Schonfeld, W. A., G. W. Beebe:* Normal growth and variation in the male genitalia from birth to maturity. J. Urol. 48 (1942) 759 – 777
15 *Schweikert, H. U.:* Klinik der gestörten Androgenwirkung (Androgenresistenzsyndrome). Klin. Pädiat. 199 (1987) 245 – 252
16 *Zachmann, M., A. Prader, H. P. Kind, H. Häfliger, H. Budliger:* Testicular volume during adolescence: Cross-sectional and longitudinal studies. Helv. Paediatr. Acta 29 (1974) 61 – 72

3.5 Die Kontrazeption bei Jugendlichen

F. PETERS

In den vergangenen Jahrzehnten haben die Normen der Gesellschaft einen deutlichen Wandel erfahren. Die Darstellung eines entblößten Körpers, im wesentlichen des weiblichen, gehört zu den alltäglichen Bildern der Presse und der Werbung. Darstellungen des sexuellen Aktes sind auch keine Seltenheiten unserer Medien. Austauschen von Zärtlichkeiten in der Öffentlichkeit, noch vor drei Jahrzehnten tabuisiert, wird heute auch in der Öffentlichkeit geduldet. Die freizügige Darstellung der Sexualität kann bei Jugendlichen eine gewisse Suggestion zur Nachahmung ausüben. Dies wurde durch zahlreiche Untersuchungen belegt. So zeigte eine Baseler Studie, daß Mädchen zwischen dem 16. und 18. Lebensjahr die ersten sexuellen Erfahrungen bereits durchschnittlich mit 14½ Jahren hatten (*Meier* 1980). Dem ersten Petting folgte der erste

Koitus durchschnittlich 1,3 Jahre später. Diese Zusammenhänge sind in Abb. 3.2 dargestellt (*Schmidt-Tannwald* u. *Urdze* 1982). Diese Tendenz zur früheren sexuellen Aktivität wird durch die frühzeitiger erreichte sexuelle Reife der Heranwachsenden gefördert. Die frühe körperliche Reife geht aber durchaus nicht mit einer früheren geistig-seelischen Reife einher. Die Folgen dieser weitreichenden Veränderungen sind deutlich: Die meisten Jugendlichen erleben ihren ersten sexuellen Kontakt, bevor sie aufgeklärt worden sind. Dementsprechend ist ihnen nichts über die Risiken und Gefahren eines ungeschützten und unvorbereiteten Kontaktes bekannt. Viele junge Mädchen glauben, sie seien noch zu jung, um schwanger werden zu können.

Die Jugendlichen werden häufig von einer intimen Situation überrascht. Nur 39 % der Jungen und Mädchen haben vorher gewußt, daß es zu einer intimen Begegnung kommen würde (Tabelle 3.5). Die Unwissenheit und die Überraschung der Jugendlichen vor der intimen Beziehung kommt nicht von ungefähr. Sie werden nur selten von ihren Eltern in dieser Hinsicht vorbereitet. Nur die Hälfte der Mütter weiß von den Koituserfahrungen der Mädchen, 38 % bei Jungen (Tabelle 3.6) (*Schmidt-Tannwald* u. *Urdze* 1982). Dementsprechend benutzen die meisten Jugendlichen nur unregelmäßig oder gar keine Kontrazeptiva (Tabelle 3.7).

Die Folgen der mangelnden Aufklärung über die physiologischen Zusammenhänge und die ungenügende Kenntnis über Kontrazeptiva spiegeln sich in der zunehmenden Zahl ungewollter Schwangerschaften wider (Committee on the Working of the Abortion Act 1974, *Morrison* 1985). Die Geburtenrate bei 15jährigen Mädchen hat sich dementsprechend zwischen 1961 und 1971 fast verdoppelt, die Abortrate verfünffacht.

Etwa die Hälfte der ungewollten Schwangerschaften tritt innerhalb der ersten 6 Monate der sexuellen Aktivität ein (*Hofmann* 1985, *Zabin* et al. 1979). Es bedarf keiner ausdrücklichen Betonung, daß die Schwangerschaft bei Heranwachsenden eine schwere Störung des seelischen Entwicklungs- und Reifungsprozesses ist. Darüber hinaus sind vielfach Mädchen betroffen, die aus einem sozial unsicheren Milieu kommen. Damit ist auch die Rate an Frühgeburten bei sogenannten Teenagerschwangerschaften deutlich erhöht. Weiterhin sind Jugendliche auch durch eine um 60 % höhere mütterliche Mortalität auf Grund ihrer Schwangerschaft gefährdet (*Tyrer* et al. 1977, *De Amicis* et al. 1981).

Es konnte gezeigt werden, daß erstgravide Mädchen zwischen 12 und 15 Jahren auch im

Tabelle 3.5 Vorbereitung auf den Zeitpunkt des ersten Koitus (nach *Schmidt-Tannwald* u. *Urdze* 1982)

	Mädchen (n = 255)	Jungen (n = 80)
nicht damit gerechnet	21 %	26 %
geahnt, dennoch überrascht	40 %	35 %
vorausgewußt	39 %	39 %

Tabelle 3.6 Wissen der Mütter über die Koituserfahrenheit ihrer Kinder (nach *Schmidt-Tannwald* u. *Urdze* 1982)

	Mädchen (n = 253)	Jungen (n = 78)
weiß es	53 %	38 %
vermutet es	25 %	28 %
weiß wahrscheinlich nichts	22 %	34 %

Tabelle 3.7 Häufigste Kontrazeptionsmethoden der Mädchen beim ersten, zweiten und letzten Koitus vor der Erhebung (nach *Schmidt-Tannwald* u. *Urdze* 1982)

	1. Koitus	2. Koitus	letzter Koitus
Pille	18 %	27 %	55 %
chemische Kontrazeptiva	21 %	25 %	13 %
Kondom	32 %	37 %	21 %

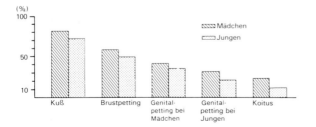

Abb. 3.2 Erfahrungen von Mädchen und Jungen im Alter von 14 bis 17 Jahren mit verschiedenen Formen heterosexueller Kontakte (nach *Schmidt-Tannwald* u. *Urdze* 1982)

Verlauf der Schwangerschaft noch wachsen (*Scholl* et al. 1988). Inwieweit durch die erhebliche Veränderung des endokrinen Milieus die zu erwartende Endgröße reduziert ist, ist bis jetzt zwar noch nicht bekannt, erscheint aber durchaus möglich. Für die niedrig dosierten oralen Kontrazeptiva konnte eine Beeinflussung des Längenwachstums jedoch ausgeschlossen werden.

Ein Schwangerschaftsabbruch bei Jugendlichen entlastet zwar vordergründig die soziale Situation, belastet das Mädchen jedoch vielfach durch Schuldgfühle und teilweise nachhaltige Beeinträchtigung des Selbstwertgefühles (*Merz* 1979). Andererseits scheint die unerwünschte Schwangerschaft in der Adoleszenz aber auch kaum eine zufällig sich ereignende Störung der Adoleszenten zu sein. Es konnte gezeigt werden, daß Jugendliche mit der Schwangerschaft einen irrationalen Lösungsversuch unbewußter Konflikte suchten (*Blos* 1978). Es wird in diesem Zusammenhang auf den verschärften Trennungskonflikt mit dem Elternhaus sowie die ausgeprägte narzißtische Problematik dieser Patientinnen hingewiesen.

Aus dem bisher Gesagten geht hervor, daß dem Arzt in der Beratung Jugendlicher, evtl. bereits in den Schulen, eine große Verantwortung zukommt. Das eindeutige Ziel muß sein, eine Schwangerschaft zu verhindern. Der Arzt sollte in einem Aufklärungs- und Informationsgespräch versuchen, die Heranwachsenden zu überzeugen, daß die sicherste Kontrazeption die Abstinenz ist.

Viele Jugendliche sind einer solchen Argumentation durchaus zugänglich. Besonders vor dem Hintergrund einer nur flüchtigen Bekanntschaft oder einer unsicheren Verbindung ist die Abstinenz auch der ausgewogenen seelischen Reifung förderlich. Eine solche Argumentation darf selbstverständlich nicht die Bereitschaft bzw. die Verpflichtung ausschließen, Jugendliche über medikamentöse und mechanische Formen der Kontrazeption zu beraten und diese ggf. zu rezeptieren, wenn abzusehen ist, daß ein sexueller Kontakt aufgenommen wird. Zuvor sollte jedoch das **Informationsgespräch** mit der Aufklärung über die physiologischen Zusammenhänge stehen. Eine vorsichtige gynäkologische Untersuchung kann auch dazu benutzt werden, das Mädchen über die eigenen anatomischen und physiologischen Zusammenhänge aufzuklären. Hierüber bestehen weitgehend unzureichende Vorstellungen. Als vorrangiges Ziel einer solchen Beratung muß immer wieder hervorgehoben werden, daß in jedem Fall eine sichere Empfängnisverhütung anzuwenden ist.

Die vielfach geäußerte Meinung, daß die freie Verordnungspraxis oraler Kontrazeptiva zu Promiskuität führe, hat sich nicht bestätigt. Dagegen sind traditionelle Bindungen an Werte wie Treue und Zuneigung stärkere Motivationen für die Wahl des Partners und den intimen Kontakt.

3.5.1 Rechtliche Probleme

Die Jugendliche unter 18 Jahren ist nur begrenzt geschäftsfähig. Dieses Faktum muß bei der Verordnung und der Empfehlung kontrazeptiver Maßnahmen berücksichtigt werden.

Grundsätzlich geht es aber darum, der Jugendlichen die Zusammenhänge begreiflich zu machen und sich davon zu überzeugen, daß sie die Wirkungsweise der Medikamente verstanden hat sowie deren Nebenwirkungen und Risiken. Auch hier gilt der Grundsatz, daß von der körperlichen Unversehrtheit eines Patienten nur dann ausgegangen werden kann, wenn das Einverständnis vorliegt. Unabhängig davon muß über die Aufklärung und das Einverständnis der Patientin in den Patientenunterlagen eine genaue **Dokumentation** geführt werden. Auch bei der Jugendlichen unter 18 Jahren bleibt der Arzt den Eltern gegenüber an seine ärztliche Schweigepflicht gebunden, sofern keine Ausnahmesituation besteht. Mädchen unter 16 Jahren sind nach § 182 StGB vor dem Sexualverkehr zu bewahren. Gelangt der Arzt jedoch zur Einsicht, daß er dies mit seinen Mitteln nicht kann, gilt es, das nächsthöhere Gut, die Schwangerschaftsverhütung durch Rezeptur einer Kontrazeption zu wahren.

3.5.2 Kontrazeptive Möglichkeiten

Sicherheit der einzelnen kontrazeptiven Verfahren

Die kontrazeptive Sicherheit der einzelnen Methoden wird mit dem **Pearl-Index** angegeben, das ist die Schwangerschaftsrate pro 100 Frauen, die 1 Jahr lang eine Methode anwenden (Tabelle 3.8).

Die Wahrscheinlichkeit, schwanger zu werden, beträgt zu keiner Zeit 100%. Sie hängt auch vom Alter der Frau ab. Optimale Konzep-

Tabelle 3.8 Kontrazeptive Sicherheit einzelner Methoden nach dem *Pearl*-Index

orale Kontrazeptiva (Kombinationspräparate, 2-Phasen und 3-Phasen-Präparate)	0,003 bis 0,1
Depotgestagene	0,03 bis 3,6
Minipille	0,4 bis 4
Intrauterinspirale	0,3 bis 6
Portiokappe, Diaphragma	2,4 bis 25
Kondom	3 bis 36
chemische Methoden (Ovula, Vaginaltabletten, Cremes)	8 bis 43
periodische Enthaltsamkeit	0,3 bis 47
Basaltemperaturmethode (streng)	0,5 bis 3
Koitus interruptus	3 bis 38
Vaginalspülung	21 bis 41
keine kontrazeptive Methode	60 bis 80

tionschancen bestehen zwischen 18 und 22 Jahren mit einem Pearl-Index von 60 bis 80.

Die Wahrscheinlichkeit einer Schwangerschaft bei Mädchen unter 18 Jahren dürfte demnach noch etwas geringer sein. Sie steigt aber zwischen dem 18. und 22. Lebensjahr sprunghaft an.

Der höchste Pearl-Index, das heißt die unsicherste Methode wird bei der Vaginalspülung mit 21 bis 41 angegeben, gefolgt von Koitus interruptus mit einem Index von 3 bis 38. Periodische Enthaltsamkeit und spermizide Substanzen (Vaginalovula und Cremes) liegen in ihrer Sicherheit zwischen 0,3 bis 47. Mechanische Verhütungsmethoden, wie die Portiokappe, das Scheidendiaphragma und das Kondom bieten eine Sicherheit zwischen 3 und 36 Schwangerschaften pro 100 Frauen im Jahr. Für die Intrauterinspirale wird die Sicherheit von 0,3 bis 6 angegeben. Für **hormonale Kontrazeptiva** mit Ausnahme der Minipille, die einen Pearl-Index von 0,4 bis 4 hat, ist die größte Sicherheit gegeben (Pearl-Index zwischen 0,003 und 0,1). Dies gilt sowohl für Kombinations- als auch für Sequenzpräparate (2- und 3-Phasen-Präparate). Im gleichen Bereich liegt die Sicherheit der Dreimonatsspritze. Die operative Unterbrechung der Tuben hat eine Versagerquote von 0,2‰ (1 – 2 Schwangerschaften auf 1000 Frauen).

Ovulationshemmer

Ist eine andauernde Verbindung zu erwarten, sind Ovulationshemmer bei Jugendlichen das sicherste Verfahren der Empfängnisverhütung. Auch für den Fall, daß eine nur vorübergehende Beziehung zu erwarten ist, sollten orale Kontrazeptiva wegen ihrer einfachen Anwendung und zuverlässigen Wirkung rezeptiert werden. Dabei gilt es, gelegentliche Vorurteile über „Hormone" aus dem Weg zu räumen.

Vielfach wird für die Verschreibung hormonaler Kontrazeption ein stabiler, biphasischer Zyklus als Voraussetzung empfohlen. Diese Empfehlung ist aber praktisch nicht durchsetzbar. Ist bei relativ fester Partnerschaft ein mehr oder weniger regelmäßiger sexueller Kontakt möglich, kann nicht erst auf das Eintreten eines biphasischen Zyklus gewartet werden. Auch das Führen einer Basaltemperaturkurve vor der Rezeptur ist unrealistisch. Wie wir es aus der Zeit kennen, in der noch regelmäßig Pillenpausen empfohlen wurden, treten die meisten ungewollten Schwangerschaften während dieser Zeit ein. Anamnestisch ergibt sich bei vielen Jugendlichen jedoch der Hinweis auf einen ovulatorischen Zyklus. *Apter* u. *Vihko* (1985) konnten zeigen, daß Mädchen mit früher Menarche auch früher einen ovulatorischen Zyklus aufwiesen als Mädchen mit später Menarche. Erfahrungsgemäß ist der Zyklusablauf vor Einnahme oraler Kontrazeptiva auch nach Absetzen derselben zu erwarten. Deshalb muß man mit der Jugendlichen das Problem des persistierenden instabilen Zyklus besprechen. Es konnte gezeigt werden, daß durch die niedrigdosierten Kontrazeptiva die Zyklusfunktion, wenn sie einmal ausgebildet war, erhalten blieb (*Rey-Stocker* et al. 1980). Ist das Längenwachstum der Jugendlichen noch nicht ganz abgeschlossen, kann trotzdem mit den heute verfügbaren, niedrig dosierten Ovulationshemmern begonnen werden. Bei einem Östrogenanteil von unter 50 µg pro Tag ist keine vorzeitige Ausreifung der Epiphysenfugen zu erwarten.

Eine therapeutische Beendigung des Längenwachstums benötigte etwa 300 µg Ethinylestradiol pro Tag, das heißt mehr als achtmal soviel wie die zu empfehlenden Ovulationshemmer enthalten. Trotzdem gibt es einen Aspekt, einer evtl. Unsicherheit in dieser Frage aus dem Weg zu gehen. Nach *Tanner* (1981) ist nämlich etwa mit 15 ½ Jahren mit dem Abschluß des Längenwachstums bei Mädchen zu rechnen. In dieser Altersstufe kann man auch ein Minimum an körperlicher und seelischer Reifung für das Verständnis und die Bewältigung der gesamten Kontrazeptionsfrage voraussetzen. Im übrigen gelten die bekannten Kontraindikationen und Risikofaktoren für die orale Kontrazeption für

Jugendliche in gleicher Weise wie für Erwachsene (s. u.).

● **Präparate**

Die oralen Kontrazeptiva enthalten als Östrogenanteil Ethinylestradiol zwischen 30 und 50 µg. Einige Präparate enthalten auch den Methyläther des Ethinylestradiols, das Mestranol. Gewichtsmäßig gesehen enthält die Pille damit etwas mehr, nach Abspaltung des Methylätherrestes sind dann die Östrogendosen wieder vergleichbar mit denen der reinen Ethinylestradioleinnahme. Als Gestagene spielen heute die Abkömmlinge des 19-Nortestosterons und des 17-Hydroxyprogesterons eine Rolle. Letztere haben eine ausgeprägte antiandrogene Wirkung. Mit den neuen 19-Nortestosteron-Abkömmlingen hat man Substanzen entwickelt, bei denen die androgene Partialwirkung in der verwendeten Dosis minimal ist (z. B. Desogestrel, Gestoden, Norgestimat). Damit sind diese Präparate auch hinsichtlich der Blutlipide weitgehend stoffwechselneutral.

„**Micropille**". Die niedrig dosierten Kombinations- oder Sequenzpräparate sind heute in erster Linie anzuwenden. Gelegentlich auftretende Zwischenblutungen verlieren sich in der Regel während der ersten Einnahmemonate. Nur bei Persistieren von Zwischenblutungen kann im Ausnahmefall auf höher dosierte Präparate mit einem Östrogenanteil von 50 µg übergegangen werden.

„**Minipille**". Theoretisch wäre die „Minipille" gerade für Heranwachsende geeignet. Man hat festgestellt, daß unter der Einnahme der sogenannten Minipille (Dauerbehandlung mit einem niedrigdosierten Gestagenpräparat) die Zyklusabläufe fortdauern (*Friedrich* et al. 1975) und möglicherweise auch bei Jugendlichen ausreifen können. Es kommt jedoch relativ häufig zu Blutungsstörungen, so daß die Akzeptanz zu gering ist. Gravierender wirkt jedoch die verminderte kontrazeptive Sicherheit, die im wesentlichen auch von einer sehr genauen und pünktlichen Einnahme abhängt und ein hohes Maß an Verantwortungsbewußtsein voraussetzt. Dieses kann insbesondere bei Jugendlichen nicht immer als gegeben angesehen werden.

Depotgestagene. Die sogenannte **Dreimonatsspritze** (Medroxyprogesteronacetat, Norethisteronenantat) ist generell nur Ausnahmefällen vorbehalten. Dies sollte auch für Jugendliche gelten. Der **Nachteil** der Depotpräparate liegt darin, daß sie zu Blutungsstörungen und anhaltender Amenorrhoe führen können. Nach dem Absetzen persistieren noch langdauernd irreguläre Zyklen. Als Ausnahme gelten nur geistig behinderte Mädchen, die in keiner Weise eigenverantwortlich für ihre Kontrazeption aufkommen können. Hierbei müssen dann Nebenwirkungen, wie die schlechtere Steuerbarkeit der Zyklusfunktion, gegenüber der Sicherheit in Kauf genommen werden.

In Ländern der Dritten Welt kommt den Depotgestagenen eine größere Bedeutung zu. Grundlage hierfür sind das fehlende Verständnis für die regelmäßige und zyklusgerechte Einnahme von oralen Kontrazeptiva und andererseits die dringende Notwendigkeit sicherer Maßnahmen für die Eindämmung der Bevölkerungsexplosion.

● **Nebenwirkungen oraler Kontrazeptiva**

Die oralen Kontrazeptiva werden von Jugendlichen in der Regel sehr gut vertragen. Risiken und Nebenwirkungen wie sie auf Grund der großen Studie des Royal College of General Practitioners in Großbritannien gefunden wurden, hängen im wesentlichen auch vom zunehmenden Alter der Frauen ab. Diese Untersuchung schloß die höher dosierten Präparate mit einem Östrogenanteil von 50 µg Ethinylestradiol ein. Mit den modernen Ovulationshemmern ist auch das **Thrombo-Embolierisiko** minimal geworden. Jedoch ist die Jugendliche auch über dieses Risiko mitaufzuklären, insbesondere, wenn sie Raucherin ist.

Zyklusstörungen nach dem Absetzen oraler Kontrazeptiva werden in der Größenordnung von 1 – 2 % beobachtet. Damit ist die sogenannte post-pill Amenorrhoe ein seltenes Ereignis. Sie liegt in der Größenordnung des allgemeinen Auftretens einer Amenorrhoe geschlechtsreifer Frauen (*Soltan* u. *Hancock* 1982). Obwohl bekannt ist, daß Östrogene die Prolaktinproduktion anregen, besteht keine signifikante Korrelation zwischen einer Prolaktinombildung und der Verwendung hormonaler Kontrazeptiva (*Maheux* et al. 1982). Allerdings ist mit einer leicht erhöhten Inzidenz einer Galaktorrhoe nach dem Absetzen der Pille zu rechnen (*Taler* et al. 1985).

Hinsichtlich des Risikos genitaler **Entzündungen** schützt die Pille im Vergleich zur Intrauterinspirale eher vor einer Adnexitis. Kolpitiden treten dagegen auch gehäuft bei Pilleneinnehmerinnen auf, wobei es sich um Soorbefall oder Trichomonadenbesiedelungen handeln kann. Durch die Steroidhormone scheint es zu Veränderungen des Scheidenmilieus zu kommen, die das Angehen einer derartigen Entzündung begünstigen.

Vor einigen Jahren hat eine epidemiologische Studie über das Risiko des **Brustkrebses** bei Frauen mit früher Pilleneinnahme viel Aufsehen erregt (*Pike* et al. 1983). Einigen wenigen bestätigenden Untersuchungsergebnissen stand eine Vielzahl von widerlegenden Daten entgegen. Auch wenn heute noch eine gewisse Unsicherheit hinsichtlich der exakten Beantwortung dieser Frage besteht, kann man feststellen, daß eine langjährige Pilleneinnahme jugendlicher Mädchen das Risiko eines späteren Mammakarzinoms wohl nicht erhöht (*Schlesslman* et al. 1988). Andererseits sollte man diese Diskussion auch zum Anlaß nehmen, um die Jugendliche zu informieren und ihr das Bewußtsein für regelmäßige Vorsorgeuntersuchungen zu schärfen. Dies besonders, wenn die Familie durch ein Mammakarzinom belastet ist. Eine **karzinogene Wirkung** der Ovulationshemmer **auf die Zervix** ist nicht bekannt. Gegenteilige Vermutungen, daß der Gestagenanteil der Ovulationshemmer für eine erhöhte Inzidenz von Adenokarzinomen der Zervix verantwortlich sei, haben sich nicht bestätigt.

Vessey u. Mitarbeiter (1983) meinten, eine erhöhte Inzidenz an Zervixkarzinomen unter Pilleneinnehmerinnen gefunden zu haben. Beim genaueren Studium der Artikel fällt auf, daß es sich im wesentlichen um verschiedene Grade von Dysplasien der Portio handelt. Eine kausale Beziehung zwischen Pilleneinnahme und der zervikalen intraepithelialen Neoplasie ist jedoch nicht anzunehmen. Vielmehr erscheint der Zusammenhang darin zu bestehen, daß Pilleneinnehmerinnen gegenüber anderen Gruppen eine verfrühte und vermehrte sexuelle Aktivität aufweisen. Man sollte deshalb anläßlich der Ovulationshemmerrezeptur **regelmäßige zytologische Abstriche** von der Zervix entnehmen und die Patientin auf diese Weise schon frühzeitig in das Vorsorgeprogramm einbinden.

- **Positive Nebenwirkungen der Pille**

Da viele junge Mädchen häufig über eine **Dysmenorrhoe** klagen, kann die orale Kontrazep-

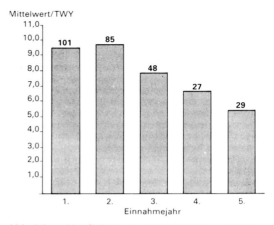

Abb. 3.3 Häufigkeit mastopathischer Veränderungen in der Mamma in Beziehung zur Einnahmedauer oraler Kontrazeptiva (aus Royal College of General Pratitioners 1974)

tion auch als Therapeutikum verschrieben werden. Die Wirkung ist hinsichtlich der Schmerzausschaltung durchweg günstig.

Viele Mädchen leiden während der Pubertät unter einer unreinen Haut und **Aknebildung**. In diesen Fällen lassen sich antiandrogenhaltige Kontrazeptiva sehr wirkungsvoll einsetzen.

Aus älteren Untersuchungen geht hervor, daß **gutartige Ovarialzysten** bei Pilleneinnehmerinnen seltener sind (*MacLeod* 1978). Ob vergleichbare Befunde auch mit niedrigdosierten Ovulationshemmern zu erheben sind, ist noch nicht schlüssig geklärt, denn diese lassen eine Follikelentwicklung bis zu einem Durchmesser von 16 mm zu.

Gutartige Brustdrüsenerkrankungen sind unter Pilleneinnehmerinnen seltener. Dies trifft für die häufigste gutartige Veränderung der Brust, die fibrös-zystische **Mastopathie**, zu (Royal College of General Practitioners). Diese Zusammenhänge sind in Abb. 3.3 veranschaulicht. Histologisch läßt sich jedoch die Zahl und das Ausmaß von Epithelproliferationen nach bisher vorliegenden Ergebnissen nicht beeinflussen (*Kaiser* u. *Zippel* 1980). Entsprechend der heute gängigen Vorstellung über den Entstehungsmechanismus der Mastopathie spielen ein relatives überwiegen der Östrogene und eine Lutealinsuffizienz wohl eine pathogenetische Rolle. Unter oralen Kontrazeptiva ist das Verhältnis von Östrogenen zu Gestagenen ausgewogen, was die epidemiologischen Daten erklärt.

Auch die **Mastodynie**, ein zyklusabhängiger Brustschmerz vor der Periodenblutung, wird unter oralen Kontrazeptiva weniger angetroffen. Auch dies dürfte durch das ausgewogene Hormonmilieu der Ovulationshemmer bedingt sein.

Fibroadenome sind die häufigsten isolierten Tumoren der adoleszenten und jungen Frau. Fibroadenome gelten als hormonsensible Tumoren. Unter der hormonalen Kontrazeption wird auch hier eine niedrigere Inzidenz beobachtet (*Prechtel* u. *Seidel* 1973). Autoradiographische Untersuchungen zeigen allerdings keinen veränderten ^{3}H-Thymidineinbau in das Gewebe von Fibroadenomen von Patientinnen mit oder ohne orale Kontrazeption.

● **Verminderte Wirkung oraler Antikonzeptiva**

Die gleichzeitige Einnahme oraler Kontrazeptiva mit einer anderen Pharmakotherapie kann zu einer Enzyminduktion in der Leber führen und damit zu einer gesteigerten Inaktivierung von exogen zugeführten Sexualsteroiden (*Bolt* 1985). Eine Aufstellung der Substanzgruppen ist in Tabelle 3.9 zu finden. Das bekannteste Beispiel betrifft das Rifampicin. Daneben gibt es noch eine Reihe anderer Pharmaka, die ebenfalls zu einer Aktivierung der mikrosomalen Leberenzyme führen. Bei diesen Enzymen handelt es sich vor allem um Hydroxylasen, Oxydasen und Glucoronyltransferasen. Durch die Aktivierung dieser Enzyme wird der Abbau der Sexualsteroide beschleunigt. Dadurch läßt die kontrazeptive Sicherheit nach.

Weiterhin können Lipidsenker wie Clofibrat und Ionenaustauscher, wie zum Beispiel Cholestyramin, die den enterohepathischen Kreislauf unterbrechen, zu einer Abschwächung der kontrazeptiven Wirkung führen. Letztere binden die Steroide auch direkt im Darm.

Deshalb ist bei der Rezeptur der Pille nach chronischer Einnahme anderer Medikamente zu fragen und die Patientin dahingehend zu informieren, bei jeder zusätzlichen Medikamenteneinnahme den Arzt auf die Pilleneinnahme hinzuweisen.

Interzeption

Die Interzeption („**Pille danach**") ist nur als Notfallmaßnahme geeignet, hat jedoch eine relativ hohe Sicherheit. Am häufigsten wird heute ein

Tabelle 3.9 Verminderte Wirkung hormonaler Kontrazeptiva

Analgetika	
– Phenacetin	z. B. Quadronal® u. a.
– Pyrazolone	z. B. Novalgin® u. a.
– Dihydroergotamin	z. B. Optalidon spezial® u. a.
Antibiotika	
– Rifampicin	z. B. Rifoldin® u. a.
– Chloramphenicol	z. B. Paraxin®, Leukomycin® u. a.
– Nitrofurane	z. B. Furadantin® u. a.
– Ampicillin	z. B. Clamoxyl®, Binotal® u. a.
– Phenoxymethyl-Penicillin	z. B. Isocillin®, Megacillin® u. a.
– Neomycin	z. B. Bycomycin® u. a.
– Sulfomethoxypyridazin	z. B. Durenat® u. a.
– Tetracycline	z. B. Vibramycin® u. a.
Barbiturate, Antikonvulsiva, Antipsychotika, Tranquilizer	
Lipidsenkende Pharmaka	
– Clofibrat	z. B. Regelan® u. a.
– Colestyramin	z. B. Quantalan® u. a.
Ionenaustauscher	z. B. Resonium A®

Kombinationspräparat mit 200 μg Ethinylestradiol 2 mg dl-Norgestrel verwendet, das in 2 geteilten Dosen innerhalb von 72 Stunden nach einem ungeschützten Verkehr gegeben werden muß. Die Schwangerschaftsrate liegt deutlich unter 1 % (*Yupze* u. *Lancee* 1977). Der Zyklus ist nach der Einnahme in fast der Hälfte der Fälle verkürzt, so daß innerhalb von 6 – 9 Tagen die Periodenblutung einsetzt. An **Nebenwirkungen** sind in ⅔ der Fälle Übelkeit und in knapp 20 % Erbrechen zu erwähnen. Auch bei dieser Form der Schwangerschaftsverhütung hat man die Dosis und auch die Nebenwirkungen erheblich reduzieren können. Die früher angewendete Dosis von 5 mg Ethinylestradiol ist heute verlassen worden. Obwohl Gestagene auch als postkoitale Kontrazeption wirksam sind, hat sich dieses Verfahren nicht recht durchsetzen können.

Als weitere Form der Interzeption gilt die postkoitale Einlage einer Intrauterinspirale (*Van Santen* u. *Haspels* 1984). Hier ist die Schwangerschaftsrate kleiner als 1 %. Ein erheblicher Nachteil dieser Maßnahme liegt darin, daß sie als Notfallmaßnahme keine vorherige Abklärung einer inapparenten Genitalinfektion gestatten. Deshalb kann es im Gefolge dieses Eingriffes zu einer aszendierenden Infektion kommen (*Eschenbach* et al. 1977).

Eine weitere medikamentöse Form der Interzeption ergibt sich mit dem **Antiprogesteron Mifepriston** (RU 486). Diese Substanz ist zwar noch nicht generell verfügbar, wird aber möglicherweise in Zukunft im deutschsprachigen Raum zu haben sein. Sie wirkt einerseits als Abortivum (*Csapo* et al. 1979), hemmt bereits aber auch schon das Corpus-luteum menstruationis und verhindert auf diese Weise das Angehen einer Schwangerschaft.

Gonadotropin-Releasing Hormon-Analoga

Ein völlig anderes kontrazeptives Prinzip betrifft die GnRH-Analoga, die auch als Kontrazeptiva eingesetzt werden können. Sie wären durchaus für Patientinnen mit Diabetes mellitus, zerebralen Anfallsleiden und anderen Erkrankungen, die eine chronische Medikamenteneinnahme erfordern, geeignet. Sie sind stoffwechselneutral und werden nach heutiger Kenntnis nicht durch die gleichzeitige Einnahme anderer Pharmaka inaktiviert. Derzeit gibt es noch kein fertiges Präparat auf dem Markt. Praktikabel ist jedoch Buserelin als Nasenspray über 21 Tage, wobei die letzten 5–7 Tage mit einem Gestagen zur Induktion einer Abbruchblutung kombiniert werden.

Kontrazeption bei Kranken oder Behinderten

Auch der jungen **Diabetikerin** sollte eine sichere Kontrazeption verordnet werden. Da orale Kontrazeptiva die Glukosestoffwechsellage verschlechtern können und zu einem erhöhten Insulinbedarf führen, sind diese Patientinnen während der ersten Monate der Pilleneinnahme intensiv zu überwachen. Bei einem schlecht einzustellenden Diabetes sollte man primär auf GnRH-Analoga übergehen (s. o.). Die Anwendung hormonaler Kontrazeptiva sollte bei diesen Patientinnen aber zeitlich begrenzt sein. Die Entwicklung von Mikroangiopathien ist als Kontraindikation anzusehen.

Das Gleiche gilt auch für Patientinnen mit einem **zerebralen Anfallsleiden**, die unter Antikonvulsiva stehen. Man kann diesen Patientinnen durchaus orale Kontrazeptiva verordnen, sollte jedoch primär höher dosierte Präparate wählen, die einen Östrogenanteil von 50 μg Ethinylestradiol und einen Gestagenanteil über 1 mg enthalten. Sicherheitshalber ist während der ersten Einnahmemonate der Abfall der Gonadotropine LH und FSH im Serum zu kontrollieren. Wird keine 50 %ige Reduktion der Serumgonadotropinspiegel erreicht, kann der Pille ein weiteres Gestagen (z. B. 5 mg Lynestrenol, 5 mg Norethisteronacetat oder 2 mg Megestrolacetat) hinzugesetzt werden. Die klinische Wirkung dieses Zusatzes ist dann an der Viskosität der zervikalen Sekretion abzulesen.

Vor ähnliche Probleme ist man auch bei anderen chronisch kranken Jugendlichen gestellt, beispielsweise bei Mädchen im Zustand nach einer eingreifenden Darmresektion (**Kurzdarmsyndrom**) sowie bei Patientinnen mit **chronischer Einnahme** von **Medikamenten**, die die Wirkung oraler Antikonzeptiva herabsetzen (s. Tabelle 3.9). Auch bei diesen Jugendlichen ist es ratsam, primär GnRH-Analoga zu rezeptieren, da diese nicht durch den sogenannten first-pass Effekt der Leber inaktiviert werden und eine abschwächende Wirkung durch andere Medikamente nicht bekannt ist.

Bei **geistig behinderten Mädchen** gelangt man gelegentlich zu der Einsicht, daß sie niemals ein Kind aufziehen können. Auch eine eigenverantwortliche Kontrazeption kann dann nicht vorausgesetzt werden. In diesen Fällen ist die definitive Antikonzeption durch Tubenligatur zu erwägen. Da man sich hier in einem gesetzesfreien Raum bewegt, ist die Absicherung nach allen Seiten dringlich. Unter keinen Umständen darf ein solcher Eingriff gegen den Willen der Betroffenen durchgeführt werden. Der Vormund, Pfleger oder das Vormundschaftsgericht müssen hierbei miteingeschaltet werden und ihre schriftliche Stellungnahme abgeben.

Natürliche Kontrazeption

Alle Verfahren der Empfängnisregelung, die auf den Beobachtungen des Zyklus basieren (Basaltemperatur, zervikale Schleimbildung), sind für Jugendliche wegen der hohen Unsicherheit ungeeignet. Die hier zu besprechende Kontrazeption betrifft zu einem wesentlichen Teil Mädchen, bei denen sich der Zyklus in einer Reifungs- und Veränderungsphase befindet. Deshalb können beispielsweise auf Grund einer Basaltemperaturkurve oder des Zervixschleimes keinerlei Voraussagen über die „sicheren Tage" getroffen werden.

Mechanische und chemische Methoden

Als spermizide Vaginalovula oder -Tabletten sowie Cremes werden Milchsäure, Borsäure oder salizylsäurehaltigen Stoffe und andere spermizide Substanzen (Benzalkoniumchlorid, Phenylquecksilbernitrat, Nonoxynol-9, Menfegol, Triton X) eingesetzt. Die Versagerquote ist jedoch hoch. Als alleinige Methode sollten diese Methoden deshalb nicht empfohlen werden. In Kombination mit Barrieremethoden wie Diaphragma, Portiokappe oder auch mit Kondom lassen sich nur bei geübten Paaren akzeptable Sicherheitszahlen erreichen.

Auf Grund einer gewissen gleichzeitigen antiinfektiösen Wirkung sind diese lokalen Kontrazeptiva auch als Infektionsschutz geeignet. Eine kürzlich erschienene Studie konnte zeigen, daß Nonoxynol-9 auch eine inaktivierende Wirkung gegen das AIDS-Virus aufweist (*Hénin* 1988). Inwieweit diese Substanz in-vivo gleiche Wirksamkeit zeigt, muß abgewartet werden.

Die Anwendung von Kondom und Diaphragma in Kombination mit lokal anzuwendenden chemischen Substanzen haben sich bei Jugendlichen jedoch nicht durchgesetzt. Sie erfordern einen hohen Grad an Disziplin und auch Verständnis der physiologischen Vorgänge. Andererseits wären diese Verfahren gerade bei Gelegenheitskontakt und bei Fehlen eines festen Partners geeignet.

Intrauterinpessare

Intrauterinpessare haben eine große Verbreitung gefunden, da sich eine allgemeine Pillenmüdigkeit breitmacht.

Die Unabhängigkeit von der täglichen Einnahme oder einer aktuellen kontrazeptiven Methode ist auch eine der häufigsten Motivationen für die Intrauterinspirale. Für Jugendliche, insbesondere Nulliparae ist die Intrauterinspirale jedoch weniger geeignet. Die Ausstoßungsrate und damit der Verlust der kontrazeptiven Wirkung ist relativ hoch. Der Vergleich der kontrazeptiven Sicherheit der Intrauterinspirale bei einzelnen Altersgruppen zeigt, daß die Gruppe der 16- bis 25jährigen Frauen mit einer höheren Schwangerschaftsrate belastet ist als die der Frauen über 30 (*Mall-Haefeli* 1982).

Weitere häufige Nebenwirkungen sind Blutungen und Unterbauchkrämpfe. Auch wenn es bereits Pessare für einen Uterus der Sondenlänge 5 gibt, erscheint das Lumen oft unzureichend dimensioniert zu sein, um einen Fremdkörper zu tolerieren.

Die **schwerwiegendste Nebenwirkung** der Intrauterinspirale liegt aber in der Gefahr der Infektion. Bereits nach der Einlage einer Intrauterinspirale läßt sich eine signifikante Bakteriämie nachweisen (*Murray* et al. 1987). Weiterhin können Vaginalkeime aszendieren und eine Adnexitis auslösen, die ihrerseits ein hohes Risiko für eine bleibende tubare Sterilität bedeutet (*Eschenbach* et al. 1977). Dabei sind offensichtlich Nulliparae deutlich mehr belastet als Frauen, die bereits Kinder geboren haben (*Westrøm* et al. 1976). Diese Infektionen werden allerdings häufig von Chlamydien verursacht, die subakute Symptome hervorrufen und als Unterbauchkrämpfe unter der Spirale fehlgedeutet werden. Die Intrauterinspirale kann bei Jugendlichen dann in Erwägung gezogen werden, wenn eine feste Partnerbeziehung besteht, die Cervix uteri nachweislich keine pathologische Keimbesiedlung aufweist, keine irregulären Blutungen auftreten und hämatologische Störungen ausgeschlossen sind. Ansonsten gilt sie als Alternative zur „Pille" nach abgeschlossener Familienplanung, vornehmlich zwischen 35 und 45 Jahren.

Literatur zu Kap. 3, Abschn. 3.5

1 *Apter, D., R. Vihko:* Early menarche, a risk factor for breast cancer, indicates early onset of ovulatory cycles. J. Clin. Endocr. Metab. 57 (1983) 82–86

2 *Blos, P.:* Adoleszenz. Eine psychoanalytische Interpretation, 2. Aufl. Verlagsgemeinschaft Ernst Klett J. C. Cotta'sche Buchhandlung, Stuttgart 1978

3 *Bolt, H. M.:* Arzneimittelinteraktionen bei der Anwendung von Steroidhormonen, insbesondere von oralen Kontrazeptiva. Arch. Gynecol. 238 (1985) 717–723

4 *Committee on the Working of the Abortion Act:* Lane Report on working of the abortion act. Alexander Flemming House, Elephant and Castle, London S.E. 1. 1974

5 *Csapo, A. I., B. Resch, E. F. Csapo, G. Salau:* Effects of antiprogesterone on pregnancy. Am. J. Obstet. Gynecol. 15 (1979) 176–183

6 *De Amicis, L., R. Klorman, D. Hess* et al.: A comparison of unwed pregnant teenagers and nulligravid sexually active adolescents seeking contraception. Adolescence XVI (1981) 11–20

7 *Eschenbach, D. A., J. P. Harnisch, K. K. Homes:* Pathogenesis of acute pelvic inflammatory disease: role of contraception and other risk factors. Am. J. Obstet. Gynec. 128 (1977) 838–850

8 *Friedrich, E., P. Kemeter, E. Golob:* Die kontinuierliche postpartale Verabreichung von Quingestanolazetat 0,3 mg als Kontrazeptivum. Wien. Klin. Wschr. 87 (1975) 303–306

9 *Hénin, Y., V. Maréchal, F. Porrot, J. C. Chermann:* Inaktivierung des AIDS-Erregers HIV-1-Virus durch das Kontrazeptivum a-gen 53 n. Lab. med. 12 (1988) 246–248

10 *Hofmann, A.:* Contraception in adolescence: a review. Bull. WHO 62 (1984) 151–162

11 *MacLeod, S. C.:* Endocrine effects of oral contraception. Int. J. Gynaecol. Obstet. 16 (1978) 518 – 524
12 *Maheux, R., M. Jenicek, R. Cervux, H. Beauregard, X. De Muylder, N. M. Gratton, J. Van Camponhout:* Oral contraceptives and prolactinomas: a case-control study. Am. J. Obstet. Gynec. 143 (1982) 134 – 138
13 *Mall-Haefeli, M.:* Eine prospektive Langzeitstudie mit dem IUD Cu 250 (Multiload). In: *Semm, K., C. Schirren* (Hrsg.), Fortschritte der Fertilitätsforschung 10 – Die intrauterine Kontrazeption. Internationales IUD-Symposium Helsinki, Kiel 1981. Gross, Berlin, 211 – 223
14 *Meier, H.:* Sexualwissen und Sexualverhalten Jugendlicher. Dissertation, Basel 1980
15 *Merz, M.:* Unerwünschte Schwangerschaft und Schwangerschaftsabbruch in der Adoleszenz. Eine psychoanalytische Untersuchung. Huber, Bern 1979
16 *Morrison, D.:* Adolescent contraceptive behavior: a review. Psychol. Bull. 98 (1985) 538 – 568
17 *Murray, S., J. B. Hickey, E. Houang:* Significant bacteremia associated with replacement of intrauterine contraceptive device. Am. J. Obstet. Gynecol. 156 (1987) 698 – 700
18 *Pike, M. C., M. D. Krailo, B. E. Henderson, A. Duke, S. Roy:* Breast cancer in young women and use of oral contraceptives: Possible modifying effect of formulation and age at use. The Lancet October 22 (1983) 926
19 *Rey-Stocker, I., M.-M. Zufferey, M.-T. Lemarchand, M. Rais:* Sensibilität der Hypophyse, der Gonaden und der Schilddrüse beim jungen Mädchen vor und nach kombinierter oraler Kontrazeption. Gynäk. Rdsch. 20 (1980) 135 – 161
20 *Schlesslman, J. J., B. V. Stadel, P. Murray, S. Lai:* Breast cancer in relation to early use of oral contraceptives. JAMA 259 (1988) 1828 – 1833
21 *Schmidt-Tannwald, I., A. Urdze:* Zum Sexual- und Kontrazeptionsverhalten minderjähriger Mädchen. Excerpta Medica, Amsterdam, Oxford, Princeton 1982
22 *Scholl, T. O., M. L. Hediger, I. G. Ances, C. E. Cronk:* Growth during early teenage pregnancies. Lancet March 26 (1988) 701
23 *Soltan, M. K., K. W. Hancock:* Outcome in patient with post-pill amenorrhea. Brit. J. Obstet. Gynaec. 89 (1982) 745 – 748
24 *Taler, S. J., C. B. Coulam, J. F. Annegers, E. H. Brittain:* Case-control study of galactorrhea and its relationship to the use of oral contraceptives. Obstet. Gynecol. 65 (1985) 665 – 668
25 *Tanner, J. M.:* A history of the study of human growth. Cambridge University Press, Cambridge 1981
26 *The Royal College of General Practitioners:* Oral Contraceptives and Health. Witefriars Press Ltd., London, Tonbridge 1974
27 *Tyrer, L., J. Josimovich:* Contraception in teenagers. Clin. Obstet. Gynecol. 20 (1977) 651 – 633
28 *Van Santen, M. R., A. A. Haspels:* Postkoitale IUP-Einlage, ein Überblick. Geburtsh. u. Frauenheilk. 4 (1984) 266 – 272
29 *Vessey, M. P., M. Lawless, K. McPherson, D. Yeates:* Neoplasia of the cervix uteri and contraception – a possible effect of the pill. Lancet II (1983) 930 – 934
30 *Westrøm L., L. P. Bengtsson, P. Mardh:* The risk of pelvic inflammatory disease in women using intrauterine contraceptive devices as compared to nonusers. Lancet II (1976) 221 – 224
31 *Yupze, A. A., W. J. Lancee:* Ethinylestradiol and dl-Norgestrel as a postcoital contraceptive. Fertility and Sterility 28 (9) (1977) 932 – 936
32 *Zabin, L., J. Kantner, M. Zelnick:* The risk of adolescent pregnancy in the first months of intercourse. Fam. Plan. Perspect. 11 (1979) 215 – 222

3.6 Schwangerschaft und Geburt bei jugendlichen Mädchen

C. Lauritzen

Das Vorkommen unehelicher Schwangerschaften ist vor allem von Umweltfaktoren abhängig. Die wichtigsten sind: soziale Umgebung, Stadt-/Land-Wohnort sowie religiöse und gesellschaftliche Bedingungen. Schlechtes soziales Milieu und Probleme in der Familie fördern das Auftreten ungewünschter Schwangerschaften bei Jugendlichen. Dabei handelt es sich in den westlichen Ländern meist um das Problem der unverheirateten jugendlichen Mütter. Man unterscheidet nach dem Alter: Kinder bis zum 14. Lebensjahr, Jugendliche bis zum vollendeten 16. Lebensjahr und Heranwachsende bis zum vollendeten 18. Lebensjahr. Diese Einteilung gibt zugleich die körperliche und seelische Entwicklung der Mädchen in den verschiedenen Stadien wieder.

3.6.1 Häufigkeiten

Die Häufigkeitsangaben sind in den verschiedenen Ländern selbstverständlich ganz unterschiedlich. In manchen Entwicklungsländern und in den Vereinigten Staaten ist dieses Pro-

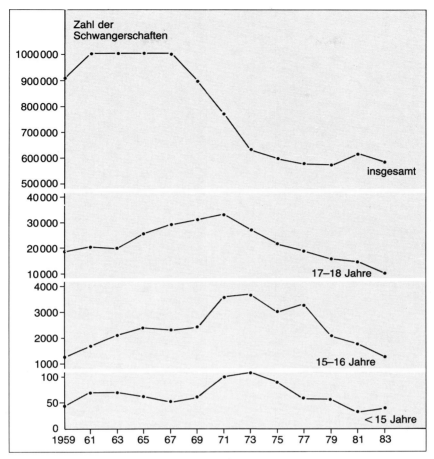

Abb. 3.4 Darstellung des Rückganges der ausgetragenen Schwangerschaften in unterschiedlichen Altersgruppen von 1959–1983 (Angaben: Stat. Bundesamt Wiesbaden) (Aus *Huber, A., H. D. Hiersche:* Praxis der Gynäkologie im Kindes- und Jugendalter, 2. Auflage. Thieme, Stuttgart 1986)

blem sehr bedeutend. In der Bundesrepublik Deutschland kann man gegenwärtig mit Zahlen um etwa 10000 ausgetragene Schwangerschaften Jugendlicher pro Jahr rechnen (Abb. 3.4). Allerdings ist in den letzten Jahren die Zahl der jugendlichen Schwangerschaften gegenüber einem Gipfel Anfang bis Mitte der Siebziger Jahre in allen Altersgruppen zurückgegangen. Der Prozentsatz jugendlicher, ausgetragener Schwangerschaften liegt bei 2–4 % der Entbindungen bei erwachsenen Frauen. Die Anzahl abgebrochener Schwangerschaften wird mit etwas mehr als 6000 gemeldeten Fällen angegeben (Abb. 3.5). Dies wären etwa 6–7 % aller gemeldeten Schwangerschaftsabbrüche. Man muß jedoch sicherlich davon ausgehen, daß die tatsächliche Zahl der Schwangerschaften einschließlich Fehlgeburten und nicht gemeldeten Abbrüchen erheblich höher liegt, vielleicht bei 20000. Diesbezüglich gibt es bestimmt eine zahlenmäßig beachtliche Dunkelziffer. Naturgemäß ist die Zahl der Schwangerschaften und die Zahl der Abbrüche bei den unter 15jährigen am niedrigsten und steigt dann bis zum 18. Lebensjahr in den entsprechenden Altersgruppen an.

Die jüngste in der Literatur mitgeteilte Schwangerschaft trat bei einem 5 ½jährigen Mädchen auf, die seit dem 8. Monat ihres Lebens menstruierte und in Lima (Peru) durch Schnittentbindung von einem 2.725 g schweren Knaben entbunden wurde.

52   3 Spezielle klinische Probleme

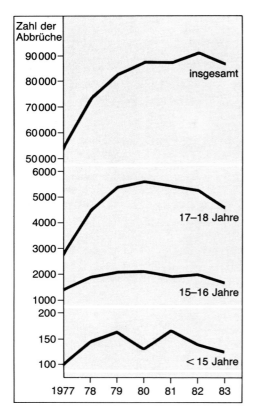

Abb. 3.5 Zahl der gemeldeten Schwangerschaftsabbrüche in unterschiedlichen Altersgruppen von 1977–1983 (Angaben: Stat. Bundesamt Wiesbaden) (Aus *Huber, A., H. D. Hiersche:* Praxis der Gynäkologie im Kindes- und Jugendalter, 2. Auflage. Thieme, Stuttgart 1986)

3.6.2 Ursachen der Schwangerschaft bei Jugendlichen

Die Bedeutung sozialer Faktoren, insbesondere des Elternhauses und der gesellschaftlichen Bedingungen wurde schon genannt. Ein weiterer Grund ist die früh einsetzende körperliche Reifung. Diese tritt in manchen Ländern bekanntlich noch eher ein als bei uns. Auch in Mitteleuropa ist es in diesem Jahrhundert zu einer Vorverlegung der körperlichen Reife gekommen, was vor allem durch das zeitigere Eintreten der Pubertät und des Menarchealters zum Ausdruck kommt. Ein weiterer Grund ist sicherlich die fortschreitende sexuelle Freizügigkeit. Gegenwärtig haben in der Gruppe der 14jährigen bereits 3 % Geschlechtsverkehr, bei den 15jähri-

gen 9 %, bei den 16jährigen 28 % und den 17jährigen 56 % (*Schmidt-Tannwald* u. *Ordze* 1985, *Huslein* 1985). In manchen Großstädten liegen diese Zahlen noch höher. Während heute jedes zweite Mädchen mit 17 bereits einmal Geschlechtsverkehr gehabt hat, lag der Zeitpunkt des ersten Geschlechtsverkehrs bei der Generation ihrer Mütter etwa im 19. Lebensjahr. Der Koitus Unverheirateter wird heute bei Jugendlichen durchweg gebilligt und häufig sogar positiv als Aufnahme sozialer Beziehung und Möglichkeit zu menschlicher Reifung gesehen. Etwa ein Drittel der Eltern lehnt Geschlechtsverkehr aber doch vor dem 18. Lebensjahr oder vor der Ehe ab, oft aus religiösen Gründen. Die Eltern sind jedoch häufig über die Aufnahme des Geschlechtsverkehrs durch ihre Kinder nicht informiert. Die Begründung für die Aufnahme erster sexueller Beziehungen ist unterschiedlich: sie geschieht in der Mehrzahl der Fälle aus Angst, den Freund zu verlieren, in einer kleinen Zahl der Fälle aus Neugier, nur selten (etwa 6 %) aus rein sexuellem Verlangen. Selbstverständlich gibt es eine Vielzahl anderer Gründe. Dabei spielen Vernachlässigung durch die Eltern oder mangelnde menschliche Wärme des Elternhauses, ferner der Wunsch, sich als erwachsen zu zeigen und als Frau zu beweisen, schließlich aber auch der Wunsch nach menschlicher Nähe und nach Liebe eine Rolle. In dieser Gruppe soll die Schwangerschaft also als Möglichkeit dienen, aus einer sozialen Struktur auszubrechen oder um den Partner fest an sich zu binden. In vielen Fällen fehlt es überhaupt an vorausschauender Planung als Zeichen mangelnder Reife oder ungenügender Intelligenz. Ob das junge Mädchen, wenn es alt genug ist und die Schwangerschaft austragen will, den Erzeuger heiraten soll, muß von Fall zu Fall individuell beraten werden. Bei durch die Umstände erzwungener Heirat ist die Scheidungsrate doppelt so hoch wie bei Erwachsenen. Zur psychologischen Problematik des Schwangerschaftsabbruches s. bei *Merz* (10).

3.6.3 Menarchealter

Bei der Mehrzahl der Mädchen, die im jugendlichen Alter entbunden wurden, konnte ein früheres Eintreten der Menarche um etwa ein Jahr gegenüber entsprechenden Vergleichsgruppen festgestellt werden. Eine typische Pubertas praecox liegt selten vor. Vereinzelt wurde über Schwangerschaften ohne vorherige Menarche berichtet. Hier muß die Kohabitation unmittelbar zum Zeitpunkt des ersten Eisprungs mit Gelbkörperbildung erfolgt sein.

3.6.4 Schwangerschaftsverlauf

Die Schwangerschaft stellt nicht nur bei Jugendlichen einen besonderen Leistungsanspruch an den gesamten Organismus dar. Der Körper ist im jugendlichen Alter oft noch nicht voll entwickelt und wenig belastungsfähig. Es hat sich aber gezeigt, daß sich die körperlichen Verhältnisse den schwangerschaftsbedingten Anforderungen durchweg rasch anzupassen vermögen. Oft ist man tatsächlich erstaunt, wie gut sich der jugendliche Organismus den Belastungen gewachsen zeigt. Im Gegensatz zu der körperlichen Reifung, die während der Schwangerschaft eintritt, findet eine seelische Reifung oft nicht statt. Überraschend häufig ist bei den Jugendlichen eine positive Einstellung zum Kind vorhanden oder aber leicht zu fördern. Der Wunsch nach Schwangerschaftsabbruch geht viel öfter von den Eltern oder von den Partnern der jungen Mädchen aus. Oft wird die eingetretene Schwangerschaft von der schwangeren Jugendlichen verheimlicht oder auch nicht erkannt.

Eine Hyperemesis tritt bei ihnen dementsprechend selten ein. Dagegen kommt es etwas häufiger zum Eintritt von Schwangerschaftsgestosen. In der Literatur wird ein Vorkommen bei zwischen 5 und 27 % aller jugendlichen Schwangeren angegeben. Auch Anämie, Elektrolytstörungen und Hypovitaminosen werden bei Graviden in diesem Lebensalter etwas häufiger beobachtet. Insgesamt ist die **Gesamtmorbidität** bei jugendlichen Schwangeren höher als bei älteren und verheirateten Schwangeren. Es werden Morbiditätsraten bis zu 30 % angegeben, doch ist die Erfassung und Beurteilung oft unterschiedlich. Eine Häufung von Fehlgeburten ist nicht zu verzeichnen. Die Tabelle 3.10 gibt die besonderen Risiken bei jugendlichen Schwangeren wieder. Einige Zahlen der Weltliteratur enthält die Tabelle 3.11.

Voraussetzung für einen komplikationsfreien Schwangerschaftsverlauf ist die frühzeitige Erfassung und die regelmäßige Betreuung. Gerade dies ist bei Schwangeren im zweiten Lebensjahrzehnt nicht immer gegeben. Hierin liegt wohl auch der Grund für die etwas höhere Komplikationsrate bei solchen Mädchen. In vielen Fällen, wenn die Probleme der Schwangerschaft nicht verarbeitet werden können, ist sicherlich eine besondere psychologische Führung erforderlich.

Tabelle 3.10 Besondere Risiken bei jugendlichen Schwangeren

Oft späte Diagnose, ungenügende Betreuung
Schwangerschaftshypertonie (Gestose)
Anämie
Frühgeburtsneigung
Mißverhältnis Kopf zu Becken*
Erhöhte Mortalität jugendlicher Mütter*
Niedriges Geburtsgewicht der Neugeborenen
Erhöhte perinatale Mortalität
Erhöhte Sektiofrequenz*

* Insbesondere vor dem 15. Lebensjahr

Tabelle 3.11 Zahlenangaben über Risiken bei Schwangerschaften Jugendlicher. Angaben aus der Weltliteratur (Europa und USA)

Risiken	Häufigkeit
Schwangerschaftshypertonie	3 – 35 %
Anämie	5 – 20 %
Frühgeburtlichkeit	6 – 19 %
Sectio caesarea	2 – 17 %
Perinatale Mortalität	1,5 – 6,6 %
Mütterliche Mortalität	< 10/100 000 Lebendgeburten

1 < 10 g%; 2 < 2500 g
Die meisten Zahlen liegen bei spezieller Betreuung (Adoleszenten-Programme) niedriger

Der psychoprophylaktischen Geburtsvorbereitung kommt daher bei der Jugendlichen eine besondere Bedeutung zu, da es wichtig ist, bei ihr das nötige Verständnis für die biologischen Vorgänge und das Verhalten während der Schwangerschaft und Geburt zu wecken. Nur selten gibt es Probleme mit Nikotin, Alkoholgenuß oder Rauschgift, die dann mit einer Plazentainsuffizienz und fetaler Retardierung verbunden sein können. Solche Fälle erfordern besonderes Engagement der Fürsorgerin und des Geburtshelfers.

3.6.5 Die Geburt

Der Geburtsverlauf bei Jugendlichen unterscheidet sich durchweg nicht wesentlich von dem bei Erwachsenen. Die Geburtsdauer ist etwa gleich. Protrahierte Entbindungen werden nur selten beobachtet. Vor dem Erreichen des 15. Lebensjahres besteht allerdings oft ein relatives Mißverhältnis zwischen kindlichem Kopf und mütterlichem Becken. Demgemäß tritt bei Mädchen diesen Alters der Kopf häufig erst verspätet in das Becken ein. Es gelingt ihm dann aber meist ohne größere Verzögerung, den Geburtskanal zu passieren. Einstellungsanomalien

Tabelle 3.12 Lage- und Haltungsanomalien bei Schwangerschaften Jugendlicher im Vergleich zu erwachsenen Graviden (*Jovanovic* 1972)

Anomalie	Schwangere Jugendliche in %	Schwangere Erwachsene in %
Beckenendlage	2,3	3,2
Schultereinstellung	0,2	0,3
Hintere Hinterhauptslage	2,0	2,7
Tiefer Querstand	1,4	2,1

sind nicht häufiger als bei Erwachsenen (Tabelle 3.12).

Öfter als bei Erwachsenen kommt es allerdings zu **Frühgeburten**. Ihr Anteil wird bei Jugendlichen zwischen 8 und 35 % angegeben. Die Zahl der mütterlichen Komplikationen unter der Geburt ist nicht erhöht. Übertragungen sind selten, auch Totgeburten und Fehlbildungen treten nicht vermehrt auf. In einigen Statistiken sind operative Entbindungen bei erwachsenen Frauen häufiger als bei Jugendlichen. Eine in manchen Statistiken gering erhöhte Sektiofrequenz bei Jugendlichen hat wohl mehr psychologische als medizinische Ursachen. Dies gilt auch für die operative Beendigung der Geburt durch Zange oder Vakuumextraktion. Verletzungen der Weichteile sind etwas häufiger zu beobachten und können fast ein Drittel aller entbundenen Jugendlichen betreffen.

Während Eröffnungs- und Austreibungsperiode sich von der bei älteren Kreißenden nicht unterscheiden, kann die Nachgeburtsperiode mit einer etwas erhöhten Komplikationsrate verbunden sein. Man findet vermehrt atonische Nachblutungen und Plazentalösungsstörungen. Insbesondere Gebärende unter 16 Jahren weisen diese Komplikationen auf. Der Wochenbettverlauf unterscheidet sich bei Jugendlichen und Heranwachsenden nicht von dem bei Erwachsenen. Die Stillfähigkeit ist meistens gut, die allgemeine Morbidität im Wochenbett wird in den meisten Statistiken als nur geringfügig erhöht angesehen, und zwar bezüglich Lochialstauung, Fieber, Mastitis.

3.6.6 Das Neugeborene

Die Frühgeburtneigung liegt bei Jugendlichen um etwa 16 %. Bei Heranwachsenden beträgt sie fast 10 %, während sie bei Erwachsenen bei knapp 5 % liegt. Demnach werden von Jugendlichen öfter kleine Kinder zur Welt gebracht. Die Neugeborenen jugendlicher Mütter sind aber auch bei termingerechter Geburt oft kleiner als es der Norm entspricht. Die perinatale Mortalität kann leicht erhöht sein und beträgt in einigen Statistiken sogar das zwei- bis dreifache erwachsener Erstgebärender.

3.6.7 Wochenbett

Die jugendliche Entbundene mit ihrem Kind stellt für den Geburtshelfer und für den Pädiater sowie für die Sozialfürsorge nicht selten ein Problem dar. Oft gibt es Schwierigkeiten in der Schule und der weiteren Ausbildung. Fragen der Versorgung des Kindes durch Eltern oder Großeltern oder durch die Heranwachsende selbst sind zu klären. Auch wird in anderen Fällen das Problem der Freigabe zur Adoption zu besprechen sein. Das uneheliche Kind belastet häufig den weiteren Lebenslauf der jungen Frau erheblich, was spätere Heiratsaussichten und die berufliche Aus- und Weiterbildung betrifft. Die kontrazeptive Beratung, um weitere Schwangerschaften zu verhüten, sollte besonders sorgfältig durchgeführt werden. In 10 – 15 % der Fälle tritt sonst eine zweite nicht geplante Schwangerschaft ein.

Die Zahl der unerwünschten Graviditäten bei jugendlichen, unverheirateten Mädchen kann nur durch frühzeitige sexuelle Aufklärung noch vor der Menarche und durch vorurteilsfreie kontrazeptive Beratung junger Mädchen und Männer in Grenzen gehalten werden. Die Schwangerschaftsunterbrechung ist hierzu kein geeignetes Mittel.

Das Ziel, jungen Mädchen die oft leidvolle Erfahrung einer unerwünschten Schwangerschaft zu ersparen, ist eines der Hauptanliegen der Kinder- und Jugendgynäkologie.

Literatur zu Kap. 3, Abschn. 3.6

[1] *Chamberlain, G. V. P.:* Pregnancy in the Adolescent. In: *Dewhurst, J.:* Practical Pediatric and Adolescent Gynecology. Marcel Dekker Inc., New York, Basel 1980, 250

[2] *Dickens, H. O., D. M. Allison:* Teenage Pregnancy. In: *Bongiovanni, H. M.* (ed.), Adolescent Gynecology. Plenum Medical Books, New York, London 1983, 89

[3] *Emans, S. J. H., D. P. Goldstein:* Pediatric and Adolescent Gynecology II. Ed Chapter: Teenage Pregnancy. Little Brown a. Comp., Boston 1982

[4] *Heinz, M.:* Gynäkologie des Kindes- und Jugendalters. VEB G. Thieme, Leipzig 1986

5 *Huber, A., H. D. Hiersche:* Praxis der Gynäkologie im Kindes- und Jugendalter, 2. Aufl. Thieme, Stuttgart 1986
6 *Husslein, A.:* Ungewollte Schwangerschaft bei Jugendlichen. In: *Huber, A.* (Hrsg.), Probleme der Kontrazeption bei Jugendlichen. Exc. Medica, Amsterdam 1980, 237
7 *Jovanovic, D.:* Pathology of pregnancy and labor in adolescent patients. J. Reprod. Med. 9 (1972) 61
8 *Lavery, J. P.:* Obstetrics Problems. In: *Lavery, J. P., J. S. Sanfillippo* (eds.), Pediatric and Adolescent Obstetrics and Gynecology. Springer, Berlin, Heidelberg, New York 1985
9 *Mc Gee, E. A., L. Schiller:* Pregnancy and Parenting Psychosocial Aspects. In: *Lavery, J. P., J. S. Sanfillippo* (eds.), Pediatric and Adolescent Obstetrics and Gynecology. Springer, Berlin, Heidelberg, New York 1985, 296
10 *Merz, M.:* Schwangerschaftsabbruch und Beratung bei Jugendlichen. Walter Verlag, Olten und Freiburg/Br. 1988
11 *Schmidt-Tannwald, J.:* Prädisponierende Faktoren für unerwünschte Schwangerschaft bei Minderjährigen. In: *Huber, A.* (Hrsg.), Probleme der Kontrazeption bei Jugendlichen. Exc. Medica, Amsterdam 1980
12 *Rey-Stocker, J.:* Sexualität, Schwangerschaftsverhütung und Schwangerschaft bei Jugendlichen. In: *Stolecke, H.*, Endokrinologie des Kindes- und Jugendalters. Springer, Berlin, Heidelberg, New York 1982, 635

3.7 Psychiatrische Auffälligkeiten im Jugendalter

P. Möcks, M. H. Schmidt

3.7.1 Prävalenz psychiatrischer Störungen in der Adoleszenz

Eng verbunden mit der Frage nach der Häufigkeit psychiatrischer Störungen in der Adoleszenz ist die Frage: „Steigt die Rate der Auffälligkeiten mit der Pubertät an?". Epidemiologische Studien ergaben relativ übereinstimmend nur leicht erhöhte Prävalenzraten für das Jugendalter im Vergleich zur Kindheit und dem Erwachsenenalter. In der Isle of Wight-Studie (*Rutter* et al. 1976) wurden bei den 14- bis 15jährigen 10–15 % psychiatrisch Auffällige ermittelt. Diese Rate erhöhte sich auf 21 % bei den Jungen und 23 % bei den Mädchen, wenn die Angaben der Jugendlichen selbst bei der Diagnosestellung Berücksichtigung fanden. Dazwischen liegende Zahlen wurden aus dem Mannheimer Epidemiologischen Projekt berichtet bei gleichzeitiger Berücksichtigung der Angaben von Eltern und Jugendlichen. In dieser Studie wurden 8jährige fünf Jahre später im Alter von 13 Jahren nachuntersucht. Die ermittelten Prävalenzraten, unterschieden nach Schweregrad der Störung, sind in Tabelle 3.13 zusammengefaßt (*Esser* u. *Schmidt* 1986). Bemerkenswert ist der Anstieg der fraglich auffälligen Kinder zu Lasten der unauffälligen. Hier spielen wahrscheinlich altersspezifische Einflüsse eine Rolle, die zu psychischen Irritationen führen, denen jedoch kein pathologischer Wert zukommt (vgl. auch *Rutter* et al. 1976; *Rutter* 1979). In den generellen Prävalenzraten ergeben sich also keine drastischen Verschiebungen, die sich im Sinne einer Adoleszentenkrise interpretieren ließen.

Veränderungen ergeben sich allerdings im Störungsmuster. Betrachtet man die Verteilung auf grobe Diagnosegruppen mit 8 und 13 Jahren (vgl. Tabelle 3.14; *Esser* u. *Schmidt* 1986), so zeigt sich, daß entwicklungsabhängige Störungen, wie erwartet, deutlich abnehmen, die Prävalenz emotionaler (neurotisch/kindheitsspezi-

Tabelle 3.13 Prävalenz des Schweregrads psychiatrischer Auffälligkeit (aus *Esser* u. *Schmidt* 1986, S. 80)

Schweregrad*	8 Jahre (n = 216)			13 Jahre (n = 191)		
	% ♂	% ♀		% ♂	% ♀	
0	54,6	69,4		42,1	55,2	
1	23,1	20,4		35,8	31,3	
2	13,9	10,2	⎱ 16,2	15,8	10,4	⎱ 17,8
3	8,3	0		6,3	3,1	

* 0 = unauffällig; 1 = fraglich auffällig, d.h. leichte Symptome sind vorhanden, eine Behandlung ist nicht erforderlich; 2 = mäßig auffällig, d.h. ausgeprägte Symptome sind vorhanden, eine Behandlung ist wünschenswert, jedoch nicht unabdingbar; 3 = ausgeprägte Symptome sind vorhanden, eine Behandlung ist unbedingt erforderlich

Tabelle 3.14 Prävalenz der Diagnosen (aus *Esser* u. *Schmidt* 1986, S. 81)

	8 Jahre (n = 216) %	13 Jahre (n = 191) %
neurot./kindheitsspez. Störungen (ICD 300, 313)	6,0	5,8
dissoziale Störungen (ICD 312)	1,8	8,4
entwicklungsabhängige Störungen (ICD 314, 307)	8,4	3,7

fischer) Störungen etwa konstant bleibt und dissoziale Störungen drastisch zunehmen; letzteres stimmt mit der Beobachtung überein, daß delinquentes Verhalten in der mittleren Adoleszenz einen Häufigkeitsgipfel erreicht.

Ein weiterer, in epidemiologischen Studien übereinstimmend nachgewiesener Befund betrifft Verschiebungen in der Geschlechterrelation: während im Kindesalter die Jungen unter den Auffälligen überwiegen (Verhältnis etwa 2:1), ziehen die Mädchen im Laufe der Adoleszenz gleich, um dann in der mittleren Adoleszenz gegenüber den Jungen zu überwiegen (*Almqvist* 1986; *Rutter* 1979). Wie aus der Mannheimer Epidemiologischen Untersuchung hervorgeht (vgl. Tabelle 3.13), haben die Mädchen im Alter von 13 Jahren die Jungen noch nicht eingeholt. Nach *Almqvist* (1986) ist dieser Umschwung vor allem auf die Zunahme leichterer Störungen bei Mädchen insbesondere im emotionalen Bereich zurückzuführen.

3.7.2 Verlauf und Veränderungen im Störungsmuster

Wenig schwankende Gesamtprävalenzraten, jedoch deutliche Abweichungen in der Diagnosenverteilung werfen die Frage nach Stabilität und Wechsel in der psychiatrischen Auffälligkeit zwischen Kindheit und Adoleszenz auf. Wie aus Abb. 3.6 hervorgeht, kann etwa die Hälfte der psychiatrisch auffälligen Jugendlichen als neuerkrankt gelten. Die andere Hälfte war bereits im Schulalter auffällig (vgl. auch *Rutter* 1979). Bei den persistierenden Störungen überwiegen die Jungen, bei den Neuerkrankungen ist das Geschlechterverhältnis ausgeglichen (*Esser* u. *Schmidt* 1986; *Rutter* 1979). Im Zusammenhang mit chronischen, persistierenden Störungen finden sich – bereits präadoleszent vorhandene – ausgeprägte familiäre Belastungsfaktoren; diese schlagen bei den Neuerkrankungen offenbar nicht mehr so deutlich zu Buche. Löst man sich

von dieser eher allgemeinen, diagnosenunabhängigen Betrachtung und wendet sich einzelnen Störungsbildern zu, so kann man von drei allgemeinen „Verlaufstypen" ausgehen:

1. Es gibt Störungen, die sich **„auswachsen"**, dazu gehören vor allem die sogenannten monosymptomatischen und entwicklungsspezifischen Störungen,
2. es gibt Störungen, die **persistieren**, gegebenenfalls mit verändertem Störungsmuster (z. B. dissoziale Störungen, autistische Störungen),
3. und es gibt Störungen, die in der Adoleszenz **erstmals auftreten** bzw. gehäuft auftreten (z. B. Anorexie, Drogen-/Alkoholmißbrauch, Delinquenz, depressive und schizophrene Störungen, suizidale Handlungen).

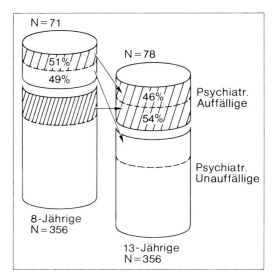

Abb. 3.6 Stabilität und Wechsel psychiatrischer Auffälligkeit (aus *Esser* u. *Schmidt* 1986, S. 81)

Was wird aus psychiatrisch auffälligen Kindern?

Störungen wie **Enuresis, Enkopresis, Schlafwandeln,** in einem gewissen Umfang auch bestimmte Ticformen und Artikulationsstörungen wie Stammeln werden als entwicklungsabhängige Störungen betrachtet. Sie treten als Einzelsymptome fast nur im Kindesalter auf. Selten persistieren sie über die Pubertät hinaus, wie z. B. die Enuresis bei einigen wenigen, meist männlichen Jugendlichen. Ähnlich verhält es sich mit den typischen Kinderängsten, z. B. der Dunkelangst oder der Angst vorm „Schwarzen Mann", sie verschwinden mit fortschreitender (insbesondere kognitiver) Entwicklung.

Auch **hyperkinetische Syndrome** und **Teilleistungsschwächen** (z. B. die Lese-/Rechtschreibschwäche) werden gemeinhin den entwicklungsabhängigen Störungen zugerechnet. Das heißt allerdings nicht, daß sie im Laufe der Entwicklung tatsächlich verschwinden. Gerade beim hyperkinetischen Syndrom wurde mehrfach nachgewiesen, daß sich im Jugendalter nur Verschiebungen in der Symptomatik ergeben: die motorischen Auffälligkeiten treten zurück, aber die psychosozialen Schwierigkeiten bleiben bestehen. In verschiedenen Studien konnte eine hohe Persistenz der psychiatrischen Auffälligkeit bei schweren hyperkinetischen Syndromen nachgewiesen werden (*Brown* u. *Borden* 1986; *Rutter* 1979). Es findet jedoch ein Diagnosenwechsel in Richtung dissoziale Verhaltensstörungen statt. Die Mehrzahl der Kinder bleibt also auffällig bis ins Erwachsenenalter, auch wenn die Gesamtprävalenz für die Diagnose „hyperkinetisches Syndrom" im Jugendalter deutlich sinkt (nach *Schmidt* u. *Esser* 1986 um 50 % von 8 nach 13 Jahren).

Auch bei Kindern mit **spezifischen Entwicklungsrückständen** und Teilleistungsschwächen konnte eine relative Persistenz psychiatrischer Auffälligkeit nachgewiesen werden. Auch diese Störungen münden häufig in dissoziale Entwicklungen, wie bei der Lese-/Rechtschreibschwäche nachgewiesen wurde (*Sturge* 1982). Wie diese Verknüpfung von Lernstörungen und Dissozialität zustande kommt, ist letztlich nicht ausreichend geklärt. Ein Erklärungsansatz geht davon aus, daß die permanenten Mißerfolgserlebnisse in der Schule zur Entmutigung und schließlich zu dissozialen Reaktionen führen.

Eine sehr hohe Persistenz haben auch **dissoziale Störungen** in der Kindheit. Fast alle Kinder bleiben auffällig, davon die meisten in derselben Diagnosegruppe. Emotionale Störungen hingegen haben eine relativ gute Prognose: drei Viertel der Kinder werden unauffällig (*Esser* u. *Schmidt* 1986).

Bei den schweren frühkindlichen **autistischen Störungen** zeigen sich in der Adoleszenz in einem gewissen Umfang Veränderungen im Störungsbild, jedoch kaum ein Übergang in schizophrene Erkrankungen. Die Mehrzahl der Kinder bleibt jedoch beeinträchtigt und auf fremde Hilfe angewiesen.

Was wird aus psychiatrisch auffälligen Adoleszenten?

Wie bereits erwähnt, bestanden bei der Hälfte der psychiatrisch auffälligen Adoleszenten bereits in der Kindheit deutliche Auffälligkeiten, die andere Hälfte sind Neuerkrankungen. Die Frage ist nun, wie sind Störungen, die in der Adoleszenz auftreten, zu bewerten: handelt es sich um „Durchgangssyndrome", die sich auswachsen mit der Konsolidierung nach den sogenannten Flegeljahren?

Die Forschungsergebnisse auf diesem Gebiet lassen sich wie folgt grob zusammenfassen (vgl. *Rutter* 1979; *Graham* u. *Rutter* 1985; *Rutter* et al. 1976): Viele Adoleszente berichten über emotionale Symptome, die jedoch selten Krankheitswert haben (vgl. Kap. 1.4); die meisten Adoleszenten durchlaufen diese Entwicklungsphase ohne ernsthafte Störungen, ohne gewaltsame Umbrüche und turbulente Krisen. Treten jedoch psychiatrisch relevante Störungen auf, so verlieren sie sich in der Regel nicht von alleine. Es gibt auch keine Hinweise auf eine besonders ausgeprägte Symptomfluktuation in diesem Altersbereich. Die **Prognose** von Störungen in der Adoleszenz ist primär von der Diagnose abhängig und unterscheidet sich nicht grundlegend von der Prognose entsprechender Störungen im Kindes- bzw. Erwachsenenalter. Es gibt keinen Grund, Störungen der Adoleszenz anders zu bewerten als in anderen Altersbereichen. Entsprechend sollte der ohnehin ungenau definierte Begriff der Adoleszentenkrise zur Beschreibung von Störungen in der Adoleszenz keine Anwendung finden, birgt er doch die Gefahr in sich, daß Störungen zu Unrecht bagatellisiert sowie beginnende ernste Erkrankungen nicht erkannt werden und somit Interventionen unterbleiben, die dringend indiziert sind.

Natürlich gibt es in der Adoleszenz ebenso wie im Kindes- und Erwachsenenalter **passagere Störungen**. Sie sind in der Regel an ein belastendes Ereignis (z. B. Verlust einer geliebten Person) gekoppelt und verschwinden, wenn die Belastungssituation beendet oder bewältigt werden konnte. Entsprechende Reaktionen treten in allen Altersbereichen auf und werden je nach Dauer als „Belastungs-" oder „Anpassungsreaktionen" (ICD 308, 309) bezeichnet. Im Jugendalter richtet sich die Entwicklung nacheinander auf verschiedene Entwicklungsaufgaben (vgl. Kap. 1.4), die der Jugendliche bewältigen muß. Krisenhafte Verläufe können sich ergeben, wenn diese Bewältigung nicht in Angriff genommen wird oder mißlingt (*Ewert* 1986). Vor einem inflationären Gebrauch der Diagnose „Anpassungs-" oder „Belastungsreaktion" muß jedoch gewarnt werden. *Weiner* u. *Del Gaudio* (1976) konnten in ihrer 10-Jahres-Follow-up-Studie zeigen, daß entsprechende Diagnosen im Jugendalter viel zu häufig gestellt wurden; sie mußten zu 85 % bei späteren Kontakten revidiert werden, bei 11,2 % der Fälle wurde später eine schizophrene Störung diagnostiziert. Generell verweisen die Autoren auf eine relativ hohe Persistenz in der Psychopathologie vom Jugendalter zum frühen Erwachsenenalter (54 % Stabilität bei nachfolgenden Kontakten).

Auch *Rutter* (1979) folgert aufgrund der Ergebnisse aus verschiedenen Studien, daß psychiatrisch auffällige Erwachsene vielfach schon in der Kindheit und Adoleszenz Auffälligkeiten zeigten. Das trifft bei Störungen des Sozialverhaltens in einem weitaus stärkeren Maße zu als bei emotionalen Störungen. Umgekehrt kann allerdings nicht geschlossen werden, daß auffällige Kinder und Jugendliche auch als Erwachsene Störungen entwickeln werden, auch wenn bei ihnen ein erhöhtes Risiko vorhanden ist.

Die Abgrenzung der normalen Adoleszenzentwicklung gegen pathologische Phänomene stellt den Kliniker in der Regel nicht vor größere Probleme. Weitaus schwieriger kann mitunter die differentialdiagnostische Abklärung sein. Sie erfordert ein hohes Maß an klinischer Erfahrung, weil gerade in dieser Entwicklungsspanne ernste psychiatrische Erkrankungen unter untypischen Bildern aber mit entwicklungsspezifischer Färbung auftreten können (*Masterson* 1984; *Weiner* u. *Del Gaudio* 1976). In der Studie von *Ford* et al. (1978) an einer Klinikpopulation waren 22 % der 12- bis 19jährigen Patienten nicht eindeutig klassifizierbar, wobei in etwa einem Drittel (29 %) der Fälle Drogenprobleme eine Rolle spielten. Im 7-Jahres-Follow-up waren noch 62,5 % dieser Patienten psychiatrisch auffällig; nun konnte jedoch die Mehrzahl (80 %) eindeutig diagnostiziert werden.

3.7.3 Spezifische Störungsbilder

Im folgenden sollen einige für das Jugendalter relevante Störungsbilder kurz beschrieben werden, wobei es vor allem darum gehen soll, Epidemiologie und Pathogenese im Kontext der spezifischen Altersstufe darzustellen. Für detaillierte Beschreibungen sei auf die Standardwerke der kinder- und jugendpsychiatrischen Literatur verwiesen (z. B. *Remschmidt* u. *Schmidt* 1985, 1987).

Anorexie

Markantestes Merkmal der **Anorexia nervosa** ist der drastische Gewichtsverlust (nach *Feighner* mindestens 25 % des ursprünglichen Körpergewichts), hervorgerufen durch aktive Essensverweigerung, oft kombiniert mit übermäßiger sportlicher Betätigung, Erbrechen und Laxanzienabusus. Das klinische Bild trägt wechselnde Akzente, je nachdem, welche Mittel primär zur Gewichtsreduktion eingesetzt werden; auch Heißhungerattacken sind möglich (nach *Bruch* 1985 bei 50 %). **Weitere diagnostische Merkmale** sind: (1) die Furcht vor dem Dickwerden, die auch bei fortschreitendem Gewichtsverlust nicht nachläßt; (2) Störungen der Körperwahrnehmung und des Körperschemas, die dazu führen, daß sich die Patientinnen selbst in extrem abgemagertem Zustand als zu dick fühlen; (3) eine gestörte Einstellung zu Essen, Nahrung und Gewicht bei gleichzeitig fast zwanghafter Beschäftigung damit.

Im Zuge der Abmagerung kommt es zu typischen **körperlichen Symptomen** wie Amenorrhoe, Hypothermie, Hypotonie, Bradykardie, zunehmende Lanugobehaarung, Ödeme, Absinken der Sexualhormone, Störungen im Elektrolythaushalt. Daneben werden häufig auffällige EEG-Befunde beobachtet sowie eine Pseudo-Atrophie im CT, die sich allerdings mit der Genesung meistens zurückbildet. Der Zyklus setzt schon früh, zum Teil schon vor der Gewichtsreduktion aus, aber erst spät nach dem Erreichen des Normalgewichts wieder ein.

Beeindruckend ist die massive, fast trotzig anmutende Krankheitsverleugnung, selbst in Anbetracht lebensbedrohlicher Zustände, die auch für die Therapie große Probleme aufwirft. Ein weiteres Charakteristikum ist das auffallende sexuelle Desinteresse; die „Verweigerung des Frauwerdens" wird auch als eine Erklärung für die Erkrankung angeführt. Dabei zeigen die Patientinnen in vielen anderen Bereichen eine perfektionistische Leistungsorientierung. Sie sind vielfach sehr gute und ehrgeizige Schülerinnen, die selbst bei fortgeschrittener Erkrankung darauf bestehen, die Schule zu besuchen. Die Persönlichkeit wird häufig geprägt durch zwanghafte Züge (ausgedehnte Zwänge finden sich bei 40 – 50 %; *Florin* 1980), aber auch hysterische oder ängstlich-gehemmte Züge, schließlich auch depressive Verstimmungen mit sozialem Rückzug.

Differentialdiagnostisch wesentlich ist – und darin unterscheiden sich die Patientinnen von „normalen Adoleszenten", die ein paar Pfund abnehmen wollen, – der Kontrollverlust: Sie können das angestrebte Idealgewicht nicht halten, sondern nehmen weiter ab; das Hungern entwickelt eine Eigendynamik, die nicht ohne äußere Hilfe durchbrochen werden kann.

Verschiedene Ansätze zur **Ätiologie** werden diskutiert, die jedoch letztlich alle einer empirischen Fundierung ermangeln. Psychischen Faktoren kommt offenbar eine entscheidende Rolle zu; Probleme der Geschlechtsrollenidentifikation, Verstärkung des Nicht-Essens durch vermehrte Zuwendung der Familie, auch die Erfahrung, daß die Nahrungsverweigerung zur Macht- und Kontrollausübung eingesetzt werden kann, sind Erklärungsansätze aus dem psychologischen Bereich (*Florin* 1980). Soweit die Familienpathologie als Ursache der Erkrankung – oder als aufrechterhaltender Faktor – angeführt wird, darf jedoch nicht übersehen werden, daß ein Gutteil der familiären Spannungen auch Folge der Erkrankung ist.

Die Anorexie ist eine „typische" Erkrankung der Adoleszenz, auch noch des frühen Erwachsenenalters, sie kommt selten später oder vor der Pubertät vor. Betroffen sind vorwiegend Mädchen bei einem Geschlechterverhältnis von etwa 1 : 12 (*Fichter* 1985). Mit einem Häufigkeitsgipfel in der mittleren Adoleszenz fällt der Krankheitsbeginn etwa in die Zeit der körperlichen Reifung mit gesteigerter Fetteinlagerung bei Mädchen (vgl. Kap. 1.4). Vor Krankheitsausbruch sind allerdings nur 30 % der Mädchen tatsächlich übergewichtig, bei späterem Beginn jedoch bis zu 60 % (*Florin* 1980). Vielfach werden abschätzige Bemerkungen über die Figur als Auslöser für das Abnehmenwollen angegeben. Das Vollbild der Erkrankung entwickelt etwa eines von 200 12- bis 18jährigen Mädchen; bei den 16- bis 18jährigen sogar etwa 1 %. Bei den 15- bis 16jährigen Mädchen zeigen etwa 5 – 7 % (Erhebungen aus London und Hamburg) deutlich anorektisches Verhalten, das zwar dem Vollbild der Magersucht nicht gleichkommt, aber über das außerordentlich weit verbreitete Schlankseinwollen (vgl. Kap. 1.4) deutlich hinausgeht.

Es gibt verschiedene Studien, die den allgemeinen Eindruck belegen, daß die Krankheit in den letzten Jahren zugenommen hat, wobei die Gründe dafür sicher nicht nur im propagierten Schönheitsideal zu suchen sind. Anorektische Mädchen entstammen mehrheitlich der Mittel- und Oberschicht und sind häufig überdurchschnittlich intelligent (*Detzner* u. *Schmidt* 1986). Bei Ballettschülerinnen findet sich die Störung mit einer Prävalenz von 6,6 % gehäuft (*Garner* u. *Garfinkel* 1980).

Die Erkrankung wird überschattet von einer **Mortalitätsrate** um die 5 % (*Florin* 1980; *Tolstrup* et al. 1985; *Crisp* 1983). Langzeitkatamnesen zeigen, daß sich viele Todesfälle erst in der Mitte des vierten Lebensjahrzehnts ereignen, so daß man von weitaus höheren Mortalitätsraten ausgehen muß. Bei den Todesursachen sind neben Unterernährung zu einem nicht unerheblichen Teil auch Suizide zu nennen.

Angesichts dieser Zahlen stellt sich die Frage nach den **Erfolgschancen bei Behandlung**. Hierzu werden in der Literatur recht unterschiedliche Ergebnisse zwischen 5 und 70 % berichtet, was auch darauf hindeutet, daß es wohl Untergruppen anorektischer Patientinnen gibt. Als prognostisch ungünstige Faktoren werden u. a. genannt: später Krankheitsbeginn und die Kombination mit bulimischem Verhalten (*Schmidt* 1987). Bei maximal 40 – 60 % der Patientinnen kann wirklich eine Stabilisierung, d. h. dauerhafte Gewichts- und Zyklusnormalisierung, erreicht werden (*Florin* 1980).

In der **Therapie**, die bei schweren Fällen immer stationär erfolgen muß, ist ein zweigleisiges Vorgehen am erfolgreichsten, wobei es zunächst darum geht, den lebensbedrohlichen Gewichtszustand zu beseitigen, um bei der Psychotherapie (z. B. verhaltenstherapeutische Maßnahmen, Familientherapie) auf einen „soliden

Sockel" bauen zu können und nicht ständig somatisch intervenieren zu müssen. Die Therapie wird erschwert durch das geschickte Agieren der Patientinnen.

Bulimie

Leitsymptome der Bulimie sind zeitlich begrenzte, episodisch auftretende Eßattacken, in denen große Mengen hochkalorischer, oft süßer Speisen verschlungen werden, ohne sich bremsen zu können (Kontrollverlust). Die Eßattacken können durch spezifische Auslöser ausgelöst werden (z. B. Anspannung, Unruhe, auch diffuses Gefühl der inneren Leere). Die Patientinnen – auch hier sind vornehmlich junge Frauen betroffen – wissen um die Abnormität dieses Eßverhaltens, Schuld- und Schamgefühle begleitet von depressiver Verstimmung sind die Folge. 78 % der bulimischen Patientinnen haben mehr als eine Eßattacke pro Woche, dennoch gelingt es vielen, die Symptomatik über Jahre hinweg geheimzuhalten.

Die Eßanfälle werden in der Regel durch sekundäres Erbrechen beendet. Das Erbrechen reduziert nicht nur den akuten Oberbauchschmerz, sondern auch die panische Angst nach dem Essen, schafft allerdings nicht selten die Voraussetzung zum Weiteressen. Bulimische Patientinnen sind in der Regel normalgewichtig, jedoch um ihr Gewicht besorgt und kontrollieren es durch Fasten, Abführmittel und auch durch das Erbrechen. Häufig geht der Versuch, ein paar Kilo abzunehmen, den Heißhungerattacken voraus. Etwa 15 % waren einmal magersüchtig.

Zu den **körperlichen Folgen** zählen u. a. Elektrolytstörungen, Ödembildungen, Magenbeschwerden, chronische Schwellungen, Karies, Obstipation, mitunter Haarausfall und brüchige Fingernägel sowie Zyklusstörungen bis hin zur Amenorrhoe.

Bei bulimischen Patientinnen findet sich häufiger Medikamenten- und Alkoholmißbrauch, ihre **Anamnese** weist mehr Selbstverletzungen (27 %), Suizidversuche (24 %) und Depressionen (28 %) auf als in der Normalbevölkerung (*Schmidt* 1987). Im Gegensatz zu anorektischen Patientinnen sind sie sehr um ihr Äußeres, auch um ihre sexuelle Attraktivität besorgt, etwa 50 % haben einen Partner, ihr sexuelles Interesse nimmt jedoch unter der Symptomatik ab (*Habermas* u. *Müller* 1986).

Bis vor wenigen Jahren war die Erkrankung fast unbekannt und wurde in den Lehrbüchern nur nebenbei erwähnt. Erst in jüngerer Zeit fand sie zunehmend öffentliche Beachtung. Bislang gibt es keine verläßlichen Daten über die Häufigkeit, derzeit muß wohl mit einem „coming-out"-Effekt gerechnet werden. Man schätzt die Prävalenz bei jungen Frauen auf 1 – 5 % (*Fichter* 1985; *Johnson* et al. 1984). Zeit des frühesten Auftretens ist die mittlere Adoleszenz; das Durchschnittsalter bei Krankheitsbeginn ist 18 Jahre (*Habermas* u. *Müller* 1986). Über den Verlauf der Bulimie wissen wir bislang noch wenig. Mitunter werden Wechsel zwischen Bulimie und Anorexie sowie Mischformen beobachtet, einige Autoren betrachten beide Symptome als Endpunkte eines Kontinuums, das Zwischenvarianten zuläßt (z. B. Bulimarexie nach *Fichter* 1985).

Psychotische Störungen

In der Kindheit verläuft die Häufigkeitskurve für psychotische Erkrankungen sehr flach, um dann in der Adoleszenz (bei den 14- bis 15jährigen) deutlich anzusteigen und im frühen Erwachsenenalter einen Peak zu erreichen. Die Erstmanifestation psychotischer Erkrankungen ereignet sich häufig zwischen dem 15. und 25. Lebensjahr (*Rutter* 1979). Die Symptomatik gleicht der des Erwachsenenalters, wobei die Diagnose in der Adoleszenz schwierig sein kann, insbesondere wenn Drogenprobleme mehr oder minder am Rande beteiligt sind (*Weiner* 1980; *Weiner* u. *Del Gaudio* 1976; *Ford* et al. 1978).

4 % der Erstmanifestationen **schizophrener Erkrankungen** treten vor dem 14. Lebensjahr auf, 0,5 – 1 % vor dem 10. Lebensjahr. Der Anteil schizophrener Patienten in einer kinder- und jugendpsychiatrischen Klinik liegt bei 3,7 – 7,5 % (*Corboz* et al. 1983). Die Prognose ist um so besser, je später die Störung beginnt. Demnach haben schizophrene Erkrankungen, die in der Adoleszenz beginnen, eine schlechtere Prognose als bei Erwachsenen, aber eine bessere als die wenigen Störungen, die bereits in der Kindheit ihren Anfang nehmen. Bei etwa der Hälfte der jugendlichen Patienten muß mit einem chronischen Verlauf gerechnet werden, aber nur bei einem Viertel der Erwachsenen (Übersicht bei *Lehmkuhl* 1987).

Auch **manisch-depressive Erkrankungen** treten vielfach in der Adoleszenz erstmals auf. Die diagnostische Zuordnung ist dabei außerordentlich schwierig, zum einen aufgrund der wechselnden Symptomatik, zum anderen weil die Diagnose oft erst aus dem Verlauf gestellt werden kann. Manien im Jugendalter müssen als prognostisch ungünstig bewertet werden; depressive Verläufe haben – ähnlich wie im Erwachsenenalter – eine bessere Prognose (*Lehmkuhl* 1986).

Emotionale und neurotische Störungen

Im Jugendalter können noch alle kindheitsspezifischen emotionalen Störungen auftreten, allerdings wendet sich die Symptomatik zu den im Erwachsenenalter typischen Ausdrucksformen. Die Prognose richtet sich in erster Linie nach der Diagnose (s. o.).

Von den klassischen neurotischen Störungen treten **Hysterie** und **Zwang** vor dem 10. Lebensjahr sehr selten auf, sie entwickeln sich in der Regel erst im Verlauf des Jugendalters. Entsprechend steigen die Häufigkeitsraten an. Die Symptomatik gleicht weitgehend der des Erwachsenenalters. Bei den hysterischen Störungen ergeben sich Verschiebungen im Geschlechterverhältnis, das im Kindesalter noch ausgeglichen ist, während ab der Adoleszenz die Frauen überwiegen (*Graham* 1986).

Die für das Kindesalter typischen, auf einzelne Objekte oder Ereignisse gerichteten, selektiven **Phobien** nehmen in der Adoleszenz ab. So beginnen beispielsweise Tierphobien selten in der Adoleszenz. Komplexere Phobien, die sich auf das Sozialverhalten und die mitmenschliche Kommunikation beziehen (z. B. Sprechangst, Errötungsangst, Angst vor Zurückweisung), die Agoraphobie, sowie Ängste um die personale Integrität (z. B. Verletzungsängste) nehmen deutlich zu, sowohl im klinischen (*Blanz* u. *Lehmkuhl* 1987) als auch im nichtklinischen Bereich (*Bamber* 1979; *Abé* u. *Masui* 1981). Dabei sind Mädchen generell ängstlicher als Jungen, nur Sprechängste und Miktionsängste finden sich häufiger bei Jungen (*Abé* u. *Masui* 1981). Zu den sozialen Phobien mit einem Häufigkeitsgipfel in der Adoleszenz zählen vor allem die Errötungsangst sowie die Angst vor dem Angeschautwerden (*Abé* u. *Masui* 1981).

Schulphobien haben in der Adoleszenz ihren zweiten Häufigkeitsgipfel. In der Isle of Wight-Studie wurde im Alter von 10 Jahren kein Fall registriert, bei den 14-/15jährigen jedoch 15 Fälle (*Rutter* 1979). Im Gegensatz zu den Schulphobien zu Beginn des Grundschulalters spielen in der Adoleszenz Trennungsängste weniger eine Rolle als vielmehr generalisierte soziale Ängste, die sich besonders auf die Schulsituation beziehen. Ängste, sich zu blamieren, Hänseleien ausgesetzt zu sein aufgrund tatsächlicher oder vermeintlicher körperlicher Unzulänglichkeiten, die gerade beim Sportunterricht sichtbar werden könnten, auch Angst vor Zurückweisung, insbesondere in gemischten Klassen, können hinter der Schulverweigerung stehen. Bei schulphobischem Verhalten in der Adoleszenz handelt es sich also um eine komplexe Störung der allgemeinen sozialen Anpassung. Die Therapie ist demzufolge schwieriger als bei Kindern und die Prognose schlechter.

Wie bereits erwähnt (vgl. Kap. 1.4) sind emotionale Irritationen in der Adoleszenz ein weit verbreitetes Phänomen. Sie sind jedoch kein zuverlässiger Indikator für das Vorliegen einer depressiven Störung im klinischen Sinne. **Depressive Symptome** unterscheiden sich von diesen adoleszenztypischen Irritationen durch Ausmaß, Dauer und vor allem durch ihre Rückwirkungen auf das Alltagsverhalten (sozialer Rückzug, Einschränkung der Aktivität). Dennoch, auch wenn man sich an harten klinischen Diagnosekriterien orientiert, nehmen affektive Störungen jeder Art im Laufe der Adoleszenz zu. In der Isle of Wight-Studie wurden im Alter von 10 Jahren nur 3 Kinder mit einer depressiven Störung identifiziert, im Alter von 14/15 Jahren bereits 9 sowie 26 weitere mit einem Mischbild aus Angst und Depression (zit. nach *Graham* u. *Rutter* 1985). Bei 18-/19jährigen liegt die Inzidenz mit 10 % jedoch immer noch niedriger als bei den Erwachsenen (*Weiner* 1980). Auch in Inanspruchnahmepopulationen steigen die Raten depressiver Störungen bis ins Erwachsenenalter kontinuierlich an. Frauen sind häufiger betroffen als Männer. *Kandel* u. *Davies* (1986) konnten zeigen, daß Jugendliche, die im Alter von 15/16 Jahren deutliche depressive Symptome zeigten, auch im Erwachsenenalter (24/25 Jahre) häufiger eine ähnliche dysphorische Verstimmung zeigten, häufiger über Partnerprobleme klagten und die Frauen (nicht jedoch die Männer) häufiger zur stationären Aufnahme kamen.

Konzentrationsstörungen, ständige Müdigkeit und Abgeschafftheit, sozialer Rückzug, der sich z. B. auch in einer besonders ausgeprägten Beschäftigung mit einem Tier äußern kann, können Zeichen für eine depressive Störung sein. Verschiedene Autoren weisen darauf hin, daß gerade im frühen Jugendalter depressive Symptome durch expansives Verhalten wie Ruhelosigkeit, Drang nach Abenteuer verdeckt werden können im Sinne einer „actingout Depression" (*Weiner* 1980). Auf diesem Hintergrund können auch dissoziale Symptome (z. B. Weglaufen, sexuelle Promiskuität, Delinquenz) in der späteren Adoleszenz auch Drogenmißbrauch zum Teil als depressive Äquivalente gesehen werden (vgl. auch *Kandel* u. *Davies* 1982), was jedoch im Einzelfall sehr sorgfältig geprüft werden muß.

Störungen des Sozialverhaltens und Jugenddelinquenz

Störungen des Sozialverhaltens nehmen in der Adoleszenz deutlich zu. In der Mannheimer Epidemiologischen Studie betrug die Prävalenz dieser Diagnose bei den 8jährigen 1,8 % und bei den 13jährigen 8,4 %. Etwa drei Viertel der Kinder, die mit 8 Jahren eine dissoziale Störung zeigten, behielten diese Diagnose auch mit 13 bei. Wohingegen von allen 13jährigen mit der Diagnose „Dissoziale Störung" etwa ein Viertel bereits mit 8 Jahren diese Diagnose bekam. Diese Ergebnisse stehen in Einklang mit den Resultaten anderer Studien (vgl. *Esser* u. *Schmidt* 1986) und lassen sich ins Erwachsenenalter extrapolieren. Es wurde nachgewiesen, daß auch dissoziale Erwachsene häufig bereits in der Kindheit entsprechende Auffälligkeiten zeigten (vgl. *Poustka* 1986; *Rutter* 1979). Nach *Graham* u. *Rutter* (1985) unterscheiden sich die aus der Kindheit persistierenden und die neu auftretenden dissozialen Störungen hinsichtlich der beteiligten Hintergrundfaktoren: Bei den persistierenden Störungen besteht ein deutlicher Bezug zu Teilleistungsschwächen und gestörten Familienbeziehungen, der sich bei den neu auftretenden Störungen nicht mehr bzw. nicht mehr so ausgeprägt nachweisen läßt.

Entfremdung von den Eltern mit einem Zusammenbruch der Kommunikation, – was nicht zu verwechseln ist mit den üblichen, auch heftigen Streitereien um alltägliche Dinge unter Aufrechterhaltung einer im Grunde positiven Beziehung (vgl. Kap. 1.4) – Weglaufen, Schuleschwänzen, Negativismus, Leistungsverweigerung, auch sexuelle Promiskuität können Ausdruck einer Störung des Sozialverhaltens sein, ebenso wie delinquentes Verhalten. Häufig sind diese Jugendlichen zugleich depressiv verstimmt, zeigen eine mangelnde Zukunftsorientierung, fühlen sich isoliert und abgelehnt, ohne daß eine ursächliche Verknüpfung besteht.

Die **Delinquenzraten** erreichen in der mittleren Adoleszenz einen Peak, bleiben das gesamte Jugendalter hindurch hoch und fallen erst im frühen Erwachsenenalter wieder deutlich ab (*Rutter* 1979). Insofern scheint die Jugenddelinquenz tatsächlich eine besondere Stellung einzunehmen. *Schüler-Springorum* (1986) referiert kontinuierlich zunehmende Kriminalitätsraten zwischen 1977 und 1982, mit einer Steigerung um 16 % bei den Jugendlichen und 17 % bei den Heranwachsenden. Bei der Betrachtung dieser Zahlen müssen jedoch verschiedene Faktoren berücksichtigt werden, nämlich die Schwere der Delikte, das Anzeigeverhalten der Bevölkerung und das Strafverfolgungsverhalten der Behörden. Nicht jede Gesetzesüberschreitung kann als krimineller Akt gewertet werden (z. B. Graffities) und nicht jede kriminelle Handlung ist Ausdruck einer Störung des Sozialverhaltens.

Zu den adoleszenztypischen Vergehen gehören oft geringfügige Delikte wie Schwarzfahren, gelegentliches Mofafahren ohne Führerschein, Kaufhausdiebstähle, Manipulieren an Automaten, Zerstörungen; also Delikte, die bei reifen Erwachsenen unüblich sind bzw. mit Geldbußen belegt werden (außerdem können Erwachsene viele Dinge eher „unter der Hand" regeln). Bei den Straftaten Jugendlicher handelt es sich meist um Diebstähle, gefolgt von Sachbeschädigungen; Gewaltverbrechen sind selten. Vandalismus, der sich häufig gegen Schulgebäude, aber auch gegen andere öffentliche Einrichtungen richtet, findet sich vorzugsweise in der frühen Adoleszenz. Die Delikte werden – und das ist eine adoleszenztypische Erscheinung – häufig in Gruppen verübt (vgl. Kap. 1.4).

Man muß jedoch auch davon ausgehen, daß gerade bei leichteren Delikten noch ein relativ großes Dunkelfeld existiert. Nach *Kerner* (1984, zit. nach *Schüler-Springorum* 1986) werden nur etwa 4 % der Jugendlichen von der Polizei erwischt. Demnach müßte die große Mehrzahl mit den Gesetzesüberschreitungen aufhören, ohne je verfolgt worden zu sein. Auch *Remschmidt* et al. (1983) konnten in einer Studie nachweisen, daß ein großes Dunkelfeld existiert und daß Delinquente, die bis zum 14. Lebensjahr erfaßt werden, nicht signifikant weniger Delikte begehen als diejenigen, die nicht erfaßt werden. Das wirft die brisante Frage auf, wer vorzugsweise erwischt wird (vgl. dazu *Schüler-Springorum* 1986). Hier sind u. a. sozial Benachteiligte zu nennen.

Etwa die Hälfte der Jugendlichen tritt nur einmal gerichtlich in Erscheinung. Demzufolge scheint es gerechtfertigt, solche „Jugendverfehlungen", wie in unserer Rechtsprechung auch üblich, nicht nach Erwachsenenmaßstäben zu beurteilen. Dennoch darf nicht übersehen werden, daß es eine Kerngruppe von 6,3 % der Delinquenten gibt, die durch Wiederholungsdelikte für 50 % aller Straftaten verantwortlich ist und mit hoher Wahrscheinlichkeit auch im Erwachsenenalter auffällig bleibt (*Schmidt* u. *Esser* 1985). Hohe Aggressionsbereitschaft, auch bei geringen Anlässen, mangelnde Bindungsfähigkeit und geringe emotionale Mitschwingungsfähigkeit, ausgeprägtes Einzelgängertum, ungewöhnliche Delikte (z. B. Brandstiftung) sind u. a. Hinweise auf das Vorliegen einer Störung im psychiatrischen Sinne.

Ein enger Zusammenhang besteht zwischen **Drogenkonsum** und dissozialem Verhalten. Von den von *Kovach* u. *Glickman* (1986) befragten 15jährigen waren 49 % der Drogenkonsumenten aber nur 13 % der Non-user wegen Gesetzesüberschreitungen polizeilich erfaßt worden, 6 % (versus 1 %) waren inhaftiert worden. Noch deutlicher wird dieser Zusammenhang im Bereich der „harten Drogen" (Heroinabhängige): Fast alle Abhängigen werden früher oder später delinquent. Bei etwa einem Drittel (darunter nur 3 % der Frauen) gehen die kriminellen Handlungen der Drogenkarriere voraus, bei zwei Dritteln entwickelt sich die Delinquenzkarriere parallel zur Drogenkarriere, wobei der Beschaffungskriminalität eine große Bedeutung zukommt. Zu den Delikten zählen vor allem Diebstahl (30 % der Frauen, 54 % der Männer), Einbrüche (15 % der Frauen, 46 % der Männer), Apothekeneinbrüche (25 %) aber auch Raub, Erpressung und Vermögensdelikte. Bei den Frauen (65 %) ist die Prostitution eine wesentliche Beschaffungstechnik; sie ist bei Männern weitaus seltener (7 %). Auch der Alkoholgenuß steigert die Deliktbereitschaft. Etwa die Hälfte aller Straftaten wird unter Alkoholeinfluß begangen (*Kreutzer* 1975; *Kreutzer* et al. 1981).

Suizide und Suizidversuche

In der Adoleszenz nehmen Suizide und mehr noch Suizidversuche zu, wobei unter Suizidversuchen alle suizidalen Handlungen mit Selbsttötungsabsicht zusammengefaßt werden. Suizide vor dem 15. Lebensjahr sind ein außerordentlich seltenes Ereignis (*Poustka* 1985). In der Adoleszenz treten Suizide häufiger auf, allerdings bei weitem nicht so häufig wie im Erwachsenenalter (nach *Shaffer* u. *Fisher* 1981 entfallen auf die Altersgruppe der 15- bis 19jährigen nur 6 % aller Suizide). Generell scheinen Suizide eher ein Problem des Alters als der Jugend. *Poustka* (1985) weist darauf hin, daß auch hinter unklaren Unfällen suizidale Absichten stecken können, die häufig erst durch detaillierte Nachbefragung aufgedeckt werden.

Während die Männer bei den vollendeten Suiziden etwa im Verhältnis 3 : 1 überwiegen, ist das Verhältnis bei den Suizidversuchen umgekehrt: weibliche Jugendliche begehen viermal häufiger Suizidversuche als männliche, wobei die Tablettenintoxikation bei den gewählten Mitteln an erster Stelle steht. Genaue Angaben über die Häufigkeit von Suizidversuchen gibt es nicht. Aufgrund der hohen Dunkelziffer ist man auf Schätzungen angewiesen, die im allgemeinen davon ausgehen, daß auf einen vollendeten Suizid bis zu 40 Suizidversuche kommen (Übersicht bei *Poustka* 1985). Im Gegensatz zu den Suizidraten, die kontinuierlich mit dem Alter steigen, ergibt sich bei den Suizidversuchen ein Häufigkeitsgipfel in der Adoleszenz bei den 15- bis 19jährigen (*Graham* u. *Rutter* 1985). Das spiegelt auch die Anamnesen von Patienten in Allgemeinkrankenhäusern wider: bei 10 – 15 % der erwachsenen Patienten, aber bei 40 % der jugendlichen Patienten wurden Suizidversuche registriert (*Hudgens* 1974, zit. nach *Weiner* 1980). Die Inanspruchnahme kinder- und jugendpsychiatrischer Dienste nach suizidalen Handlungen steigt ab dem 14. Lebensjahr rapide an. Als Motive für Suizidhandlungen werden an erster Stelle Konfliksituationen mit den Eltern, Freunden oder dem Partner genannt, gefolgt von Schulproblemen bzw. Problemen am Arbeitsplatz. Meist erfolgt die Handlung bei einer Zuspitzung mehrerer Faktoren und gleichzeitig geringem Bewältigungspotential. Impulsive Kurzschlußhandlungen nach Enttäuschungen stehen nicht an erster Stelle, meist sind die Hintergründe komplexer.

Das **Suizidrisiko** bei Jugendlichen ist mitunter schwer einzuschätzen, gerade weil die Auseinandersetzung mit dem Thema in diesem Alter „normal" ist. In der Isle of Wight-Studie gaben 7,3 % der 14-/15jährigen Mädchen und 7,9 % der Jungen an, schon mit dem Gedanken gespielt zu haben. Wenn die Gedanken um Fragen der Art kreisen, „was wäre, wenn ich aus dem Leben scheide?", handelt es sich jedoch primär um ein „Spiel mit den kognitiven Möglichkeiten", das dann oft auch zu philosophischen Fragen wie "gibt es ein Leben nach dem Tod?" abschweift. Vorsicht ist angebracht, wenn die Gedanken dieses theoretisch kognitive Niveau verlassen und sehr konkrete Formen annehmen, etwa „wie, wann mache ich es?". Abgesehen davon sollte jede Andeutung ernst genommen und mit dem Jugendlichen besprochen werden, auch wenn es sich „nur" um die Auseinandersetzung mit dem Thema handelt. Bei Suizidhandlungen spielen Modelle im näheren Umfeld (Familie, Nachbarschaft, Freunde), aber auch im Fernsehen eine große Rolle. Weitere Risikofaktoren sind soziale Isolation, erhöhte Depressivität oder andere psychiatrische Störungen. Im allgemeinen gilt ein einmal begangener Suizidversuch als Risikofaktor für eine Wiederholung (*Poustka* 1985). *Goldacre* u. *Hawton* (1985) fanden, daß Wiederholungen am häufigsten in den Monaten nach dem ersten Suizidversuch vorkommen.

Literatur zu Kap. 3, Abschn. 3.7

1 *Abé, K., T. Masui:* Age-sex trends of phobic and anxiety symptoms in adolescents. Brit. J. Psychiat. 138 (1981) 297 – 302

2 *Almqvist, F.:* Sex differences in adolescent psychopathology. Acta psychiat. scand. 73 (1986) 295 – 306

3 *Bamber, J. H.:* The fear of adolescents. Academic Press, New York 1979

4 *Blanz, B., G. Lehmkuhl:* Phobias in childhood and adolescence. In Vorbereitung (1987)

5 *Brown, R. T., K. A. Borden:* Hyperactivity at adolescence: Some misconceptions and new directions. J. Clin. Child Psychol. 13 (1986) 194 – 209

6 *Bruch, H.:* Four decades of eating disorders. In: *Garner, D. M., P. E. Garfinkel* (Hrsg.), Handbook of psychotherapy for anorexia nervosa and bulimia. Guilford Press, New York 1985

7 *Corboz, R., M. H. Schmidt, H. Remschmidt, P. M. Schieber, D. Göbel:* Multiaxiale Klassifikation in Berlin, Mannheim, Zürich – Gemeinsamkeiten und Differenzen der Inanspruchnahmepopulationen dreier Kliniken: Artefakt oder Realität? In: *Remschmidt, H., M. H. Schmidt* (Hrsg.), Multiaxiale Diagnostik in der Kinder- und Jugendpsychiatrie. Huber, Bern 1983

8 *Crisp, A.:* Treatment and outcome in anorexia nervosa. In: *Goodstein, R. K.* (Hrsg.), Eating and weight disorders. Springer, New York 1983

9 *Detzner, M., M. H. Schmidt:* Are highly gifted children especially vulnerable for anorexia nervosa. In: *Heller, K. A., J. F. Feldhusen* (Hrsg.), Identifying and nurturing the gifted. Huber, Bern 1986

10 *Esser, G., M. H. Schmidt:* Prognose und Verlauf kinderpsychiatrischer Störungen im Längsschnitt von acht bis dreizehn Jahren. In: *Schmidt, M. H., S. Drömann* (Hrsg.), Langzeitverlauf kinder- und jugendpsychiatrischer Erkrankungen. Enke, Stuttgart 1986

11 *Ewert, O. M.:* Zur Identität von Jugendlichen. In: *Remschmidt, H.* (Hrsg.), Jugend und Gesellschaft. Wiss. Verlagsgesellschaft, Stuttgart; U & M, Wiss. Verlagsgesellschaft, Frankfurt 1986

12 *Fichter, M. M.:* Magersucht und Bulimia. Monographie aus dem Gesamtgebiet der Psychiatrie Bd. 37. Springer, Heidelberg 1985

13 *Florin, I.:* Anorexia nervosa – Pubertätsmagersucht. In: *Schlottke, P. F., H. Wetzel* (Hrsg.), Psychologische Behandlung von Kindern und Jugendlichen. Urban & Schwarzenberg, München 1980

14 *Ford, K., R. W. Hudgens, A. Welner:* Undiagnosed psychiatric illness in adolescents: a prospective study and 7-year-follow-up. Arch. Gen. Psychiat. 35 (1978) 279 – 282

15 *Garner, D., P. E. Garfinkel:* Socio-cultural factors in the development of anorexia nervosa. Psychol. Med. 10 (1980) 647 – 656

16 *Goldacre, M., K. Hawton:* Repetition of self-poisoning and subsequent death in adolescents who take overdoses. Brit. J. Psychiat. 146 (1985) 395 – 398

17 *Graham, P.:* Child psychiatry: A developmental approach. Oxford University Press, Oxford 1986

18 *Graham, P., M. Rutter:* Adolescent disorders. In: *Rutter, M., L. Hersov* (Hrsg.), Child and adolescent psychiatry – Modern approaches, 2. Aufl. Blackwell Scientific Publ., London 1985

19 *Habermas, T., M. Müller:* Das Bulimie-Syndrom: Krankheitsbild, Dynamik und Therapie. Nervenarzt 57 (1986) 322 – 331

20 *Johnson, C., C. Lewis, S. Love, L. Lewis, M. Stuckey:* Incidence and correlates of bulimic behavior in a female high school population. J. Youth Adoles. 13 (1984) 15 – 26

21 *Kandel, D. B., M. Davies:* Epidemiology of depressive mood in adolescents. An empirical study. Arch. Gen. Psychiat. 39 (1982) 1205 – 1212

22 *Kandel, D. B., M. Davies:* Adult sequelae of adolescent depressive symptoms. Arch. Gen. Psychiat. 43 (1986) 255 – 262

23 *Kovach, J. A., N. W. Glickman:* Levels and psychosocial correlates of adolescent drug use. J. Youth Adoles. 15 (1986) 61 – 77

24 *Kreuzer, A.:* Drogen und Delinquenz. Akademische Verlagsgesellschaft, Wiesbaden 1975

25 *Kreuzer, A., Ch. Gebhardt, M. Maassen, M. Stein-Hilbers:* Drogenabhängigkeit und Kontrolle.

BKA Forschungsreihe Bd. 14, Bundeskriminalamt Wiesbaden 1981

26 *Lehmkuhl, G.:* Langzeitverlauf bei autistischen Syndromen und Psychosen. In: *Schmidt, M. H., S. Drömann* (Hrsg.), Langzeitverlauf kinder- und jugendpsychiatrischer Erkrankungen. Enke, Stuttgart 1986

27 *Masterson, J. F.:* The psychiatric dilemma of adolescence. Brunner/Mazel, New York 1984

28 *Poustka, F.:* Suizide und Suizidversuche im Kindes- und Jugendalter. In: *Remschmidt, H., M. H. Schmidt* (Hrsg.), Kinder- und Jugendpsychiatrie in Klinik und Praxis, Bd. III. Thieme, Stuttgart 1985

29 *Poustka, F.:* Langzeitverlauf emotionaler und dissozialer Störungen. In: *Schmidt, M. H., S. Drömann* (Hrsg.), Langzeitverlauf kinder- und jugendpsychiatrischer Erkrankungen. Enke, Stuttgart 1986

30 *Remschmidt, H., M. H. Schmidt* (Hrsg.)*:* Kinder- und Jugendpsychiatrie in Klinik und Praxis. Thieme, Stuttgart 1985 (Bd. II, III), 1987 (Bd. I)

31 *Remschmidt, H., G. Höhner, R. Walter:* The later development of delinquent children. In: *Schmidt, M. H., H. Remschmidt* (Hrsg.), Epidemiological approaches in child psychiatry II. Thieme, Stuttgart 1983

32 *Rutter, M.:* Changing youth in a changing society. Pattern of adolescent development and disorder. The Nuffield Provincial Hospitals Trust, London 1979

33 *Rutter, M., P. Graham, O. Chadwick, W. Yule:* Adolescent turmoil: fact or fiction? J. Child Psychol. Psychiat. 17 (1976) 35 – 56

34 *Schmidt, M. H.:* Anorexie und Bulimie. Monatsschrift für Kinderheilkunde 135 (1987) 392 – 396

35 *Schmidt, M. H., G. Esser:* Psychologie für Kinderärzte. Enke, Stuttgart 1985

36 *Schmidt, M. H., G. Esser:* Follow-up study of young adolescents with ADD. Paper presented at the I.A.C.P. & A.D. Congress, Paris 1986 (in press: Yearbook, Vol. 9, 1990)

37 *Schüler-Springorum, H.:* Dissoziale Jugendliche – Probleme und Lösungen. In: *Remschmidt, H.* (Hrsg.), Jugend und Gesellschaft. Wiss. Verlagsgesellschaft, Stuttgart; U & M, Wiss. Verlagsgesellschaft, Frankfurt 1986

38 *Shaffer, D., P. Fisher:* The epidemiology of suicide in children and young adolescents. J. Amer. Acad. Child Psychiat. 20 (1981) 545 – 565

39 *Sturge, C.:* Reading retardation and antisocial behaviour. J. Child Psychol. Psychiat. 23 (1982) 21

40 *Tolstrup, K., M. Brinch, T. Isager, S. Nielsen, J. Nystrup, B. Severin, N. S. Olesen:* Long-term outcome of 151 cases of anorexia nervosa: the Copenhagen anorexia nervosa follow-up study. Acta psychiat. Scand. 71 (1985) 380 – 387

41 *Weiner, I. B.:* Psychopathology in adolescence. In: *Adelson, J.* (Hrsg.), Handbook of adolescent psychopathology. Wiley, New York 1980

42 *Weiner, I. B., A. C. D. Del Gaudio:* Psychopathology in adolescence: an epidemiological study. Arch. Gen. Psychiat. 33 (1976) 187 – 193

3.8 Suchtprobleme in der pädiatrischen Praxis

H. Kolitzus, R. Wille

Die Suchtprobleme Jugendlicher spielen sich auf einem gesellschaftlichen Hintergrund ab, der von den Erwachsenen geprägt wird. In der Bundesrepublik haben wir bei etwa 60 Millionen Einwohnern ca. 1,8 Millionen behandlungsbedürftige Alkoholiker, 150 000 – 750 000 Medikamentenabhängige und ca. 60 000 – 80 000 Abhängige von illegalen Drogen.

Der **Alkohol**konsum lag bei uns 1955 noch bei etwa 5,2 Liter purem Alkohol pro Kopf und Jahr, hatte sich Ende der 70er Jahre auf dem sehr hohen Niveau von über 12 Litern eingependelt, ging 1984/85 kurzfristig zurück, um 1987 und 1988 (11,9 l) erneut anzusteigen (ausführliches Zahlenmaterial bei *Ziegler* 1989). Nach statistischer Korrektur und Umrechnung sind das über 60 Flaschen Schnaps pro Kopf und Jahr. Die Höhe des Konsums steht in enger Korrelation zu der Anzahl Alkoholkranker: seit Jahren sind es immerhin etwa 3 % der Bevölkerung (entspricht der Häufigkeit des Diabetes mellitus), die durch unsere **Droge Nummer 1** erhebliche psychische, körperliche und soziale Schäden erleiden. Das geschädigte Umfeld – Kinder, Partner, Eltern etc. – ist dabei noch gar nicht eingerechnet.

Wir möchten darauf hinweisen, daß wir keineswegs einen sozusagen abstinenten Standpunkt einnehmen. Fast jede Gesellschaft hat ihre Droge, die den Umweltbedingungen und den historisch gewachsenen Strukturen entspricht und wichtige soziale Funktionen erfüllt (Darstellung bei *Völger* u. *von Welck* 1982). Unsere Kinder müssen also lernen, mit Alkohol umzugehen, dabei aber gleichzeitig die Gefahren der Droge Alkohol zu vermeiden.

Als Anhaltspunkt für das Ausmaß des Suchtmittelkonsums bei Jugendlichen können die Befragungen gelten, die von den Bundesländern bzw. vom Bundesminister für Jugend, Familie und Gesundheit in Auftrag gegeben wurden (Bundesminister für Jugend, Familie und Gesundheit 1983; Bayerisches Staatsministerium des Innern 1983 und 1986).

Entgegen vielfacher Behauptungen zeigt sich im Vergleich der Zahlen von 1973, 1976, 1980 und 1984 bei den 12- bis 24jährigen Jugendlichen ein deutlicher Rückgang der regelmäßigen **Alkoholkonsumenten** (hier am Beispiel Bayerns) von 53 auf 47, 37 und zuletzt 33 %. Das deutet auf eine kritischere Einstellung gegenüber den Konsumgewohnheiten der Erwachsenen.

Diese Zahlen sollten aber nicht darüber hinwegtäuschen, daß ein nicht zu unterschätzender harter Kern suchtgefährdeter Jugendlicher geblieben ist, der wohl kaum abgenommen hat. So bestätigt die Jugend- und Drogenberatung der Stadt München Berichte z. B. aus England und den USA, wonach die Anzahl Jugendlicher mit schwerem Alkoholmißbrauch in ihrer Klientel deutlich zugenommen hat. „Für einen nicht unbeträchtlichen Teil Jugendlicher ist der Alkohol... zum Suchtmittel Nummer 1 geworden. Viele solcher Jugendlicher, die nur sehr unregelmäßig die Schule besuchen, oft auch ohne festen Wohnsitz, Arbeit und soziale Bezüge sind, werden durch Umfragen, wie sie in Bayern durchgeführt wurden, nicht erfaßt. Das hauptsächlich mißbrauchte Suchtmittel dieser Jugendlichen ist Bier." (Landeshauptstadt München, Sozialreferat: Verhütung und Bekämpfung des Suchtmittelgebrauchs in München, 1985).

Um in den Umfragen die **gefährdeten** Jugendlichen zu ermitteln, wurde neben einem **Alkoholkonsumindex**, der auf die Menge und Art des konsumierten Alkohols abstellt, der **Alkoholgefährdungsindex** nach *Feuerlein* (Tabelle 3.15) benutzt, der auch psychische, körperliche und soziale Aspekte miteinbezieht. Die Gefährdungsgrenze von 4 Punkten erreichten im Bundesdurchschnitt 1982 immerhin 4 % der Gesamtstichprobe. – In der Gruppe der älteren Jugendlichen, d. h. der 18- bis 24jährigen, waren es in der aktuellsten (bayerischen) Befragung von 1984 6 % bei einem Durchschnitt der Gesamtstichprobe von 4 %.

Tabelle 3.15 Alkoholgefährdungsindex. Fragenreihe zur Alkoholgefährdung (nach *Feuerlein*)

	Trifft zu	Trifft nicht zu
Es kommt schon mal vor, daß ich innerhalb weniger Stunden mehr als sechs Glas Bier, Wein oder Schnaps trinke	☐	☐
Es ist mir schon mal passiert, daß ich abends so viel getrunken habe, daß ich mich am nächsten Tag nicht mehr an alles erinnern konnte	☐	☐
Ich habe nach den ersten Gläsern Alkohol öfter das Bedürfnis, weiter zu trinken	☐	☐
Ich trinke manchmal morgens vor der Arbeit/vor der Schule ein Glas Alkohol	☐	☐
Ich trinke Alkohol, um besondere Belastungen besser bewältigen zu können oder um Ärger und Sorgen zu vergessen	☐	☐
Ich bin schon einmal wegen Fahrens unter Alkoholeinfluß mit der Polizei in Konflikt gekommen	☐	☐
Man hat mir an meiner Arbeitsstelle/in der Schule schon einmal Vorhaltungen wegen meines Alkoholtrinkens gemacht	☐	☐
Ich habe zeitweise über Zittern und Brechreiz zu klagen, und es geht mir dann besser, wenn ich morgens etwas Alkohol trinke	☐	☐
Ich habe/hatte schon einmal Leberbeschwerden, die mit meinem Alkoholkonsum in Verbindung stehen/standen	☐	☐
In der letzten Zeit leide ich häufiger an Zittern der Hände	☐	☐
Ich habe zeitweilig, besonders morgens, ein Würgegefühl oder Brechreiz	☐	☐
Ich suche Gelegenheiten, wo ich ohne Wissen der anderen ein paar Gläser trinken kann	☐	☐
In Zeiten erhöhten Alkoholkonsums habe ich weniger gegessen	☐	☐
Ohne Alkohol fühle ich mich gespannt und unruhig	☐	☐

Tabelle 3.16.1 Arzneimittel mit Suchtpotential und Hauptgruppen der Mißbraucher nach pharmakologisch/ medizinischer und WHO-Einteilung (Aus: Medikamentenabhängigkeit. Eine Information für Ärzte. DHS (Hrsg.) Hamm 1986)

Wirkgruppen Pharmakologisch/medizinische Einteilung	Vornehmlich mißbraucht von* A	M	D	WHO-Einteilung
A **Betäubungsmittel**, Narkotika Opiate, Analgetika/Antitussiva Opioide, Analgetika/Antitussiva Andere Narkotika		x	xx	1. Opiat-Typ
B **Andere Schmerzmittel** „kleine" Analgetika Opiate Opioide Andere Analgetika	x	x		
C **Schlafmittel**, Sedativa/Hypnotika Barbiturate Brom-Ureide Andere Sedativa/Hypnotika	x	xx	x	2. Barbiturat/Alkohol-Typ
D **Lösungsmittel** und Alkohole Äthylalkohol, alkoholhaltige Arzneimittel Schnüffelstoffe	xx	x	x	
E₁ **Beruhigungsmittel**, Tranquilizer Carbamate Bromide	x	xx	x	
E₂ **Anxiolytika**, Tranquilizer Benzodiazepin-Derivate	xx	x	x	
F **Stimulantien**, Psychoanaleptika Amphetamin-artige Anorektika Sympathomimetika	x	xx		3. Amphetamin/Khat-Typ
G **Lokalanästhetika**			x	4. Kokain-Typ
– **(THC-Derivate)**				5. Cannabis-Typ
H **Halluzinogene**, Halluzinogenoide Anticholinergika Asthmamittel Anti-Parkinsonmittel Andere Halluzinogene		x	x	6. Halluzinogen-Typ
I **Verschiedene** Wirkgruppen Laxantien Kortikosteroide Ätherische Öle, Campher		x x	x	
J **„Genußmittel"**, Nikotin, Coffein	x	x	x	

* A = Alkoholkranke, M = Medikamentenabhängige, D = Drogenabhängige

3.8.1 Medikamenten- und Drogenmißbrauch

An erster Stelle der Medikamente bzw. Medikamentengruppen, die von Jugendlichen mißbräuchlich benutzt werden, stehen wie bei den Erwachsenen die **Tranquilizer**, insbesondere die Benzodiazepin-Präparate.

Es folgen vor allem Barbiturat-haltige **Schlafmittel**, z. B. Vesparax und Medinox, weiterhin Aufputschmittel, wie z. B. Captagon, Reactivan und Abmagerungsmittel (z. B. Recatol, Mirapront) und Kopfschmerztabletten, in der Regel Kombinationspräparate, die Barbiturate oder Codein enthalten (z. B. Optalidon, Dolviran, Fortalidon). Diese Schmerzmittel werden ebenso wie codeinhaltige Hustenmittel (z. B. Codipront, Remedacen, Codein-Kompretten) oft mit Alkohol kombiniert. Von Bedeutung sind dann natürlich starke Schmerzmittel, die nicht der Betäubungsmittelverordnung unterstehen, z. B. Develin, Tramal, Valoron N, und Opiate bzw. Opioide, die der Betäubungsmittelverschrei-

Tabelle 3.16.2 „Kleine" Analgetika. Die am häufigsten mißbrauchten Handelspräparate, in der Reihenfolge der Häufigkeit („Frühwarn-System..." – Daten, 1976 – 1982)

Handelsname	Mono- oder Misch-Präparat	Inhaltsstoffe * = psychoaktiv	Verschreibungs-regelung*
Spalt-Tabletten®	Mi	Antipyrin (*) Aspirin * Coffein Benzyl-Mandelat	o
Thomapyrin®	Mi	(*) Aspirin * Phenacetin** * Coffein	o
Dolviran®	Mi	* Phenobarbital * Codein * Coffein (*) Aspirin	Rp
Optalidon®	Mi	* Butalbital Propyphenazon * Coffein	Rp
Spasmo-Cibalgin compositum®	Mi	* Allobarbital * Codein Propyphenazon Drofenin	Rp
Gelonida®	Mi	* Phenacetin** (*) Aspirin * Codein	Rp

* o = ohne Verschreibung, Rp = auf einfache Verschreibung
** Phenacetin inzwischen ersetzt durch Paracetanol

Tabelle 3.16.3 Benzodiazepin-Derivate: Die am häufigsten mißbrauchten Handelspräparate, in der Reihenfolge der Häufigkeit („Frühwarn-System..." – Daten, 1976 – 1982)

Handelsname	Mono- oder Misch-Präparat	Inhaltsstoffe	Verschreibungs-regelung*
Valium® Diazepam®	Mo	Diazepam	Rp
Limbatril®	Mi	Chlordiazepoxid Amitriptylin	Rp
Librium®	Mo	Chlordiazepoxid	Rp
Lexotanil®	Mo	Bromazepam	Rp
Adumbran®	Mo	Oxazepam	Rp
Tavor®	Mo	Lorazepam	Rp
Tranxilium®	Mo	Dikaliumchlorazepat	Rp
Dalmadorm®	Mo	Flurazepam	Rp
Demetrin®	Mo	Prazepam	Rp
Praxiten®	Mo	Oxazepam	Rp
Mogadan®	Mi	Nitrazepam	Rp

bungsverordnung unterstehen, wie Polamidon und Temgesic (Tabelle 3.16.1 – 3.16.6, DHS 1983; *Glaeske* 1986).

Genaue Zahlen für den Bereich der Medikamente anzugeben, ist kaum möglich. Bestimmungsgemäßer Gebrauch, Mißbrauch und Abhängigkeit gehen fließend ineinander über. Schon bei den Erwachsenen kann man lediglich aufgrund der Verschreibungshäufigkeit indirekt schließen, daß die Tranquilizer nicht nur ein äußerst ergiebiger Markt, sondern auch eine Quelle des Mißbrauchs sind. Viele Jugendliche können sich aus der Hausapotheke bedienen.

Die Bereitschaft vieler Eltern, angeblich leistungsfördernde Medikamente für ihre Kinder verschreiben zu lassen, scheint trotz aller Warnungen erheblich zu sein. Trotzdem sind die in den Medien hochgespielten Zahlen über den

Tabelle 3.16.4 Barbiturat-haltige Handelspräparate die am häufigsten mißbraucht werden, in der Reihenfolge der Häufigkeit („Frühwarn-System..." – Daten, 1976 – 1982)

Handelsname	**Mo**no- oder **Mi**sch-Präparat	Inhaltsstoffe * = psychoaktiv	Verschreibungsregelung*
Vesparax®	Mi	* Secobarbital * Brallobarbital * Etodroxyzin	Rp
Medinox®	Mi	* Secobarbital * Cyclobarbital	Rp
Nembutal®	Mo	* Pentobarbital	Rp
Weitere: siehe unter Analgetika			

Tabelle 3.16.5 Codein und Dihydrocodein: Die am häufigsten mißbrauchten Handelspräparate (Antitussiva), in der Reihenfolge der Häufigkeit („Frühwarn-System..." – Daten, 1976 – 1982)

Handelsname	**Mo**no- oder **Mi**sch-Präparat	Inhaltsstoffe * = psychoaktiv	Verschreibungsregelung*
Codeinum phosphoricum Compretten®	Mo	* Codeinphosphat	Rp
Codipront®	Mi	* Codein Phenyltoloxamin	Rp
Codicaps®	Mi	* Codein Chlorphenaminmaleat	Rp
Weitere: siehe unter Analgetika			
Remedacen®	Mo	* Dihydrocodein	Rp

Tabelle 3.16.6 Stimulantien. Die am häufigsten mißbrauchten Handelspräparate, in der Reihenfolge der Häufigkeit („Frühwarn-System..." – Daten, 1976 – 1982)

Handelsname	**Mo**no- oder **Mi**sch-Präparat	Inhaltsstoffe * = psychoaktiv	Verschreibungsregelung+
Captagon®	Mo	* Fenetyllin	Rp
AN-1®	Mo	* Amfetaminil	Rp
Ritalin®	Mo	* Methylphenidat	Btm
Pervitin®	Mo	* Methylamphetamin	Btm
Ephedrin knoll®	Mo	* Ephedrin	o
Preludin®	Mo	* Phenmetrazin	–
Percoffedrinol® (1)	Mi	* Ephedrin * Coffein	o

+ – = Nicht mehr im Handel, o = ohne Verschreibung, Rp = auf einfache Verschreibung, Btm = unter Betäubungsmittel-Verschreibungsverordnung, (1) = Jetzt als Percoffedrinol® N ohne Ephedrin

Mißbrauch von Psychopharmaka mit Vorsicht zu genießen, da hier in undifferenzierter Form etwa auch die Gabe von Anti-Epileptika miteinbezogen wurde.

Vom gesellschaftlich akzeptierten Medikament unterscheiden sich die **illegalen Drogen** nur relativ, was sich z. B. auch im Sprachgebrauch des Englischen spiegelt, das für beides nur den Begriff „drug" verwendet.

Nicht nur Kokain, sondern auch Heroin wurde zu Beginn des Jahrhunderts als Medikament geführt, Heroin als ungefährliches Sedativum bei Husten und zur Behandlung der Morphinsucht. – Im Rahmen der Forschung an Mutterkornalkaloiden entdeckte *Hofmann* 1938 das LSD und erprobte es 1943 (Beschreibung des Selbstversuchs *Hofmann* 1982).

Ein guter Indikator für das Suchtpotential eines Medikamentes ist der illegale Markt. Hier tauchen regelmäßig Medikamente auf, die man zunächst im Hinblick auf eine mögliche Suchtentwicklung für ungefährlich gehalten hatte.

Als Austauschdroge wurde z. B. von vielen Heroinabhängigen in den letzten Jahren Bupre-

3 Spezielle klinische Probleme

Tabelle 3.17 Drogenübersicht — Illegale Drogen

Formen	Herkunft	Anwendung
Haschisch	Harz der weiblichen Cannabispflanze. Meist gepreßte bräunliche Platten.	Mit Tabak vermengt geraucht. Selten als Zusatz in Getränken oder Speisen.
LSD	Chemisch hergestellte klare Flüssigkeit: Lysergsäurediäthylamid. Verwendung in (Mini-)Tabletten.	geschluckt
Kokain	Weißes Pulver aus Blättern des Kokastrauches	geschnupft, gespritzt
Opiate	Opium, Saft der Mohnkapsel, enthält Morphine (Morphium); daraus durch chemische Veränderung Heroin. Pulverform. Rohopium als kleine Kugeln.	Heroin und Morphium werden gespritzt, selten geschnupft. Rohopium wird geraucht.

Formen	Wirkung/Gefahren	Abhängigkeit
Haschisch	Denken wird beeinträchtigt. Bei höheren Dosen Halluzinationen und Angstzustände möglich. Verkehrsuntüchtigkeit, erhöhte Risikobereitschaft. Bei langem Mißbrauch Konzentrations- und Leistungsschwäche, Neigung zu Depressionen. Chronischer Konsum bewirkt seelische Entwicklungsstörungen, macht reizbar und passiv. Kein Interesse an Schule und Ausbildung.	seelische Abhängigkeit
LSD	Starke Halluzinationen; Wahrnehmungsverschiebungen. Störungen, des Bewußtseins und der örtlichen Orientierung, gesteigerte Einbildungskraft. Verkehrsuntüchtigkeit. Hochstimmung kann in Depression umschlagen. Fehlhandlungen sind möglich (Selbstmordversuche). Chronischer Mißbrauch verändert die Persönlichkeit. Angstzustände, Verfolgungswahn, Geisteskrankheiten können ausgelöst werden.	seelische Abhängigkeit
Kokain	Wegfall von Hemmungen, aufputschende Wirkung. Sinnestäuschungen, Verfolgungsideen, Neigung zu Gewalttätigkeiten. Bei langem Mißbrauch Schlaflosigkeit, Appetitlosigkeit, Leberschaden, völliger körperlicher Verfall. Schwere Depressionen, Halluzinationen, Verfolgungswahn.	seelische Abhängigkeit
Opiate	Unruhe und Angst werden vermindert, starkes Rauscherlebnis, übersteigertes Selbstbewußtsein, Fehleinschätzungen. Bei Überdosierung: Kreislaufschwäche und Atemstörungen, die tödlich verlaufen können. Bei Dauerkonsum: Magen- und Darmstörungen, zuletzt völliger körperlicher Verfall. Bei nicht sterilen Spritzen Infektionsgefahr (Geschwüre, Gelbsucht).	schnelle seelische und körperliche Abhängigkeit

norphin (Temgesic®) verwendet, bis es mit Wirkung vom 1. 9. 1984 durch die Subsummierung unter die Betäubungsmittelverschreibungsverordnung praktisch aus der Drogenszene verschwand, wo es bis dahin zu hohen Preisen gehandelt wurde.

Abhängige von illegalen Drogen, deren Probleme in den Massenmedien stark überrepräsentiert erscheinen (Diskussion bei *Tretter* et al. 1982/83 und *Kolitzus* 1988), gibt es ca. 60 000 – 80 000 (s. dazu *Seifert-Schröder* 1986). Die Altersstruktur hat sich hier in den letzten Jahren deutlich verändert. Die Drogenabhängigen sind sozusagen mit Christiane F. zusammen erwachsen geworden. – Der frühere Schwerpunkt der Drogenszene in den Großstädten hat sich seit Jahren durch eine gezielte Verteilungspolitik der international organisierten Drogenhändler auch auf einige Mittel- und Kleinstädte verlagert.

Cannabis in der Form von Haschisch spielt von den benutzten Substanzen nach wie vor die größte Rolle, gefolgt von Heroin und LSD. Die Kriminalstatistik zeigt weiterhin eine stetige Zunahme der Sicherstellung von Kokain, was auf einen vermehrten Import und Konsum hinweist. Ob aber in der Bundesrepublik eine ähnliche Entwicklung wie in den USA stattfindet, wo es momentan täglich mehrere tausend neue Kokain-Konsumenten geben soll, ist eher zu bezweifeln. – Crack, eine besondere, kurz und intensiv wirksame Zubereitung von Kokain, spielt bei uns noch kaum eine Rolle, ebenso wie die sogenannten „designer drugs", von Kurznarkotika (z. B. Fentanyl) und Amphetaminen abgeleitete Substanzen.

Bei der epidemiologischen Betrachtung sollte man unbedingt unterscheiden zwischen **Probierern** und **aktuellen Konsumenten.** So gab es in der Bundesrepublik 1982 bei den 12- bis 24jährigen zwar fast 10 % Drogenerfahrene, aber nur 3,6 % aktuelle Drogenkonsumenten und weniger als 1 % starke User.

Über Herkunft, Art der Anwendung, Wirkung und Gefahren der wichtigsten Drogen informiert Tab. 3.17.

Zunehmende Bedeutung vor allem in den unteren sozialen Schichten gewinnt der **Lösungsmittelmißbrauch (Schnüffeln)** bei Kindern und Jugendlichen (*Thomasius* 1986). Etwa 8 % der aktuellen Drogenkonsumenten geben an, Erfahrungen mit Schnüffelstoffen, z. B. Pattex, zu haben. Epidemiologische Angaben sind hier aber besonders problematisch. – Die Rauschstadien bei der Inhalation entsprechen in manchen Aspekten einer abgekürzten Inhalationsnarkose. Nach einem Unruhe- und Erregungsstadium, das durch heftige Tiefatmung schnell zu durchlaufen ist, kommt es zu einer gesteigerten optischen und akustischen Sinneswahrnehmung. Dann treten optische und akustische illusionäre Verkennungen auf. Im Stadium 3 sind keine Sinneswahrnehmungen mehr vorhanden. Der Intoxizierte befindet sich in einem schlafähnlichen Zustand und hat Träume, deren Inhalte er teilweise vorgeben kann, indem er diese vor der Lösungsmittelexposition konstruiert. Im letzten Stadium verliert der Intoxizierte das Bewußtsein.

Als besonders angenehm werden von den Betroffenen Erhabenheits- und Omnipotenzgefühle beschrieben, die Identifikationen mit Comic-Figuren wie „Spiderman", „Superman" und „Kung Fu" bewirken. Die Kinder sind im wahrsten Sinne des Wortes von der Realität abgehoben. Sie haben das Gefühl, in der Luft zu schweben und die Umwelt viel kleiner abgebildet zu sehen. Die Menschen seien nur wenige Zentimeter groß.

Es treten aber auch deutlich aggressiv – destruktive Impulse in der Intoxikation auf, ebenso wie Angstgefühle, zum Teil mit autodestruktiven Phantasien.

Aufgrund der hohen Fettlöslichkeit zeigen die Lösungsmittel eine große Affinität insbesondere zum zentralen und peripheren Nervensystem und führen hier zu zum Teil irreversiblen Schäden. Neben Polyneuropathien treten cerebelläre und cerebrale Veränderungen auf. Autoptische Befunde legen nahe, daß Todesfälle auch auf die zuletzt genannten Folgen zurückzuführen sind. Häufiger scheint aber das Ersticken durch eine unsachgemäße Inhalationstechnik zu sein, außerdem kardiale Rhythmusstörungen, erregungsbedingte Überanstrengung und Herzstillstand („Sudden Sniffing Death" Bass 1970, zitiert nach *Thomasius* 1986).

3.8.2 Tabakmißbrauch

Ein vielfach unterschätztes Suchtproblem ist der Tabakmißbrauch. Bei allen Befragungen bis 1983 betraf er deutlich über 50 % der 12- bis 24jährigen Jugendlichen. Trotz eines leichten Rückgangs in den letzten Befragungen spielt die Zigarette im Imponiergehabe der Jugendlichen weiterhin eine große Rolle. Daran wird sich kaum etwas ändern, solange das Image dieses

Suchtmittels auch von Erwachsenen so stark assoziiert wird mit dem Geschmack von Freiheit und Abenteuer. Die legale Droge Tabak, leichter erhältlich als Alkohol, richtet von allen Suchtmitteln gesamtgesellschaftlich gesehen wohl die größten gesundheitlichen Schäden an. Für nicht wenige sind Zigaretten eine „Einstiegsdroge", die erstmals die Zugehörigkeit zu einer Clique sichert. Wie hoch das Suchtpotential der im Tabak enthaltenen Substanzen ist, kann man auch daran erkennen, daß Heroinabhängige zwar vom Heroin, fast nie aber vom Nikotin wegkommen können.

Insgesamt ist bei den Jugendlichen eine deutliche Entwicklung zur **Polytoxikomanie** zu beobachten. Die früheren ideologischen Grenzen – z. B. spießige „Alkis" versus fortschrittliche Haschischraucher – sind längst gefallen. Nach dem Motto „Hauptsache den Kopf zuballern" wechseln und kombinieren viele Süchtige relativ wahllos die Rauschmittel.

3.8.3 Die Suchtkarriere

Die schwierige Frage, warum aus der großen Gruppe z. B. der Alkoholkonsumenten schließlich nur relativ wenige Probleme mit dem Suchtmittel bekommen, läßt sich am ehesten im Rahmen des sogenannten **Suchtdreiecks** beantworten (dazu auch *Feuerlein* 1986). Dieses setzt sich zusammen aus den Bedingungen im Menschen selbst, seiner Konstitution und seiner Charakterstruktur, aus der Eigenart des Suchtmittels, d. h. seiner spezifischen Wirkung auf Körper und Psyche, und aus den Bedingungen der gesellschaftlichen Kleingruppe in der Familie und am Arbeitsplatz, die erheblichen Einfluß auf Konsumgewohnheiten ausüben. Auf alle drei Faktoren wiederum wirken soziale und historische Einflüsse, die unter anderem durch gesetzliche Regelungen über die „Griffnähe" des jeweiligen Suchtmittels entscheiden.

Aus Familien, die einen lässigen bis fahrlässigen Umgang mit Suchtmitteln pflegen, gehen sehr häufig wiederum Suchtkranke hervor. Wahrscheinlich wirken hier genetische und soziale Faktoren zusammen. Kinder aus entsprechenden Elternhäusern sind als besondere Risikogruppen anzusehen – ein Gesichtspunkt, der in der ärztlichen Praxis viel zu selten wahrgenommen wird. Einerseits haben diese Kinder unter der Sucht eines oder womöglich beider Elternteile zu leiden, andererseits sind sie selbst trotz des abschreckenden Beispiels vermehrt gefährdet.

Der in Tabelle 3.18 schematisiert dargestellte Verlauf einer Suchtkarriere beginnt mit einer scheinbaren Abnahme aller Probleme. Wer leidet in der Pubertät z. B. nicht unter vermehrten Spannungen, Minderwertigkeitsgefühlen, Problemen im Umgang mit dem anderen Geschlecht und gelegentlicher innerer Leere und Orientierungslosigkeit? In dieser Situation können Suchtmittel aller Art Entlastung bringen, eine **Pseudo-Harmonie** schaffen. Die durch die Medien zum Star gewordene Christiane F. beschreibt wie viele andere später Süchtige, daß Konflikte mit dem Elternhaus und Schule plötzlich nachließen oder verschwanden, da unter anderem sogar die Schulleistungen erheblich besser wurden als vorher. Drogen können den Zugang zu einer Gruppe Gleichgesinnter herstellen, mit denen man sich gemeinsam in Kleidung, Musik und allgemeinem Verhalten von der Erwachsenenwelt abgrenzt.

Beim Alkohol findet der erste Konsum meist sehr früh statt, der Tradition unserer Gesellschaft entsprechend. Es scheint aber nicht der erste Konsum, sondern der Zeitpunkt des ersten Rausches in enger Beziehung zu einer späteren Suchtgefährdung zu stehen.

Das Hauptmotiv für das Probieren von Medikamenten, insbesondere aber von illegalen Drogen, sind Neugierde und der Wunsch, etwas Aufregendes, Ungewöhnliches zu erleben. Dazu kommt bei den Gefährdeten, die den anfänglichen Drogenkonsum schon wesentlich intensiver und befriedigender erleben, häufig der Wunsch, der Alltagsrealität – einem als langweilig und ereignislos empfundenen Leben – zu entfliehen. Oft erreichen Jugendliche gerade durch ihren Zugang zu den illegalen Drogen einen erheblichen Statusgewinn innerhalb ihrer Gruppe.

Während des positiven Anfangsstadiums seiner Suchtkarriere kann natürlich kein Gefährdeter erkennen, daß er später unmerklich in die **kritische Gewöhnung** gerät mit nachlassender Drogenwirkung und entsprechender Dosissteigerung, mit zunehmender Realitätsflucht und Frustrationsintoleranz, später in die **Abhängigkeit**, die Sucht, bei der schließlich die Droge sein Leben bestimmt und nicht umgekehrt. Für das Stadium der Gewöhnung ist folgende Äußerung eines Fixers charakteristisch: „Mit Heroin brachte mich nichts mehr aus der Fassung. Ich wurde nie sehr traurig, nie sehr glücklich, nie sehr beunruhigt und nie sehr verärgert; es ließ mich einfach alles kalt." Die Sucht selbst ver-

Tabelle 3.18 Stadien der Suchtentwicklung (nach *Wille*)

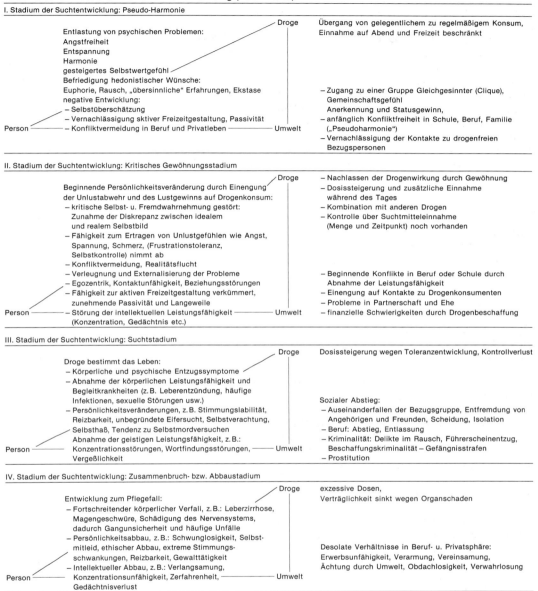

glich ein Abhängiger so: „Alles Denken und Handeln dreht sich nur noch um den Stoff. Das ist stupider als Fließbandarbeit."

Die **Struktur einer Suchtkarriere** ist relativ unabhängig vom Suchtmittel. Allerdings verläuft eine Fixerkarriere in Vergleich zu der des reinen Alkoholkonsumenten im Zeitraffertempo. Körperliche, psychische und soziale Folgen stellen sich bei Heroin unter Umständen schon in wenigen Monaten ein, während sie sich beim Alkohol schleichend über Jahre und Jahrzehnte entwickeln. Abhängige von illegalen Drogen müssen überdies oft mehrere hundert Mark pro Tag für ihre Suchtmittel aufbringen, was allenfalls in den Frühstadien auf legalem Wege gelingt. So kommt es bald zu Betrügereien, Diebstählen, Prostitution und Drogenhandel. Eltern werden trotzdem eingespannt mit der Drohung: „Wenn ihr mir nichts gebt, muß ich eben kriminell werden." Oft werden Bankkredite aufgenommen, um deren Rückzahlung sich der Drogenabhängige kaum Gedanken macht.

Körperliche Erkrankungen können schon früh auftreten. Abszesse und schwere Hepatitiden durch das Hantieren mit unsauberen Spritzen und Nadeln stehen im Vordergrund. In den letzten Jahren ist durch das Auftreten von **AIDS** eine besonders tragische Entwicklung hinzugekommen, die sich wohl in den nächsten Jahren zu einem der gravierendsten Gesundheitsprobleme auswachsen wird (*Wille* 1987). Schon jetzt sind gut ein Drittel der Drogenabhängigen HIV-infiziert. Im Umweg über deren verbreitete homo- und heterosexuelle Prostitution wird AIDS auch in der übrigen Bevölkerung weiter vordringen.

Ziel jeder Suchttherapie muß es sein, zumindest das Stadium des **Abbaus** mit völligem körperlichen und psychischen Verfall, Zusammenbruch des sozialen Netzes und frühzeitigem Tod zu verhindern.

Der erste Kontakt — häufig die Eltern

Gefährdete Jugendliche werden nur selten in die Praxis kommen. Meistens sind es die Eltern, die besorgt um Rat fragen. Fühlt man sich den schwierigen, mit viel Zeitaufwand verbundenen Problemen einer Sucht nicht gewachsen, sollte man ohne Zögern zum Beispiel auf **Suchtberatungsstellen** verweisen. Den oft vielgeplagten Eltern kann zusätzlich der Besuch einer **Selbsthilfegruppe** sehr viel bringen. Meist sind sie von Schuldgefühlen geplagt, die durch die Vorwürfe der Kinder ebenso entstehen wie durch die Verurteilung der Umwelt. Vielleicht können sie zum ersten Mal das Familientabu Sucht brechen, wenn sie merken, daß andere Eltern ganz ähnliche bittere Erfahrungen gemacht haben.

Bei Partnern oder Eltern Süchtiger löst es immer wieder ungläubiges Erstaunen und heftige Abwehr aus, wenn man ihnen die wichtigste Verhaltensregel im Umgang mit ihrem Kind vermitteln will: *Die beste Hilfe ist keine Hilfe.* Jede „Hilfe", die nur die Sucht verlängern hilft, muß aufhören. Typische Gegenargumente der Eltern, die von Drohungen und Erpressungsversuchen ihres Kindes geprägt sind: „Sonst geht er vielleicht ganz vor die Hunde und bringt sich um."

Gut gemeinte, aber falsche Hilfen besorgter Eltern bewahren den Abhängigen davor, die negativen, belastenden Konsequenzen seiner Sucht am eigenen Leibe erleben zu müssen. Einsichten und Folgerungen werden hinausgeschoben nach dem Motto aller Süchtigen: „Morgen höre ich auf, **morgen!**"

Es ist also nicht einfach, mit den Angehörigen im Gegensatz zum bisherigen Verhalten kleine, realisierbare Schritte zu erarbeiten, mit denen der Süchtige wieder gedrängt wird, sich den Folgen seines Handelns zu stellen. Das gefährdete Kind sollte dabei erfahren, daß sich die — neue — unnachgiebige Haltung nur gegen seine Sucht richtet, es aber als Person nach wie vor voll akzeptiert wird.

3.8.4 Zur Diagnostik von Suchtkrankheiten

Ein erstes Gespräch mit einem Jugendlichen über eine mögliche Alkohol- oder Drogengefährdung ist immer schwer zu führen. Natürlich muß man eine moralistische Haltung im Sinne eines erhobenen Zeigefingers ebenso vermeiden wie kumpelhaftes Anbiedern. Vor allem geht es darum, eine Vertrauensbasis zu schaffen, eventuell auch ohne Einbeziehung der Eltern.

Im Erstkontakt sollte man das in unserem Beruf übliche Vorgehen, direkt auf Probleme zuzusteuern, möglichst vermeiden. Wenn der Verdacht auf Drogenmißbrauch besteht, ist es ratsam, den Jugendlichen zunächst **nicht** auf Drogen anzusprechen, sondern ganz allgemein auf seine Probleme. Sonst besteht die Gefahr, daß man mit den Eltern gleichgesetzt wird, und eine Abwehrhaltung entsteht: „Jetzt erst recht!" Spürt der Betroffene, daß wir nicht nur auf die Schnelle ein Symptom kurieren wollen, sondern uns wirklich für ihn als Person interessieren, ist der Zugang viel leichter.

Geht es später um die genauere Eingrenzung des Problems, kann beim Thema **Alkohol** die Fragenreihe von *Feuerlein* (Tabelle 1) hilfreich sein, da sie pragmatisch die wichtigsten Folgen im sozialen, psychischen und physischen Bereich anspricht. Direkt vorlegen sollte man den Fragebogen nicht. Eine indirekte Nachfrage scheint günstiger.

Wenn Trinkexzesse womöglich mit Erinnerungslücken vorliegen, wenn Alkohol schon vor der Schule / vor der Arbeit genossen wird, wenn Konflikte an der Arbeitsstelle oder Schule entstanden sind, wenn der Jugendliche über morgendliches Zittern und Brechreiz berichtet, wenn er ohne Alkohol nicht mehr auskommt, liegt die Vermutung einer massiven Alkoholgefährdung bzw. -abhängigkeit nahe. Führt man die verschiedenen Verdachtsmomente dem Jugendlichen noch einmal ganz sachlich vor Augen, kann – im günstigsten Fall – der Konsens entstehen, daß man hier dringend gemeinsam etwas unternehmen muß.

Suchtprobleme in der Familie werden von gefährdeten Jugendlichen gern als Alibi benutzt, so als müßten sie selbst zwangsläufig süchtig werden („Mein Alter säuft ja auch wie ein Weltmeister..."). Diesem Argument kann man mit der Bemerkung beggnen, daß schließlich sehr viele Kinder aus Elternhäusern mit Suchtproblemen **nicht** süchtig werden.

Für die pauschale Schuldzuschreibung, an der Sucht seien nur die autoritären Eltern, die langweilige Schule oder der pingelige Chef, kurz gesagt „die Gesellschaft" schuld, gibt es in dem preisgekrönten Anti-Drogenstück des Theaters Rote Grütze „Mensch ich lieb dich doch" eine treffende Replik: „Wenn ick die (Gesellschaft) sehe, hau' ick ihr eine runter."

Bei Jugendlichen, die **Medikamente bzw. Drogen** mißbrauchen, ist häufig eine allgemeine Rückzugstendenz und ein Wechsel des bisherigen Freundeskreises zu beobachten. Charakteristisch sind neben abruptem Wechsel zwischen Verweigerungshaltung und angepaßtem bis überangepaßtem Verhalten auch starke Stimmungsschwankungen zwischen Euphorie, diffusem Unbehagen und, bei manifestem Entzug, körperlichen Schmerzen und Depressionen. Medikamenten-, aber auch Drogenabhängige verlangen immer wieder ähnliche Substanzen unter Vorspiegelung entsprechender Symptome, z. B. Reizhusten zur Erlangung von Codein-Präparaten. Durch Informationen auf der Szene wissen sie oft ganz genau, bei welchem Arzt sie mit welchen (scheinbaren) Symptomen welche Präparate verschrieben bekommen.

Mit einem gewissen Gespür kann man manchmal Drogenabhängige schon äußerlich erkennen. Allerdings wechseln die Modetrends. Außerdem gibt es auch den Typ des bürgerlichen Drogenabhängigen, der nach außen völlig unauffällig erscheint und sich bemüht, den Drogenkonsum auf Exzesse am Abend und in der Freizeit zu beschränken.

Möglicherweise kann man bei einer körperlichen Untersuchung (falls sie nicht verweigert wird!) Einstichstellen in den Ellenbeugen, aber auch an allen anderen Stellen mit deutlicher hervortretenden Venen bemerken. – In den letzten Jahren sind Drogenscreenings an Urinproben nicht nur präziser, sondern auch wesentlich billiger geworden. Bei Hinweisen auf Drogenkonsum kann man also auf diese Weise klare Verhältnisse herstellen. Natürlich darf man dies nicht als Machtmittel mißbrauchen.

Nicht wenige Patienten, die sich im **Vorstadium einer Psychose** etwa aus dem schizophrenen Formenkreis befinden, werden von dem eigenartigen Pseudo-Kontakt in der Drogenszene angesprochen. Oft führt dann der Ausbruch einer manifesten Schizophrenie zur Fehldiagnose einer drogeninduzierten Psychose. Eine sichere Differentialdiagnose – exo- oder endogene Psychose – kann tatsächlich erst im Laufe der Zeit gestellt werden. In stationärer Behandlung bestehen etwa die anfänglichen Symptome trotz Absetzen aller Drogen weiter – oder es kristallisiert sich bei genauerer Fremdanamnese heraus, daß schon **vor** der Einnahme von Drogen auffällige Verhaltensänderungen eingetreten sind. Es besteht eine gewisse Ähnlichkeit zwischen den Größenideen bzw. dem sogenannten Feeling unter Drogeneinfluß und in der Psychose. Trotz eindringlicher Warnung greifen deshalb manche jugendliche Schizophrene immer wieder zu Drogen, insbesondere zu Haschisch.

Die zunehmende Polytoxikomanie vieler Süchtiger beschwört häufig **Notfälle** herauf, die dringend einer sofortigen stationären Abklärung bedürfen. Drogen-Todesfälle sind nicht nur auf Überdosierungen, sondern sehr oft auch auf Mischintoxikationen, d. h. auf unberechenbare Wechselwirkungen verschiedener Substanzen zurückzuführen, z. B. von Alkohol, Tranquilizern, Barbituraten, Haschisch und Heroin, ganz abgesehen von unkalkulierbaren Beimengungen.

Aufgrund unreflektierter Liberalisierungsbestrebungen in verschiedenen Nachbarländern, z. B. Holland, ist eine Diskussion über **Cannabis** nicht leicht zu führen. Der Jugendliche wird sich darauf berufen, daß ihm ein gelegentlicher Joint ebensowenig schade wie ein Glas Bier. Die Gefahr von Cannabis-Präparaten liegt in der Kumulation des Wirkstoffes (THC = Tetrahydrocannabinol), der pro Tag nur zu etwa 10 % ausgeschieden wird. Es bleibt also selbst bei einem Konsum, der sich auf die Wochenenden beschränkt, ein Spiegel erhalten, der das allgemeine Verhalten unmerklich verändert. Ein zunehmender Realitätsverlust tritt ein, mit schweren Folgen für die soziale und berufliche Entwicklung. Der passive Rückzug in eine Clique Gleichgesinnter ersetzt schließlich alle früheren Aktivitäten (zum Haschischproblem *Täschner* 1986).

3.8.5 Die Therapiekette – Kontakt und Motivation, körperliche Entgiftung, psychische Entwöhnung, Nachsorge bzw. Wiedereingliederung

Eltern wie suchtgefährdeten Jugendlichen sollte man zunächst klarmachen, daß der weitverbreitete Pessimismus im Hinblick auf Suchttherapie unbegründet ist. Therapiewillige Süchtige haben zu ca. ⅔ gute Aussichten auf eine erhebliche Besserung ihrer Situation.

Die **Kontakt- und Motivationsphase** stellt bereits den Beginn der Therapie dar. Hier sind Befürchtungen, Schuldgefühle und Ängste der betroffenen Kinder und Eltern abzubauen. Mechanismen der Sucht müssen analysiert, eingefahrene Verhaltensweisen in Frage gestellt werden.

Der zweite Schritt, die **körperliche Entgiftung**, ist sicher unangenehm. Sie ist aber in der Regel weit weniger schlimm, als es die Negativpropaganda therapieunwilliger Süchtiger vermitteln will. Verkürzt gesagt ist die Angst vor dem Entzug meist ein größeres Problem als der körperliche Entzug selbst.

Die möglichen Komplikationen des körperlichen Entzuges haben unter anderem zu dem Ruf nach Methadon- (Polamidon)-Programmen beigetragen. Die anfängliche Begeisterung über dieses Therapieprinzip hat in den Ländern, wo es praktiziert wird (z. B. USA, Großbritannien, Schweiz, Holland), längst nachgelassen. Gegen eine Einführung in der Bundesrepublik sprechen verschiedene gewichtige Argumente:
1. Polamidon ist auch eine hochwirksame, unter Umständen toxische Substanz.
2. Man kann kaum erwarten, daß durch die Substitution wirklich wesentlich **mehr** Süchtige erreicht würden.
3. Statt dessen würde den Kliniken, deren Therapieziel Drogenfreiheit ist, Klientel entzogen.
4. Ca. 40 % der mit Polamidon versorgten Patienten sind weiterhin polytoxikoman.
5. In der AIDS-Prophylaxe zeigen sich keinerlei Erfolge: 59 % einer untersuchten Gruppe waren HIV-positiv (Literatur und Diskussion bei *Wille* 1987).

Die Euphorie, die häufig nach erfolgreichem körperlichen Entzug entsteht („Honeymoon-Phase"), täuscht häufig darüber hinweg, daß der wichtigste Teil der Therapie noch vor dem Süchtigen liegt, nämlich die **psychische Entwöhnung**.

Sie umfaßt in der Regel einen stationären Aufenthalt von mehreren Wochen bis mehreren Monaten, möglicherweise bis zu einem Jahr. Im Rahmen einer therapeutischen Gemeinschaft muß hier oft ein Reifungsprozeß nachvollzogen werden. In der Konfrontation mit anderen Jugendlichen, die ebenfalls abhängig waren, lernt der Süchtige, wieder sozialer zu denken und zu handeln. Ein Jugendlicher kann dabei im Gegensatz zu einem erwachsenen Süchtigen kaum auf frühere Erfahrungen zurückgreifen. In einem oft schmerzlichen Prozeß lernt er sich selbst, seine Möglichkeiten und Grenzen kennen.

Kritische Situationen entstehen nicht nur zu Beginn der Therapie, sondern vor allem auch am Ende, wenn der Süchtige wahrnimmt, daß er außer seiner Sucht nicht viel vorzuweisen hat. „Wenn ich kein Junkie bin, bin ich gar nichts." So umschreiben manche Süchtige ihre neue Situation, in der sie sich entfremdet und überflüssig fühlen. Die scheinbare Glitzerwelt der Drogen wird abgelöst von der grauen Realität täglicher zäher Bemühungen in Arbeit und Privatleben. Die Frustrationstoleranz Süchtiger ist ohnehin häufig sehr gering.

In der Bundesrepublik besteht ein Netz suchttherapeutischer Einrichtungen, das sich im internationalen Vergleich gut sehen lassen kann. Flexibler und besser zu gestalten wäre einerseits die Hilfe für Therapie-Abbrecher, die – nach dem von ihnen so empfundenen erneuten Versagen – eine hohe Suizid-Rate aufweisen (s. dazu auch *Wessel* 1986), andererseits die letzte Phase der Therapie, die Nachsorge und Wiedereingliederung. Hier entstehen zusätzliche Probleme durch die erheblich verschlechterte Arbeitsmarktsituation. Oft belasten auch früher leichtfertig aufgenommene Bankkredite die Zukunft des Süchtigen. Es ist natürlich hart, jahrelang schwer arbeiten zu müssen mit der Perspektive, trotzdem allenfalls das Existenzminimum zur Verfügung zu haben.

Vor allem für Drogenabhängige bestehen soziale Bindungen zuletzt nur noch innerhalb der Drogenszene. Dies setzt sich in gewissem Sinne in der Suchtfachklinik fort. Verläßt der Süchtige den Schutzraum der therapeutischen Gemeinschaft, muß er draußen neue Kontakte knüpfen mit einer ganz anderen Art von Menschen, die möglichst keinen Bezug zu seinen Drogenerfahrungen haben.

Selbsthilfegruppen können in dieser Situation eine enorme Hilfe sein.

Das Prinzip **Therapie statt Strafe** nach § 35 BtmG ist Anfang 1982 eingeführt worden. Statt Jugendliche also in Gefängnisse zu sperren, in denen Drogen- und Medikamentenmißbrauch zudem nicht ganz selten ist, will man gezielte Hilfe anbieten, die zur Resozialisierung führen soll. Therapie unter Strafandrohung ist natürlich nicht unproblematisch. Einige Süchtige sitzen ihre Therapiezeit mehr oder minder geduldig ab, lediglich um den unangenehmeren Gefängnisaufenthalt zu vermeiden. Insgesamt scheint aber die Therapie-statt-Strafe-Regelung trotz anfänglicher Skepsis sinnvoll (Darstellung bei *Spies* u. *Winkler* 1986; *Kreutzer* u. *Wille* 1988).

3.8.6 Chancen der Prävention

Eine manifeste Abhängigkeit von psychotropen Substanzen ist bei Kindern und Jugendlichen relativ selten, erschreckend häufig dagegen eine Gefährdung durch einen mit dem Alter zunehmenden Mißbrauch. Deshalb liegt es nahe, sich Gedanken darüber zu machen, wie Jugendliche einerseits schon vom Mißbrauch abzuhalten sind (primäre Prävention) bzw. der Übergang vom Mißbrauch zur Abhängigkeit unter anderem durch rechtzeitige Erkennung verhindert werden kann (sekundäre Prävention).

Leider hat sich die Überzeugung noch immer nicht durchgesetzt, daß man mit Prävention nach dem Motto „Du sollst nicht..." gerade die Zielgruppe der Gefährdeten nicht erreicht. Auch die Abschreckung mit Horrorbildern nach dem Vorbild von „Christiane F. – Wir Kinder vom Bahnhof Zoo" funktioniert nicht (Diskussion bei *Wille* 1982/83 und *Kolitzus* 1988). Christiane F., in den Medien zur Prävention mißbraucht, geriet zur Negativheldin, mit der sich viele Jugendliche identifizierten. Dieser Effekt begann schon mit der Serie im „Stern" und mit dem Buch, das zu einer Art Kultbuch auch für Süchtige wurde, die sich in schlechter Stimmung Kapitel bei Kerzenlicht zu Gemüte führten. Passender Werbespruch für den Film: „Mit 14 hatte sie schon ein Leben hinter sich."

In einem Fazit zur Literatur über Prävention bei Jugendlichen schreibt *Nöcker* (1985): „Prävention scheint sehr viel überzeugender zu sein, wenn **für** etwas geworben wird – hier ein gesunder Lebensstil – als wenn versucht wird, abweichendes Verhalten zu verhindern... In diesem Sinne soll der Rauschmittelkonsum nicht länger nur unter dem Aspekt der Devianz betrachtet werden, sondern als eine wahrscheinliche persönliche Erfahrung, mit der Jugendliche im Verlauf ihrer Adoleszenz konfrontiert werden. Die Aufgabe von Prävention muß daher sein, diese Erfahrungen aufzugreifen und zu berücksichtigen. Damit ist zugleich die Aufgabe verbunden, zu zeigen, wie ein gesunder Lebensstil möglich ist, der keine Rauschmittel benötigt, um z. B. Zufriedenheit, Spannung und Entspannung erleben zu können.

Es ist makaber, daß gerade Alkohol- und Zigarettenindustrie die Zielgruppe der jüngeren Konsumenten mit Begriffen wie Lebensfreude, Lebensqualität, Dynamik, Abenteuer, Exotik (und vor allem Erotik – die Verfasser) zu stimulieren versuchen und in der Prävention immer noch mit Gefährdungspotential, Horrorbildern und Tatsachen wie mit alten Ladenhütern geworben wird. Lust, Spaß und Abenteuer können aber auch Bestandteil eines Lebensstils sein, den es durch Prävention zu vermitteln gilt." –

Als Ärzte sind wir an der Meinungsbildung in der Öffentlichkeit wesentlich beteiligt. Nicht nur als Vorbild, sondern auch als Initiator präventiver Bemühungen können wir Denkanstöße geben, z. B. zu Initiativen wie „Eine Woche ohne Alkohol" oder „In jeder Gaststätte ein ansprechendes nichtalkoholisches Getränk, das billiger ist als Bier."

Gut präpariert kann man auch in die Diskussion um die Legalisierung von Haschisch, um Methadon-Programme, um AIDS-Prophylaxe eingreifen.

Die Jugendlichen sind in ihren Konsumgewohnheiten kritischer als die Erwachsenen. Trotzdem ist in den letzten Jahren ein erneuter Anstieg des Drogenkonsums und der Drogentoten zu verzeichnen. Es bleibt abzuwarten, ob wir in eine ähnliche Situation wie in den 70er Jahren geraten.

Literatur zu Kap. 3, Abschn. 3.8

1 Bayerisches Staatsministerium des Inneren (Hrsg.): Suchtbekämpfung in Bayern. 13. Bericht der interministeriellen Arbeitsgruppe zur Bekämpfung des Drogen- und Rauschmittelmißbrauchs, München 1983
2 Bayerisches Staatsministerium des Inneren (Hrsg.): Jugend fragt Jugend (Befragung 1984), München 1986
3 *Berger, H., A. Legnaro, K. H. Reuband* (Hrsg.): Jugend und Alkohol – Trinkmuster, Suchtentwicklung und Therapie. Kohlhammer, Stuttgart 1980

4 Bundesminister für Jugend, Familie und Gesundheit (Hrsg.): Konsum und Mißbrauch von Alkohol und illegalen Drogen, Medikamenten und Tabakwaren durch junge Menschen. Reha-Verlag, Bonn 1983
5 *Feuerlein, W.*: Alkoholismus – Mißbrauch und Abhängigkeit. 3. überarb. u. erw. Auflage. Thieme, Stuttgart 1984
6 *Feuerlein, W.* (Hrsg.): Theorie der Sucht – 6. wissenschaftliches Symposium der DHS in Tutzing. Springer, Berlin 1986
7 *Glaeske, G.*: Medikamentenstatistik 1985. DHS Infodienst 2/86, Hamm 1986
8 *Hofmann, A.*: LSD – Seine Erfindung und Stellung innerhalb der Psycho-Drogen. In: *Völger, G., K. v. Welck* (Hrsg.), Rausch und Realität. Drogen im Kulturvergleich, 3 Bde. Rowohlt Taschenbuchverlag, Reinbek 1982, 1118–1127
9 *Kolitzus, H.*: „Christiane F. – Wir Kinder vom Bahnhof Zoo" – Ein Drogenpräventions-Film? Kritische Gedanken zur Darstellung von Suchtproblemen in Spiel- und Dokumentarfilmen. Suchtgefahren 34 (1988) 137–144
10 *Kreutzer, A., R. Wille*: Drogen-Kriminologie und Therapie, R. v. Deckers, C. F. Müller, Heidelberg 1988
11 *Mohl, H.* (Hrsg.): Sucht – Erfahrungen, Probleme, Informationen. Goldmann (Nr. 6804), München 1984
12 *Nöcker, G.*: Teenage Institute, ein primär-präventiver Ansatz. In: Suchtgefahren 31 (1985) 420–424
13 *Seifert-Schröder, B.*: Drogenstatistik 1985. DHS Infodienst 3/86, Hamm 1986
14 *Spies, G., K.-R. Winkler*: Die Zurückstellung der Strafe nach § 35 BtmG. Eine Erhebung bei ambulanten Einrichtungen für Abhängige und Gefährdete. In: Suchtgefahren 32 (1986) 180–189
15 *Täschner, K.-L.*: Das Cannabis-Problem – Haschisch und seine Wirkungen, 3. erw. Auflage. Deutscher Ärzte-Verlag, Köln 1986
16 Theater Rote Grütze: Mensch ich lieb dich doch – Ein Stück für Leute, die das Leben suchen. Weismann, München 1981
17 *Tretter, F., R. Wille, H. Kolitzus* (Hrsg.): Sucht im Film – Alkohol, Medikamente und Drogen in Spiel- und Dokumentarfilmen. Medien 4/5. Spieß, Berlin 1982/83
18 *Völger, G., K. v. Welck* (Hrsg.): Rausch und Realität. Drogen im Kulturvergleich, 3 Bde. Rowohlt-Taschenbuchverlag, Reinbek 1982
19 *Wessel, J.*: Zur Mortalitätsgefährdung junger Drogenabhängiger – Auswertungen zu den Umständen des Todes bei gestorbenen Süchtigen und Analyse von Biographiemerkmalen im Vergleich mit Rehabilitierten. Diss. FU Berlin 1986
20 *Wille, R.*: Suchtverläufe und ihre Darstellung im Film – Forderungen aus der Sicht der Prävention. In: **17**, 29–34
21 *Wille, R.*: AIDS und Drogenabhängigkeit. In: *Jäger, H., L. Wiener* (Hrsg.), Psychosoziale Betreuung von AIDS- und AIDS-Vorfeld-Patienten. Thieme, Stuttgart (1987) 81-110
22 *Ziegler, H., B. Wunschmann, B. Neß* (DHS) (Hrsg.): Jahrbuch zur Frage der Suchtgefahren 1990. Neuland, Hamburg 1989

3.9 Arbeitsmedizinische Gesichtspunkte

J. RUTENFRANZ †

Heranwachsende zeigen gegenüber Erwachsenen nicht nur Differenzen im Wachstum und in der Entwicklung, sondern auch in ihren funktionellen Leistungen. Dies gilt generell für alle Lebensvorgänge, läßt sich aber besonders deutlich an funktionellen Leistungen zeigen, die wir mit beruflichen Tätigkeiten in Zusammenhang bringen können.

3.9.1 Abhängigkeit der körperlichen Leistungsfähigkeit von Lebensalter, Geschlecht und körperlicher Entwicklung

Der Begriff der körperlichen Leistungsfähigkeit ist physiologisch gesehen mehrdeutig. Er umfaßt wenigstens 3 Teilaspekte (*Rutenfranz* 1969), die für die Erwerbstätigkeit von Heranwachsenden bedeutsam sind:

● sensomotorische Leistungsfähigkeit,
● Muskelkraft sowie
● kardiopulmonale Leistungsfähigkeit (*Fowler* u. *Gardner* 1963; *Fleishman* 1964).

Von diesen Teilkomponenten weist die **sensomotorische Leistungsfähigkeit,** operational definiert z. B. als Handgeschicklichkeit („finger dexterity") bzw. Auge-Hand-Koordination („tracking behaviour"), eine deutliche Abhängigkeit von Lernprozessen auf einschließlich des Vortrainings aus dem täglichen Leben. Es besteht eine Altersabhängigkeit, aber keine Geschlechtsabhängigkeit (z. B. *Rutenfranz* et al. 1962; *Rutenfranz* u. *Iskander* 1970; *Rutenfranz* u. *Berndt* 1976).

Im Gegensatz hierzu finden sich für die **Muskelkraft** deutliche Geschlechts- und Altersabhängigkeiten im Jugendalter, wobei Wachs-

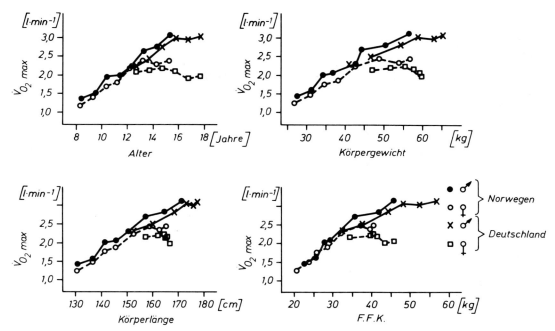

Abb. 3.7 Mittlere maximale O$_2$-Aufnahme in Abhängigkeit von Lebensalter, Körperlänge, Körpermasse bzw. fettfreier Körpermasse (nach *Rutenfranz* et al. 1981a)

tums- und Trainingseinflüsse von Bedeutung sind (z. B. *Kirsten* 1963).

Eine besondere Bedeutung für die generelle Lebensgestaltung und für wichtige berufliche Tätigkeiten kommt jedoch der Entwicklung der **kardiopulmonalen Leistungsfähigkeit**, operational definiert als maximale O$_2$-Aufnahmefähigkeit, im Jugendalter zu. Hinsichtlich der aeroben Leistungsfähigkeit liegen uns aus den letzten 20 Jahren zahlreiche Ergebnisse von Querschnittstudien aus vielen europäischen und außereuropäischen Ländern vor, so daß heute genügend Normwerte für die einzelnen Altersklassen beider Geschlechter existieren (*Bar-Or* 1986). Zusätzliche Hinweise auf die Variabilität dieser Kenngröße bei Heranwachsenden konnten inzwischen aus Längsschnittstudien gewonnen werden (z. B. *Kobayashi* et al. 1978; *Rutenfranz* et al. 1981a, b, 1982; *Kemper* et al. 1983; *Rutenfranz* 1986).

Aus den vorliegenden Longitudinalstudien läßt sich ableiten, daß die kardiopulmonale Leistungsfähigkeit bei der Normalbevölkerung vor der Pubertät vornehmlich von genetischen Faktoren (*Rutenfranz* u. *Singer* 1980) und weniger von Verhaltensfaktoren (*Rutenfranz* et al. 1982) determiniert wird.

Wie Abb. 3.7 erkennen läßt, nimmt die maximale O$_2$-Aufnahme zwischen dem 8. und 17. Lebensjahr entsprechend den geschlechtsspezifischen Wachstumskurven zu (*Rutenfranz* et al. 1981a). Wählt man als Ordnungsprinzip für die Meßwerte allerdings den Zeitpunkt des puberalen Wachstumsschubes (Abb. 3.8), dann liegen geschlechtsspezifische lineare Beziehungen nur bis zu diesem Zeitpunkt vor, während danach verhaltensbezogene Parameter von größerer Bedeutung werden (*Rutenfranz* et al. 1984). Dies

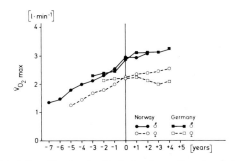

Abb. 3.8 Maximale O$_2$-Aufnahme (l · min^{-1}) bezogen auf den Zeitpunkt des größten Längenwachstums (aus *Rutenfranz* et al. 1984)

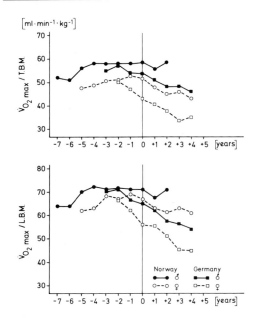

Abb. 3.9 Maximale O$_2$-Aufnahme relativ zur Körpermasse (T. B. M.) bzw. zur fettfreien Körpermasse (L. B. M.) bezogen auf den Zeitpunkt des größten Längenwachstums (aus *Rutenfranz* et al. 1984)

wird insbesondere klar, wenn man die maximale O$_2$-Aufnahme zum Körpergewicht bzw. zur fettfreien Körpermasse in Beziehung setzt (Abb. 3.9). Dann wird deutlich, daß sich eine unzureichende körperliche Aktivität nach dem Eintritt der Pubertät im Konstantbleiben der Absolutwerte zeigt, was auf die genetisch präformierten Endwerte von Wachstums- und Entwicklungsprozessen zurückzuführen ist.

Bezieht man aber die Relativwerte der maximalen O$_2$-Aufnahme mit in die Betrachtung ein, dann wird deutlich, daß sich vor allem bei **weiblichen Jugendlichen** bereits ein deutlicher Abfall der körperlichen Leistungsfähigkeit nach dem Eintritt der Pubertät abzeichnet, der einmal durch einen relativ stärkeren Fettanteil an der Gewichtszunahme bedingt ist, zum anderen durch einen mehr inaktiven Lebensstil nach dem Abklingen des natürlichen Bewegungsdranges erklärt werden muß (*Rutenfranz* et al. 1973; *Rutenfranz* et al. 1982). Aus diesem Grunde benötigen gerade Jugendliche ab der Pubertät gezielte Trainingshinweise und Trainingsanreize (*Mocellin* u. *Rutenfranz* 1973; *Masironi* u. *Denolin* 1985).

Neben der aeroben Leistungsfähigkeit hat in den letzten Jahren auch die **anaerobe Leistungsfähigkeit** zunehmend an Bedeutung gewonnen. Seit den Untersuchungen von *Máček* und *Vávra* (1969, 1980) weiß man, daß Kinder, aber auch noch Jugendliche, bei dynamischen Arbeiten eine geringere Sauerstoffschuld eingehen als Erwachsene. Dies führt zu niedrigeren Laktatwerten beim Erreichen der maximalen O$_2$-Aufnahme (z. B. 40 – 60 mg % gegenüber 100 mg % bei Erwachsenen (*Cumming* et al. 1985)). Diese unterschiedlichen Maximalwerte lassen sich nach *Eriksson* (1972) dadurch erklären, daß bei Heranwachsenden die Phosphorfruktokinase noch nicht voll funktionsfähig ist.

Nun führen hohe Laktatwerte immer zu körperlichen Beschwerden; die Beschwerdetoleranz ist aber sicher motivationsabhängig, was insbesondere die Untersuchungen von *Klimt* et al. (1973, 1976) bei 8jährigen Kindern gezeigt haben. Es muß darum z. Z. offen bleiben, ob die Laktatproduktion pro Zeiteinheit bei Heranwachsenden geringer ist (*Davis* 1985) oder ob sie über einen schnelleren Laktatmetabolismus verfügen (*Brooks* 1985). Beide Annahmen wären mit den vorliegenden Untersuchungsbefunden vereinbar (*Máček* 1986).

Praktische Konsequenzen

Die vorliegenden Untersuchungen lassen erkennen, daß Heranwachsende weder mit 16 noch mit 18 Jahren als Erwachsene bezeichnet werden können. Zwar kommt Wachstumsprozessen für die Entwicklung der körperlichen Leistungsfähigkeit zweifellos eine dominierende Rolle zu, doch wird gleichzeitig deutlich, daß nach der Pubertät Stabilisierungsprozesse zwischen der erreichten Körpermasse (speziell dem geschlechtsspezifischen Fettanteil) und der kardiopulmonalen Leistungsfähigkeit in Gang gesetzt werden müssen, welche nur über gezielte Trainingsansätze zu einem erfolgreichen Abschluß gebracht werden können.

Da die wachstumsbedingten Zunahmen der Leistungsfähigkeit nach der Pubertät sehr bald auslaufen, kann das genetisch präformierte Leistungspotential nicht ohne persönliches Engagement gehalten werden. Erst nach einem positiven oder negativen Abschluß dieser Stabilisierungsprozesse sollte darum vom Erwachsenenalter gesprochen werden (*Rutenfranz* et al. 1973). Die Bedeutung dieser Stabilisierung im Laufe des Jugendalters wird letztlich z. B. für die Entwicklung kardiovaskulärer Risikofaktoren bei Heranwachsenden (*Montoye* 1985; *Bell* et al. 1986) und bei Erwachsenen zu einem wichtigen präventiven Faktor im Berufsleben des Erwachsenen (*Ilmarinen* et al. 1980).

3.9.2 Präventivmedizinische Überlegungen

Erkenntnisse der Arbeitsmedizin über die Gefährdung von Personen durch berufliche Tätigkeiten sollten möglichst umgehend in präventivmedizinische Konsequenzen umgesetzt werden. Dieses Prinzip wurde im Rahmen des besonderen Arbeitsschutzes erwerbstätiger Jugendlicher über verschiedene gesetzliche Regelungen und Arbeitsschutzvorschriften seit Beginn der Industrialisierung im vorigen Jahrhundert konsequent praktiziert. Hier soll darum nur auf einige aktuell wichtig erscheinende Probleme näher eingegangen werden.

Verbot gefährlicher Arbeiten

Prinzipiell gilt im gesamten Arbeitsschutzrecht, daß niemand mit Tätigkeiten beschäftigt werden darf, von denen bekannt ist, daß sie Gesundheit und Leben eines Arbeitnehmers gefährden können. Diese Feststellung wird in der Praxis dadurch abgeschwächt, daß dabei grundsätzlich die Einhaltung der vorgeschriebenen Unfallverhütungsvorschriften, einschließlich der darin enthaltenen Vorschriften über das Tragen von Körperschutzmitteln (Sicherheitsschuhe, Helme, Gehörschutzkapseln etc.), mitbedacht werden muß.

Bei Jugendlichen lassen sich daraus 2 Gruppen von **Gefährdungen** ableiten:
- Gefährdungen durch Tätigkeiten, die zu Berufskrankheiten führen können sowie
- Gefährdungen durch Tätigkeiten mit erhöhten Unfallgefahren.

Dies ist in der Neufassung des **Jugendarbeitsschutzgesetzes** vom 12.4.1976 mit Einschluß der Änderung vom 15.10.1984 besonders kenntlich gemacht worden. Dort heißt es in § 22 „gefährliche Arbeiten" (1):
„Jugendliche dürfen nicht beschäftigt werden:
3. mit Arbeiten, die mit **Unfallgefahr** verbunden sind, von denen anzunehmen ist, daß Jugendliche sie wegen mangelnden Sicherheitsbewußtseins oder mangelnder Erfahrung nicht erkennen oder abwenden können".

Darunter fallen nach *Schulte Langforth* und *Welzel* (1966) z. B. Abbrucharbeiten, Arbeit auf Baggern, Flurförderzeugen, Hebezeugen, Umgang mit pyrotechnischen Gegenständen, Sprengarbeiten, Arbeit an Transmission und speziellen Maschinen.

Neben der Unfallverhütung kommt der **Verhinderung von Berufskrankheiten** innerhalb der Arbeitsmedizin eine besondere Bedeutung zu. Dies setzt Einsicht in die Wirkmechanismen voraus, um die vorgeschriebenen Schutzmaßnahmen bei Prozessen mit gefährdenden chemischen bzw. physikalischen Einwirkungen sachgerecht und konsequent anwenden zu können. Dies kann von Heranwachsenden nicht immer erwartet werden, vor allem wenn Verhaltensdiskrepanzen zwischen dem beruflichen und dem privaten Bereich gesellschaftstypisch geworden sind.

So ist es z. B. Vorschrift im Betrieb, daß bei Lärm oberhalb von 85 dB(A) persönliche Schutzausrüstung, wie Gehörschutzwatte bzw. Gehörschutzkapseln, getragen werden muß, während sich Tausende von Jugendlichen bei Pop-Konzerten oft über Stunden ungeschützt Lautstärken von über 110 dB(A) aussetzen dürfen (*Kylian* et al. 1982).

Ähnliches trifft für die Rauchgewohnheiten zu, die oft als sozial erwünschtes Verhalten imponieren. Wie will man in dieser Situation im Betrieb effektiv klarmachen, daß bestimmte chemische Substanzen evtl. in Verbindung mit einem erhöhten Zigarettenkonsum eine besondere Krebsgefährdung aufweisen?

Jedenfalls schreibt der § 22 (1) 6 vor, daß Jugendliche nicht beschäftigt werden dürfen

„mit Arbeiten, bei denen sie schädlichen Einwirkungen von Lärm, Erschütterungen, Strahlen oder von giftigen, ätzenden oder reizenden Stoffen ausgesetzt sind."

Typische verbotene Tätigkeiten für diesen Sektor finden sich z. B. bei der Herstellung von Alkali-Chromaten, elektrischen Akkumulatoren aus Blei, Tätigkeiten in Steinmetzbetrieben, bei der Bearbeitung von Abfällen oder Lumpen sowie beim Arbeiten an Pressen, Preßluftwerkzeugen und beim Schweißen (*Schulte Langforth* u. *Welzel* 1966).

Ein weiterer Gefährdungsbereich wird schließlich noch in § 22 (1) 5 angesprochen, bei dem es sich nicht um Unfälle oder chronische Erkrankungen, sondern um akute Überschreitungen von Regelmechanismen gegenüber **Umge-**

bungseinflüssen handelt. Hier wird offenbar vorausgesetzt, daß Heranwachsende gegenüber diesen Einflüssen sensibler seien als Erwachsene, was zumindest für warme Klimabedingungen bei natürlicher bzw. künstlicher Akklimatisation in dieser allgemeinen Form nicht zutrifft (*Piekarski* et al. 1986; *Bar-Or* 1980, 1986).

Es hat sich vielmehr zeigen lassen, daß die Regulationsmechanismen im Jugendalter voll entwickelt sind. Kleinere Körperoberflächen, wie Jugendliche sie gegenüber Erwachsenen noch aufweisen können, wirken sich darum im gemäßigten Klima bei schwerer körperlicher Arbeit günstig aus. Andererseits wirkt sich die zur Körpermasse relativ große, aber absolut kleine Körperoberfläche bei extremer Hitzebelastung ungünstig aus, weil relativ viel Wärme aufgenommen wird, bei der geringeren Schweißproduktion die Verdunstungskapazität bei Kindern jedoch erniedrigt ist (*Bar-Or* 1986).

Im § 22 (1) 4 wird festgelegt:
„Jugendliche dürfen nicht beschäftigt werden

4. mit Arbeiten, bei denen ihre Gesundheit durch außergewöhnliche Hitze oder Kälte oder starke Nässe gefährdet wird."

Solche Tätigkeiten findet man z. B. im Untertagebergbau, in Gießereien, in Ofenbetrieben sowie in Kälteanlagen (*Schulte Langforth* u. *Welzel* 1966).

Während im Jugendarbeitsschutzgesetz vom 9. 8. 1960 der spezielle Schutz vor gefährlichen Arbeiten auch auf 18 – 20jährige erweitert werden konnte, sieht die z. Z. gültige Fassung eine erhebliche Einschränkung dieses Altersstufenschutzes durch § 22 (2) vor, der lautet:
„Abs. 1 Nr. 3 – 5 gilt nicht für die Beschäftigung Jugendlicher über 16 Jahren soweit

1. dies zur Erreichung des Ausbildungszieles erforderlich ist und
2. ihr Schutz durch die Aufsicht eines Fachkundigen gewährleistet ist.

Werden sie in einem Betrieb beschäftigt, für den ein Betriebsarzt oder eine Fachkraft für Arbeitssicherheit verpflichtet ist, muß ihre betriebsärztliche oder sicherheitstechnische Betreuung sichergestellt sein."

Da die Ausbildung für einen Beruf heute meist jenseits des 16. Lebensjahres begonnen wird, kommt also einer zunehmend geringen Zahl von Jugendlichen diese wichtige präventive Arbeitsschutzmaßnahme zugute.

Schwere körperliche Arbeiten

Wie anhand des Belastungs-Beanspruchungs-Konzeptes (*Rohmert* u. *Rutenfranz* 1975; *Rutenfranz* 1986) aufgezeigt werden kann, kann man nur relativ zur Leistungsfähigkeit beschreiben, welche Arbeit für eine Person zu schwer ist, obschon wir anhand des Energieumsatzes oft

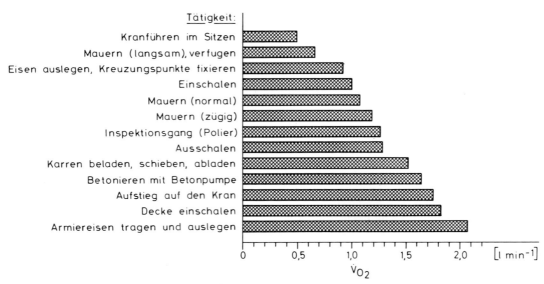

Abb. 3.10 Sauerstoffverbrauch ($l \cdot min^{-1}$) für verschiedene Tätigkeiten im Bauhauptgewerbe (nach *Klimmer* et al. 1983)

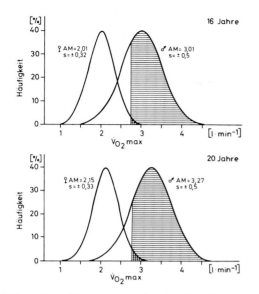

Abb. 3.11 Histogramm der kardiopulmonalen Leistungsfähigkeit ($\dot{V}_{O_2}$max) bei männlichen und weiblichen Personen im Alter von 16 bzw. 20 Jahren. Das Grenzkriterium für die bedenkenlose Beschäftigung ($2{,}75\,l\cdot min^{-1}$) ist besonders gekennzeichnet (aus *Rutenfranz* et al. 1982)

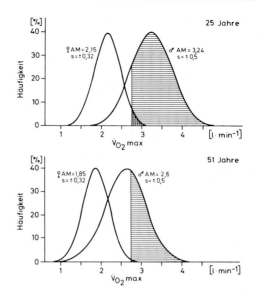

Abb. 3.12 Histogramm der kardiopulmonalen Leistungsfähigkeit ($\dot{V}_{O_2}$max) bei männlichen und weiblichen Personen im Alter von 25 bzw. 51 Jahren. Das Grenzkriterium für die bedenkenlose Beschäftigung ($2{,}75\,l\cdot min^{-1}$) ist besonders gekennzeichnet (aus *Rutenfranz* et al. 1982)

vorschnell Arbeiten generell als leicht oder schwer ansprechen. Zur Kennzeichnung dieser Tatsache wurde im Gesetzestext eine präzise Umschreibung gefunden. Sie lautet nach § 22 (1) 1: Jugendliche dürfen nicht beschäftigt werden „mit Arbeiten, die ihre Leistungsfähigkeit überschreiten".

Damit ist der Betriebsarzt dann aufgefordert, im Zweifelsfall die Belastung durch eine Tätigkeit evtl. durch Messung des Energieumsatzes (*Rutenfranz* et al. 1976; *Rohmert* u. *Rutenfranz* 1983) oder aus Tabellenwerken (z. B. *Spitzer* et al. 1982) zu ermitteln und gleichzeitig die körperliche Leistungsfähigkeit des Jugendlichen mit ergometrischen Methoden zu bestimmen (*Rutenfranz* u. *Klimmer* 1983; *Rutenfranz* 1985).

Die praktische Bedeutung dieses Ansatzes sei am Beispiel der schweren körperlichen Arbeit im Bauhauptgewerbe erläutert, für die der genannte § 22 (1) 1 besonders für weibliche, aber auch für männliche Jugendliche relevant ist. So kann man anhand von Energieumsatzmessungen zeigen, daß im Bauhauptgewerbe Tätigkeiten mit z. T. erheblichen O_2-Verbrauchswerten vorkommen (Abb. 3.10), aus denen sich als Grenzwert der benötigten kardiopulmonalen Leistungsfä-

higkeit eine maximale O_2-Aufnahme von $2{,}75\,l/min$ ableiten läßt (*Rutenfranz* et al. 1982; *Klimmer* et al. 1983).

Vergleicht man diesen Grenzwert mit den Häufigkeitsverteilungen der maximalen O_2-Aufnahmefähigkeit bei 16jährigen weiblichen und männlichen Jugendlichen, wie sie anhand von Untersuchungen an einer auswahlfreien mitteleuropäischen Stichprobe von *Seliger* und *Bartůněk* (1976) erstellt wurden, dann wird dieser Grenzwert nur bei ca. 1 % der weiblichen und ca. 70 % der männlichen Jugendlichen erreicht (Abb. 3.11). Im Alter von 25 Jahren erreichen diesen Grenzwert ca. 85 % der Männer, aber nur 3 % der Frauen (Abb. 3.12). Daraus folgt, daß bei der Entscheidung über die Zulassung für derartige berufliche Tätigkeiten bei weiblichen Personen keinesfalls auf eine exakte Bestimmung der körperlichen Leistungsfähigkeit verzichtet werden kann und daß sie auch für männliche Jugendliche empfohlen werden muß (*Rutenfranz* et al. 1982).

Ärztliche Untersuchungen

Im Rahmen präventiver Gesichtspunkte sind heute 3 Typen von ärztlichen Untersuchungen

Tabelle 3.19 Auflistung von gesundheitsgefährdenden Tätigkeitstypen nach dem Jugendarbeitsschutzgesetz

Aufgrund der Untersuchung halte ich gegenwärtig die Gesundheit des/der Jugendlichen durch die Ausübung nachstehend angekreuzter Arbeiten für gefährdet*) ☐

1. Körperlich   schwere ☐   mittelschwere ☐   Arbeiten
2. Arbeiten überwiegend im   Stehen ☐   Gehen ☐   Sitzen ☐
    Bücken ☐   Hocken ☐   Knien ☐
3. Arbeiten mit häufigem Heben, Tragen oder Bewegen von Lasten ohne mechanische Hilfsmittel ☐
4. Arbeiten, die besondere Anforderungen an das Greifen und Festhalten stellen ☐
    die die volle Gebrauchsfähigkeit beider Hände ☐   Arme ☐   Beine ☐   erfordern
5. Arbeiten, die Schwindelfreiheit erfordern ☐   Arbeiten mit Absturzgefahr ☐
6. Arbeiten überwiegend bei Kälte ☐   Nässe ☐   Zugluft ☐   starken Temperaturschwankungen ☐
    trockener Hitze ☐   feuchter Wärme ☐
7. Arbeiten unter besonderer Einwirkung von Lärm ☐   unter besonderer Einwirkung von mechanischen Schwingungen ☐
    (Erschütterungen) auf die Hände und Arme ☐   den ganzen Körper ☐
8. Arbeiten mit besonderer Belastung der Haut ☐
9. Arbeiten mit besonderer Belastung der Schleimhäute durch Stäube, Gase, Dämpfe, Rauch ☐
10. Arbeiten, die die volle Sehkraft ohne Brille ☐   Farbtüchtigkeit ☐   räumliches Sehen ☐   erfordern
11. Arbeiten mit besonderen psychischen Belastungen ☐
12. Sonstige Arbeiten ☐   nämlich _____

*) Zutreffendes ankreuzen

---

denkbar, die z. T. bereits praktiziert werden. Sie unterscheiden sich einmal in ihrer Absicht (z. B. Auswahl von Berufsanfängern oder Einleitung von Gesundheitsmaßnahmen) und zum anderen durch ihre abschließende Aussage (z. B. geeignet/nicht geeignet; gesund bzw. krank; gefährdet/nicht gefährdet).

● **Einstellungsuntersuchungen**

In Betrieben sind Ärzte häufig an Einstellungsuntersuchungen beteiligt. Dabei folgen sie sehr oft vorgegebenen Anforderungsprofilen, die meist unter ärztlicher Mitbeteiligung für die verschiedenen Berufsgruppen (*Scholz* u. *Wittgens* 1981) bzw. für einzelne Tätigkeiten (*Rohmert* u. *Landau* 1979) aufgestellt wurden.

Ein besonders einleuchtendes und praktikables Verfahren für diesen Untersuchungstyp wurde von *Hettinger* (1964) angegeben: für Tätigkeitsgruppen der Stahlindustrie wurden skalierte Anforderungsprofile erstellt, die jeweils mit skalierten ärztlichen Untersuchungsbefunden korrespondieren. Kommt es zu Diskrepanzen, so entscheidet der Arzt, ob die Größe der Diskrepanz zwischen Befund und Anforderung eine Nicht-Einstellung rechtfertigt.

Es ist leicht einzusehen, daß bei knapper Arbeitsmarktlage hier unbewußt eine Tendenz zur Einstellung vorliegen kann, während in Zeiten der Arbeitslosigkeit eher die Gefahr besteht, daß überstark selektiert wird. Der präventivmedizinische Aspekt dieses Untersuchungstyps muß darum nicht immer sehr groß sein.

● **Ärztliche Untersuchungen nach dem Jugendarbeitsschutzgesetz (§§ 32 – 46 JArbSchG)**

Bei den ärztlichen Untersuchungen nach dem Jugendarbeitsschutzgesetz (*Hellbrügge* 1962) wird eine standardisierte klinische Untersuchung mit einer abschließenden Beurteilung verbunden, ob der Heranwachsende durch eine oder mehrere von 12 Tätigkeitskategorien gefährdet werden kann (Tabelle 3.19). Diese Erstuntersuchung kann bis zu 14 Monate vor dem Eintritt in das Berufsleben durchgeführt werden. Aufgrund der Anamnese und der Untersuchung hat der Arzt zu beurteilen, ob er die Gesundheit oder die Entwicklung des Jugendlichen durch die Ausführung bestimmter Arbeiten oder durch die Beschäftigung während bestimmter Zeiten für gefährdet hält, und ob besondere der Gesundheit dienende Maßnahmen erforderlich sind. Diese Beurteilung muß dem Arbeitgeber in einer formalisierten Bescheinigung mitgeteilt werden.

Ein Jahr nach der Aufnahme der beruflichen Tätigkeit muß erneut eine Bescheinigung eines Arztes über eine „Nachuntersuchung" vorgelegt werden, die nicht länger als 3 Monate zurückliegen darf. „Weitere Nachuntersuchungen" in jährlichen Abständen können von dem Jugendlichen freiwillig in Anspruch genommen werden. Zusätzlich sind „Außerordentliche Nachuntersuchungen" von seiten des Arztes anzuordnen, wenn eine Untersuchung ergibt, daß ein Jugendlicher hinter dem seinem Alter entsprechenden Entwicklungsstand zurückgeblieben ist, wenn gesundheitliche Schwächen oder Schäden vorhanden sind, bzw. wenn die Auswirkungen der Beschäftigung auf die Gesundheit oder Entwicklung des Jugendlichen noch nicht zu übersehen sind.

Da die Jugendlichen zunehmend erst jenseits des 16. Lebensjahres – nicht zuletzt wegen der bis dahin in vielen Bundesländern geltenden Vollzeitschulpflicht – in den Beruf eintreten und im 18. Lebensjahr inzwischen ca. 30 % der Heranwachsenden ihre Berufsausbildung noch nicht abgeschlossen haben, wird in zunehmender Häufigkeit nur noch die Erstuntersuchung durchgeführt, so daß die Beurteilung der Auswirkung spezieller beruflicher Tätigkeiten durch die Nachuntersuchung weitgehend entfällt.

Darüber hinaus sind weitere kritische Anmerkungen zu diesem Untersuchungstyp zu machen, wenn man präventivmedizinische Aspekte in den Vordergrund stellt. Diese betreffen einmal die spezielle Qualifikation der an den Untersuchungen beteiligten Ärzte und zum anderen die Untersuchungssituation bzw. die Untersuchungszeitpunkte.

So erfordert die in allen Untersuchungen vorgesehene ärztliche Beurteilung sowohl pädiatrische als auch arbeitsmedizinische Kenntnisse, da die Entwicklung der Heranwachsenden und die Belastung durch berufliche Tätigkeiten gleichermaßen beurteilt werden müssen. Dies kann nur sehr selten von einer Person sachgemäß getan werden (*Hellbrügge* et al. 1960).

Eine Trennung beider Schritte in eine jugendärztlich-pädiatrische Untersuchung am Ende der Schulzeit mit Übergabe der Befunde an einen Arbeitsmediziner, der die berufliche Beurteilung vorzunehmen hätte, wäre darum sicher besser.

Die Zeitpunkte der Untersuchung sind das andere Problem. Untersuchungen, welche 14 Monate vor der Aufnahme einer Tätigkeit liegen, haben bei der Beurteilung des Entwicklungsstandes im Hinblick auf mögliche berufliche Gefährdungen wohl generell nur einen geringen Wert, wenn man die schnellen Wachstumsprozesse dieses Altersabschnittes berücksichtigt.

Außerdem ist zu bedenken, daß die wohlmeinende Absicht der genannten Regelung durch die derzeitige Lehrstellensituation belastet wird. Bei dem noch vorhandenen Überangebot an Auszubildenden finden die ärztlichen Untersuchungen oft unter einem erheblichen Druck durch Eltern und Jugendliche statt, so daß Befunde wie die Blutdruckmessung häufig zur Farce werden müssen, da emotionale Überhöhungen eher die Regel geworden sind. Zudem werden Tätigkeitseinschränkungen häufig als unüberwindbare Hindernisse auf dem Weg zu einem Ausbildungsvertrag angesehen, was die Absichten des Gesetzgebers eher ins Gegenteil verkehrt.

● **Arbeitsmedizinische Vorsorgeuntersuchungen für berufstätige Jugendliche**

Die oben vorgeschlagene Zweiteilung der ärztlichen Untersuchung zum Jugendarbeitsschutzgesetz in eine pädiatrisch-jugendmedizinische am Ende der Schulzeit und eine arbeitsmedizinische Vorsorgeuntersuchung am Beginn und während der beruflichen Ausbildung von Jugendlichen, hätte wohl alle fachlichen Argumente auf ihrer Seite. Dies betrifft nicht zuletzt die dafür notwendige fachliche Qualifikation der Ärzte in beiden Disziplinen.

Während im Jahre 1960 die ärztliche Betreuung berufstätiger Jugendlicher quasi in einem fachlichen „Niemandsland" stattfinden mußte, hat sich dies durch die Ausweitung der pädiatrischen Zuständigkeit auf den jugendmedizinischen Bereich, der sich im Ausland längst angekündigt hatte (*Gallagher* 1960), sowie die Einrichtung einer neuen ärztlichen Spezialdisziplin, der Arbeitsmedizin, grundsätzlich geändert. Es erscheint mir darum wichtig, aus dieser neuen Situation baldmöglichst Konsequenzen für die Weiterentwicklung der Untersuchung nach dem Jugendarbeitsschutzgesetz in arbeitsmedizinische, d. h. präventivmedizinisch orientierte Untersuchungen vorzunehmen.

Als beispielhaft sollte man sich dabei an dem System arbeitsmedizinischer Vorsorgeuntersuchungen orientieren, das von den Berufsgenossenschaften für viele berufliche Situationen vorbildhaft entwickelt wurde. Während hier zumeist spezielle Gefährdungen im Hinblick auf Berufskrankheiten und Berufsunfälle im Vordergrund stehen, sollten diese Untersuchungen das Ziel haben, darüber hinaus zur Verhinderung sog. „tätigkeitsbezogener Erkrankungen" (job related diseases) beizutragen, die in der Arbeitswelt zunehmend an Bedeutung gewinnen (*Rutenfranz* 1983).

Unter **„tätigkeitsbezogenen Erkrankungen"** versteht die Arbeitsmedizin Krankheitsgruppen, die zwischen Berufskrankheiten und Erkrankungen im Sinne der RVO stehen, bei denen also Risikofaktoren aus dem privaten und dem beruflichen Bereich zusammenwirken müssen, wie z. B. muskulo-skelettale Beschwerden, Duodenal-Ulcera und kardiovaskuläre Erkrankungen.

Aus diesem Grunde sollte die Bestimmung von Risikofaktoren für diese Erkrankungsgruppe in derartige Untersuchungen (z. B. Cholesterin-Bestimmung, Zigaretten-Konsum etc.) ebenso mit aufgenommen werden, wie die Pflicht zur evtl. Intervention. Nur auf diese Weise wird es letztlich möglich werden, zwischen beruflichen und verhaltensbedingten Risikofaktoren zu unterscheiden. Außerdem sollten die für die Berufskrankheitenverhütung bereits bewährten „arbeitsmedizinischen Kriterien" für die Aufnahme verschiedener beruflicher Tätigkeiten altersgerecht angepaßt werden. Insbesondere sollten hier die Ausschlußgründe für den Umgang mit speziellen Arbeitsstoffen, auch zum Zwecke der Ausbildung, weiter spezifiziert werden können (*Hauptverband der gewerblichen Berufsgenossenschaften* 1981).

Praktische Schlußfolgerungen

Die Weiterentwicklung präventiver Maßnahmen im Rahmen des Jugendarbeitsschutzes kann durch die Etablierung der jugendärztlichen Aufgaben im Rahmen der Pädiatrie neue Impulse erhalten. Es wäre darum angezeigt, eine engere Kooperation zwischen Pädiatern und Arbeitsmedizinern erneut anzustreben, um den Übergang von der Betreuung Heranwachsender im Schulalter und im Berufsleben besser präventivmedizinisch abzusichern. Dazu wäre es notwendig, die bereits bestehenden wissenschaftlichen Kontakte (z. B. in der „European Group on Pediatric Work Physiology" (*Rutenfranz* et al. 1986)) fachlich zu erweitern und bestehende berufspolitische Hemmnisse abzubauen, wie sie z. B. in der nicht mehr möglichen gleichzeitigen Qualifikation als „Arzt für Kinderheilkunde" und „Arzt für Arbeitsmedizin" bestehen. Nur wenn beide Spezialisten wirklich zusammenarbeiten, besteht Hoffnung auf eine notwendige fachliche und wissenschaftliche Verbindung der heutigen präventivmedizinischen Untersuchungen im Jugendalter.

Literatur zu Kap. 3, Abschn. 3.9

1 *Bar-Or, O.:* Climate and the exercising child – a review. Int. J. Sports Med. 1 (1980) 53 – 65

2 *Bar-Or, O.:* Die Praxis der Sportmedizin in der Kinderheilkunde. Physiologische Grundlagen und klinische Anwendung. Übers. u. bearb. von G. und R. Rost. Springer, Berlin, New York 1986

3 *Bell, R. D., M. Máček, J. Rutenfranz, W. H. M. Saris:* Health indicators and risk factors of cardiovascular diseases during childhood and adolescence. In: *Rutenfranz, J., R. Mocellin, F. Klimt* (Eds.), Children and exercise XII, pp. 19 – 27. Human Kinetics Publ., Champaign, Ill. 1986 (International series on sport sciences, Vol. 17)

4 *Brooks, G. A.:* Anaerobic threshold: review of the concept and directions for future research. Med. Sci. Sports Exerc. 17 (1985) 22 – 31

5 *Cumming, G. R., L. Hastman, J. McCort:* Treadmill endurance times, blood lactate, and exercise blood pressures in normal children. In: *Binkhorst, R. A., H. C. G. Kemper, W. H. M. Saris* (Eds.), Children and exercise XI, pp. 140 – 150. Human Kinetics Publ., Champain, Ill. 1985 (International series on sport sciences, Vol. 15)

6 *Davis, J. A.:* Anaerobic threshold: review of the concept and directions for future research. Med. Sci. Sports Exerc. 17 (1985) 6 – 18

7 *Eriksson, B. O.:* Physical training, oxygen supply and muscle metabolism in 11 – 13-year old boys. Acta Physiol. Scand., Suppl. 384 (1972) 1 – 48

8 *Fleishman, E. A.:* The structure and measurement of physical fitness. Prentice-Hall, Englewood Cliffs, N. J. 1964

9 *Fowler, W. M., G. W. Gardner:* The relation of cardiovascular tests to measurements of motor performance and skills. Pediatrics 32 (1963) 778 – 789

10 *Gallagher, J. R.:* Medical care of the adolescent. Appleton Century Crofts Inc., New York 1960

11 *Hauptverband der gewerblichen Berufsgenossenschaften* (Hrsg.): Berufsgenossenschaftliche Grundsätze für arbeitsmedizinische Vorsorgeuntersuchungen. Losseblattsammlung, 2. Ausg. Gentner, Stuttgart 1981

12 *Hellbrügge, Th.* (Hrsg.): Vorsorgeuntersuchungen bei Jugendlichen. Wissenschaftliche Beiträge zur Durchführung der Untersuchungen nach dem Jugendarbeitsschutzgesetz. Deutscher Ärzte-Verlag, Köln 1962

13 *Hellbrügge, Th., J. Rutenfranz, O. Graf:* Gesundheit und Leistungsfähigkeit im Kindes- und Jugendalter. Thieme, Stuttgart 1960 (Arbeit und Gesundheit N. F., H. 71)

14 *Hettinger, Th.:* Die Flächenlochkarte als Hilfsmittel arbeitsphysiologischer Rationalisierung im Betrieb. Arbeitswissenschaft 3 (1964) 101 – 106

15 *Ilmarinen, J., P. Knauth, J. Rutenfranz, M. J. Karvonen:* Untersuchungen über unterschiedliche präventive Effekte von habituellen körperlichen Aktivitäten in Beruf bzw. Freizeit. 1. Prävalenz von Risikofaktoren für Herz- und Kreislaufkrankheiten in Gruppen mit unterschiedlicher habitueller körperlicher Aktivität. Int. Arch. Occup. Environ. Hlth. 45 (1980) 15 – 33

16 *Kemper, H. C. G., H. J. P. Dekker, M. G. Ootjers, B. Post, J. Snel, P. G. Splinter, L. Storm-van Essen, R. Verschuur:* Growth and health of teenagers in the Netherlands: survey of multidisciplinary longitudinal studies and comparison to recent results of a Dutch study. Int. J. Sports Med. 4 (1983) 202 – 214

17 *Kirsten, G.:* Der Einfluß isometrischen Muskeltrainings auf die Entwicklung der Muskelkraft Jugendlicher. Int. Z. Angew. Physiol. 19 (1963) 387 – 402

18 *Klimmer, F., H. Kylian, J. Ilmarinen, J. Rutenfranz:* Arbeitsmedizinische und arbeitsphysiologische Untersuchungen bei verschiedenen Tätigkeiten im Bauhauptgewerbe. Arbeitsmed. Sozialmed. Präventivmed. 18 (1983) 143 – 147

19 *Klimt, F., R. Pannier, D. Paufler, E. Tuch:* Körperliche Belastung acht- bis neunjähriger Kinder durch einen 800-m-Lauf. Schweiz. Z. Sportmed. 21 (1973) 57 – 74

20 *Klimt, F., J. Rutenfranz, P. Knauth:* Sport scolaire et physiologie du travail. Méd. Sport 50 (1976) 31 – 35

21 *Kobayashi, K., K. Kitamura, M. Miura, H. Sodeyama, Y. Murase, M. Miyashita, H. Matsui:* Aerobic power as related to body growth and training in Japanese boys: a longitudinal study. J. Appl. Physiol. 44 (1978) 666 – 672

22 *Kylian, H., F. Klimmer, W. Bopp, J. Rutenfranz:* Physiologische Arbeitsablaufstudien während verschiedener Tätigkeiten bei Fernsehproduktionen mit zusätzlicher Kälte- bzw. Lärmexposition. Verh. Dt. Ges. Arbeitsmed. 22 (1982) 345 – 353

23 *Máček, M.:* Aerobic and anaerobic energy output in children. In: *Rutenfranz, J., R. Mocellin, F. Klimt* (Eds.), Children and exercise XII, pp. 3 – 9. Human Kinetics Publ., Champaign, Ill. 1986 (International series on sport sciences, Vol. 17)

24 *Máček, M., J. Vávra:* Aerobic and anaerobic metabolism during exercise in childhood. Malattie Cardiovascolari 10 (1969) 1 – 12

25 *Máček, M., J. Vávra:* The adjustment of oxygen uptake at the onset of exercise: A comparison between prepubertal boys and young adults. Int. J. Sports Med. 1 (1980) 70 – 72

26 *Masironi, R., H. Denolin* (Eds.): Physical activity in disease prevention and treatment. Piccin Nuova Libraria, Padua, Italy and Butterworths, London 1985

27 *Mocellin, R., J. Rutenfranz:* Einfluß des Trainings auf die Leistungsfähigkeit jugendlicher Sportler. In: *Rouš, J.* (Ed.), Cycling and health, pp. 22 – 29. Bratislava 1973

28 *Montoye, H. J.:* Risk indicators for cardiovascular disease in relation to physical activity in youth. In: *Binkhorst, R. A., H. C. G. Kemper, W. H. M. Saris* (Eds.), Children and exercise XI, pp. 3 – 25. Human Kinetics Publ., Champaign, Ill. 1985 (International series on sport sciences, Vol. 15)

29 *Piekarski, C., P. Morfeld, B. Kampmann, R. Ilmarinen, H. G. Wenzel:* Heat-stress reactions of the growing child. In: *Rutenfranz, J., R. Mocellin, F. Klimt* (Eds.), Children and exercise XII, pp. 403 – 412. Human Kinetics Publ., Champaign, Ill. 1986 (International series on sport sciences, Vol. 17)

30 *Rohmert, W., K. Landau:* Das Arbeitswissenschaftliche Erhebungsverfahren zur Tätigkeitsanalyse (AET). Huber, Bern 1979

31 *Rohmert, W., J. Rutenfranz:* Arbeitswissenschaftliche Beurteilung der Belastung und Beanspruchung an unterschiedlichen industriellen Arbeitsplätzen. Der Bundesminister für Arbeit und Sozialordnung, Bonn 1975

32 *Rohmert, W., J. Rutenfranz* (Hrsg.): Praktische Arbeitsphysiologie. Begr. von G. Lehmann. 3., neubearb. Aufl. Thieme, Stuttgart, New York 1983

33 *Rutenfranz, J.:* Arbeitsmedizinisches Gutachten: Ist Nachtarbeit für Frauen gesundheitsgefährdender als für Männer? Institut für Arbeitsmedizin, Gießen 1969 (Unveröff. Manuskr.)

34 *Rutenfranz, J.:* Arbeitsbedingte Erkrankungen – Überlegungen aus arbeitsmedizinischer Sicht. Arbeitsmed. Sozialmed. Präventivmed. 18 (1983) 257 – 267

35 *Rutenfranz, J.:* Energy expenditure constrained by sex and age. Ergonomics 28 (1985) 115 – 118

36 *Rutenfranz, J.:* Longitudinal approach to assessing maximal aerobic power during growth: The European experience. Med. Sci. Sports Exerc. 18 (1986) 270 – 275

37 *Rutenfranz, J., I. Berndt:* Influence of age, rest pauses, body position and knowledge of results on the learning procedure of a tracking task. In: *Simri, U.* (Ed.), Motor learning in physical education and sport. Proceedings of an International Seminar, April 1976, pp. 209 – 221. Wingate Institute for Physical Education and Sport, Netanya (Israel) 1976

38 *Rutenfranz, J., I. Berndt, H. Frost, R. Mocellin, R. Singer, W. Sbresny:* Physical performance capacity determined as W_{170} in youth. In: *Bar-Or, O.* (Ed.), Pediatric Work Physiology. Proc. of the 4th International Symposium, Wingate Institute, Israel, April 1972, pp. 245 – 249. Tel Aviv 1973

39 *Rutenfranz, J., Th. Hettinger, Th. Hellbrügge:* Untersuchungen über die Entwicklung der Handgeschicklichkeit von Kindern und Jugendlichen. Z. Kinderheilk. 87 (1962) 169–183

40 *Rutenfranz, J., Th. Hettinger, J. Ilmarinen, F. Klimmer:* Beurteilung der Eignung zu schwerer körperlicher Arbeit. In: *Drasche, H.* (Mitarb.), Ökologischer Kurs: Teil Arbeitsmedizin. S. 12–24. Enke, Stuttgart 1976

41 *Rutenfranz, J., A. Iskander:* Untersuchungen über die Beeinflussung des Erlernens einer einfachen sensumotorischen Fertigkeit durch die Bekanntgabe der Lernresultate bei verschiedenen Übungsbedingungen. Int. Z. Angew. Physiol. 29 (1970) 44–54

42 *Rutenfranz, J., F. Klimmer:* Sportphysiologische Methoden. In: *Willimczik, K.* (Hrsg.), Grundkurs Datenerhebung 1, 2., überarb. Aufl. S. 135–176. Czwalina, Ahrensburg bei Hamburg 1983 (Forschungsmethoden in der Sportwissenschaft, Bd. 2)

43 *Rutenfranz, J., F. Klimmer, J. Ilmarinen:* Arbeitsphysiologische Überlegungen zur Beschäftigung von weiblichen Jugendlichen und Frauen im Bauhauptgewerbe. Gentner, Stuttgart 1982 (Schriftenreihe Arbeitsmedizin, Sozialmedizin, Präventivmedizin, Bd. 70)

44 *Rutenfranz, J., K. Lange Andersen, V. Seliger, J. Ilmarinen, F. Klimmer, H. Kylian, M. Ruppel:* Maximal aerobic power affected by maturation and body growth during childhood and adolescence. In: *Ilmarinen, J., I. Välimäki* (Eds.), Children and sport. Paediatric work physiology, pp. 67–85. Springer, Berlin, New York 1984

45 *Rutenfranz, J., K. Lange Andersen, V. Seliger, F. Klimmer, I. Berndt, M. Ruppel:* Maximum aerobic power and body composition during the puberty growth period: Similarities and differences between children of two European countries. Europ. J. Pediatr. 136 (1981 a) 123–133

46 *Rutenfranz, J., K. Lange Andersen, V. Seliger, F. Klimmer, J. Ilmarinen, M. Ruppel, H. Kylian:* Exercise ventilation during the growth spurt period: Comparison between two European countries. Europ. J. Pediatr. 136 (1981 b) 135–142

47 *Rutenfranz, J., R. Mocellin, F. Klimt* (Eds.): Children and exercise XII. Proc. of a symposium held in Hardehausen, FRG, Sept. 1985. Human Kinetics Publ., Champaign, Ill. 1986 (International series on sport sciences, Vol. 17)

48 *Rutenfranz, J., R. Singer:* The influence of sport activity on the development of physical performance capacities of 15–17-year-old boys. In: *Berg, K., B. O. Eriksson* (Eds.), Children and exercise IX, pp. 160–165. University Park Press, Baltimore 1980 (International series on sport sciences, Vol. 10)

49 *Scholz, J. F., H. Wittgens* (Hrsg.): Arbeitsmedizinische Berufskunde. Gentner, Stuttgart 1981

50 *Schulte Langforth, M., K. Welzel:* Jugendarbeitsschutzgesetz. Kommentar, 2. Aufl. Vahlen, Berlin 1966

51 *Seliger, V., Z. Bartůněk:* Mean values of various indices of physical fitness in the investigation of Czechoslovak population aged 12–55 years. International Biological Programme results of investigations 1968–1974. Charles University, Prague 1976

52 *Spitzer, H., Th. Hettinger, G. Kaminsky:* Tafeln für den Energieumsatz bei körperlicher Arbeit. 6., vollst. überarb. Aufl. Beuth, Berlin 1982

„Die abschließende Durchsicht von Abschnitt 3.9 hat Herr Dr. Klimmer, Institut für Arbeitsphysiologie an der Universität Dortmund, vorgenommen."

4 Die Bedeutung chronischer Behinderungen und Krankheiten

4.1 Chronische Erkrankungen des Zentralnervensystems

G. GROSS-SELBECK

Chronische Erkrankungen des Zentralnervensystems im Jugendalter können in diesem Lebensabschnitt neu entstehen oder die Folge einer früheren angeborenen oder erworbenen Störung der Hirnfunktion sein, stationär oder progredient verlaufen und mit einer Behinderung einhergehen. Klinisches Bild und Verlauf der Krankheit sind abhängig von Art und Ursache der Erkrankung sowie von der Lokalisation der Störung. Die Erkrankungen können mit Störungen der Sensomotorik, der mentalen Entwicklung und des Verhaltens, der Sinnesorgane und/oder mit zerebralen Anfällen einhergehen. Nicht zuletzt von Bedeutung ist der Beginn der Erkrankung: Die Symptomatik z. B. einer prä-, peri- oder postnatal erworbenen Hirnfunktionsstörung unterscheidet sich wesentlich von einer Krankheit, die durch die Einwirkung einer Schädigung oder Noxe auf das Gehirn eines Jugendlichen entsteht.

Im folgenden soll auf drei Komplexe eingegangen werden, die zu den häufigsten Krankheiten bzw. Störungsbildern gehören und in vielen Fällen auch mit einer mehr oder minder starken Behinderung einhergehen:
1. Residualsyndrome
2. Störungen der Intelligenzentwicklung
3. Epilepsien

4.1.1 Residualsyndrome

Zu dieser Gruppe gehören ätiologisch und pathogenetisch ganz unterschiedliche Krankheitsbilder, die definitionsgemäß nicht progredient sind, sich aber in ihrem funktionellen Schweregrad verändern können.

4.1.1.1 Frühkindliche angeborene und erworbene Schädigungen des ZNS

Sie beruhen auf Anlagestörungen oder Erkrankungen in der Prä-, Peri- oder Postnatal-Periode, wobei hypoxische, traumatische und entzündliche Ursachen sowie genetische Defekte am häufigsten sind.

● Unter den **Anlagestörungen** sind in erster Linie zu nennen der Hydrozephalus und die Dysrhaphien (Spina bifida, Meningomyelozele).

Die Ursachen des **Hydrozephalus** sind vielfältig. So können Störungen der Liquorproduktion, -zirkulation und -resorption zu einer Erweiterung der Hirnkammern und zu einem erhöhten intrakraniellen Druck führen. Häufigste Ursachen sind kongenitale Fehlbildungen (Arnold-Chiari-Malformation, Aquädukt-Stenose, zystische Fehlbildungen), Infektionen, Blutungen sowie (seltener) Hirntumoren.

Die **Prognose** eines Kindes oder Jugendlicher mit Hydrozephalus wird im wesentlichen bestimmt durch das Ausmaß der Grundkrankheit. Die meisten bleiben nach einer Shunt-Operation ventilabhängig und bedürfen einer lebenslänglichen sorgfältigen Kontrolle. Durch Wachstum zu kurz gewordene Katheter müssen revidiert und Obstruktionen der Katheter operativ beseitigt werden. Bei Ventilstörungen kann sehr rasch eine bedrohliche Hirndrucksteigerung eintreten, die zu zusätzlichen Schäden und damit zu einer Verschlechterung der Prognose führen kann.

Dysrhaphische Störungen des Neuralrohres kommen am häufigsten lumbosakral, weniger häufig thorakal und am kraniozervikalen Übergang vor. Seltener sind Spaltmißbildungen am rostralen Abschnitt des Neuralrohres (fronto-orbito-nasale Enzephalozelen).

Bei den zahlenmäßig im Vordergrund stehenden **lumbosakralen Meningomyelozelen** handelt es sich um eine komplexe Entwicklungsstörung des Neuralrohrverschlusses. Kinder mit solchen Fehlbildungen haben neurogene Funktionsstörungen im Sinne eines Querschnittsyndroms mit sehr unterschiedlicher Ausprägung, abhängig von der Segmenthöhe. Neben motorischen Paresen bestehen neurogene Blasen- und Mastdarmstörungen; 80–90 % der Kinder entwickeln eine therapiebedürftige Liquorzirkulationsstörung, so daß eine Shunt-Operation durchgeführt werden muß.

Die **Behandlung** von Kindern und Jugendlichen mit Meningomyelozele stellt während des gesamten Lebens eine große interdisziplinäre Aufgabe dar. Nach der Frühoperation der Zele und einer Shunt-Operation des Begleithydrozephalus sind die Lebenserwartung und Lebensqualität der Patienten im wesentlichen abhängig von neurologischen Komplikationen und zusätzlichen Hilfen.

Orthopädische Hilfsmittel (Rollstuhl, Versorgung mit Gehapparaten u. a.) und operative Eingriffe zur Stabilisierung des muskulären Gleichgewichts vor allem am Hüftgelenk verbessern die Möglichkeiten ganz erheblich.

Zur Behandlung neurogener Blasenentleerungsstörungen haben der Selbst-Katheterismus und die pharmakologische Beeinflussung des unteren Harntraktes neben der Überwachung bzw. Verhinderung rezidivierender Harnwegsinfekte eine zunehmende Bedeutung.

Die schulische Versorgung und spätere Eingliederung in den Arbeitsprozeß ist letztendlich abhängig von den mentalen Fähigkeiten, die – auch bei erheblichem Hydrozephalus – in vielen Fällen gut bis sehr gut sein können.

● Residualsyndrome aufgrund **prä-, peri- oder postnatal einwirkender Störungen** oder Noxen zeigen ein sehr komplexes klinisches Bild. Im Vordergrund stehen sensomotorische Störungen (infantile Zerebralparesen). Sie werden definiert durch eine typische neurologische Symptomatik (Pyramidenbahnzeichen, gesteigerte Sehnenreflexe, hyper-, hypo- und dystoner Muskeltonus, persistierende Lage- und Stellreaktionen einer frühen Entwicklungsphase u. a.) und zeigen eine charakteristische Störung der Bewegungs- und Haltungskontrolle.

Zu unterscheiden sind
— spastische Syndrome (Hemi-, Di-, Tetraplegie)
— dyskinetische Syndrome
— ataktische Syndrome,

wobei Mischformen häufig sind. Sie gehen fast immer mit Störungen der taktil-kinästhetischen Wahrnehmung einher aufgrund einer Störung der zentralen sensorischen Wahrnehmungsverarbeitung und können begleitet sein von
— Störungen der visuellen und auditiven Wahrnehmung,
— einer mehr oder minder ausgeprägten mentalen Retardierung,
— Störungen der Sprachentwicklung bzw. Sprachmotorik sowie
— Seh- und Hörstörungen und
— Anfallsleiden (Epilepsie) u. a.

Therapie: Während im frühen Kindesalter Krankengymnastik und Beschäftigungstherapie von vorrangiger Bedeutung sind mit dem Ziel, die abnorme Steuerung des Muskeltonus und die Koordination zu beeinflussen, dem Kind normale Haltungs- und Bewegungsmuster zu ermöglichen und damit die Chance zu geben, sie sensomotorisch zu erlernen, stehen beim Jugendlichen mehr **orthopädische Probleme** sowie vor allem Fragen der sozialen und beruflichen Eingliederung im Vordergrund. Letztere sind im wesentlichen abhängig von den funktionellen Möglichkeiten des Patienten und noch mehr von der Frage, ob und ggf. in welchem Ausmaß zusätzliche Einschränkungen im Bereich der Sinne und der mentalen Entwicklung bestehen.

Bei Kindern und Jugendlichen mit zerebralen Bewegungsstörungen vor allem aus dem **spastischen Formenkreis** kommt es sekundär häufig zu Fehlstellungen der Hüftgelenke (Adduktions-, Innenrotations- und Beugefehlstellungen), der Knie (Beugekontrakturen), der Füße (kontrakter Spitzfuß) sowie der Wirbelsäule. Tägliche Krankengymnastik sowie Vermeidung ständigen Sitzens können Kontrakturen zwar hemmen, häufig gelingt es jedoch nicht, sie völlig zu verhindern, so daß neben einer qualifizierten Hilfsmittelversorgung operative Korrekturen notwendig werden. Der Erfolg orthopädischer und/oder orthopädisch/chirurgischer Eingriffe hängt auf längere Sicht nicht nur von der technisch richtigen Ausführung, sondern vor allem von der Gesamtsituation des Patienten, insbesondere von dessen mentalen Fähigkeiten ab. Der funktionelle Gewinn orthopädischer Operationen muß postoperativ immer erst erarbeitet werden, die Gefahr von Rezidiven ist nicht gering.

Bei zerebralen Funktionsstörungen als Folge angeborener oder früh erworbener Schäden sind nicht nur die Steuerung motorischer Abläufe, das Bewegungsverhalten, unmittelbar gestört, sondern vielfach auch die Wahrnehmung, die kognitiven und intellektuellen Fähigkeiten. Nicht selten treten (überwiegend reaktive) Verhaltensprobleme auf. Sie sind im Hinblick auf die soziale und berufliche Eingliederung des Jugendlichen oftmals von größerer Bedeutung als die motorische Funktionsstörung selbst. Es ist leicht nachvollziehbar, daß bei einem bewegungsgestörten Jugendlichen auch die Bewegungsempfindung und damit die Entwicklung eines (normalen) Körperbewußtseins gestört sein muß, selbst dann, wenn schwerwiegende Funktionsausfälle nicht mehr feststellbar sind. Damit einher gehen vielfach auch Beeinträchtigungen bei der Aufnahme und Verarbeitung visueller, akustischer und vestibulärer Reize, die zu einem entsprechenden Erfahrungsdefizit und damit zu ungenügendem Lernerfolg führen. Solche Patienten haben erhebliche Probleme, ihre Aktivitäten gezielt zu planen, sich in neuen Situationen zurechtzufinden bzw. immer adäquat zu reagieren. Da die Umwelt diese Schwierigkeiten meist nicht erkennt, werden die Patienten in der Regel ständig überfordert, was letztlich zu (reaktiven) Verhaltensstörungen führen muß, da sie sich dieser Umwelt gegenüber machtlos und ausgeliefert fühlen.

In diesem Zusammenhang sei auf das Problem der sogenannten **„minimalen zerebralen Dysfunktion"** eingegangen, worunter eine Vielzahl von Leistungs- und Verhaltensstörungen subsummiert wird, deren Ätiologie uneinheitlich und keineswegs immer auf eine Hirnfunktionsstörung zurückzuführen ist. Vor allem unter therapeutischen Aspekten ist diese „Diagnose" wenig hilfreich, da sie mehr Probleme aufwirft als lösen hilft. Es ist daher sinnvoller, einzelne Funktionsstörungen möglichst genau zu erfassen und zu beschreiben und deren Ursachen — soweit möglich — aufzudecken, z. B. verschiedene Teilleistungsstörungen, Wahrnehmungsstörungen u. a.

Unter **„Teilleistungsstörungen"** werden Defizite einzelner Funktionseinheiten verstanden, wobei davon ausgegangen werden muß, daß Beeinträchtigungen einer Funktionseinheit auch Auswirkungen auf andere Funktionsbereiche haben. Demzufolge sind einzelne Teilleistungsstörungen in der Regel Ausdruck eines insgesamt beeinträchtigten Informationsverarbeitungsprozesses.

In den letzten Jahren wurde versucht, mit differenzierten Untersuchungstechniken — sie ermöglichen eine Unterteilung in neurologische, perzeptive und psychisch/emotionale Störungen — die Diagnose zu präzisieren und die Ausgangsbasis für Therapieentscheidungen zu verbessern. Dabei gehen die Bemühungen dahin, einzelne Subtests durch komplexe Leistungsanforderungen zu ersetzen, um herauszufinden, inwieweit bei Kindern und Jugendlichen mit einer Hirnfunktionsstörung der Leistungs- und Lernverlauf beeinträchtigt ist.

Patienten mit „minimaler zerebraler Dysfunktion" bieten eine Vielfalt von Symptomen. Neben motorischen und psychischen Entwicklungsstörungen bzw. -rückständen zeigen sie in der Regel eine verminderte Ausdauer und verminderte Belastbarkeit. Eine Störung der Auffassungs- und Merkfähigkeit sowie eine gesteigerte Ermüdbarkeit aufgrund eines höheren Arbeitsaufwandes imponieren häufig als **„Konzentrationsstörung"**, worunter in der Regel eine zu kurze Aufmerksamkeitsspanne (d. h. verminderte Aufmerksamkeitsdauer) verstanden wird. Die 2. Dimension der Konzentration, nämlich wie intensiv sich ein Patient in eine Aufgabe vertieft, ist schwieriger zu messen und wird deshalb häufig nicht berücksichtigt.

Auch herrschen vielfach falsche Vorstellungen über die Dauer der Konzentrationsfähigkeit in den verschiedenen Altersstufen. Von einem Schulanfänger kann erwartet werden, daß er wenigstens 10 Minuten bei einer gestellten Aufgabe bleibt, ohne abzuschweifen. Bei einem 10jährigen Kind sollte die Dauer der aufgabenbezogenen Konzentration etwa 20 Minuten betragen. In der Vorpubertät kann sie wieder etwas abfallen, ab dem 14. Lebensjahr beträgt sie dann etwa 30 Minuten. Die angegebenen Zeiten scheinen sehr kurz; damit soll auch nicht gesagt werden, daß die Konzentrationsfähigkeit eines Jugendlichen nach 30 Minuten immer erschöpft ist. Eine Konzentrationsstörung darf jedoch erst angenommen werden, wenn die Konzentrationsfähigkeit ständig unter diesen angegebenen Minimalzeiten liegt.

Ähnliches gilt für die **„Hyperaktivität"**. Sie darf nicht mit großer oder vermehrter Aktivität verwechselt, sondern muß quantitativ bewertet werden. Es ist zu fragen, ob diese Hyperaktivität ungesteuert und situationsinadäquat ist und damit von der Umgebung als störend empfunden wird. Dabei sollte man nicht vergessen, daß auch die Hyperaktivität situationsabhängig ist und zeitlichen Schwankungen unterliegt.

Kinder und Jugendliche mit Teilleistungsschwächen haben häufig andere Lösungsstrategien. Sie können in der Regel Informationen nicht simultan, sondern nur nacheinander verarbeiten. Das bedeutet, daß mehrere aufeinanderfolgende Schritte notwendig sind. Diese sukzessive Problemverarbeitung, die eine Aufteilung der komplexen Aufgabe in überschaubare Einheiten bedeutet, stellt einerseits eine Reduzierung der Aufgabengeschwindigkeit dar und macht andererseits einen höheren Arbeitsaufwand erforderlich. Das führt zu einem langsameren Übungsgewinn einhergehend mit einem niedrigeren Lernleistungsniveau. Durch die Aufteilung einer Aufgabe in sukzessive Lösungsschritte kann es dann gelingen, auch schwierigere Aufgaben zu bewältigen, wobei allerdings zu berücksichtigen ist, daß dafür ein höherer Zeitaufwand benötigt wird.

Therapeutische Maßnahmen haben sich – soweit möglich – nach der zugrunde liegenden Störung und ihren Ursachen zu richten. Sehr häufig kann allein schon die **Aufklärung** der Eltern und der Umgebung der Patienten über deren Schwierigkeiten hilfreich sein. Das Verständnis für die Probleme, die dadurch bedingte veränderte Einstellung und Zuwendung der Umgebung kann dazu beitragen, ständige Mißerfolgserlebnisse, Überforderung oder sogar Bestrafung zu vermeiden.

Nicht immer sind die Auswirkungen einer zerebralen Funktionsstörung behandlungsbedürftig; regelmäßige Verhaltenshilfen für die Eltern sind vielfach ebenso wichtig, manchmal noch wichtiger. Eine symptomenorientierte Therapie, d. h. gestörte Funktionen zu üben oder Schwächen auszugleichen, ist meist wenig hilfreich, vielmehr kommt es darauf an, Hilfen zu geben, um die Schwierigkeiten zunehmend zu kompensieren.

Schwerpunkt unter den verschiedenen therapeutischen Vorgehensweisen wird die **psychomotorische Übungsbehandlung** sein. Wahrnehmung läßt sich am besten über Bewegung erfahren, da die eine Funktion ohne die andere nicht möglich ist. Dieses Vorgehen ist viel geeigneter als z. B. gezielte Konzentrations- oder Aufmerksamkeitsübungen. Darüberhinaus können alle motorischen Aktivitäten wie etwa rhythmische Gymnastik, Reiten, Schwimmen u. a. dazu beitragen, dem Kind oder Jugendlichen zur Entfaltung seiner individuellen Fähigkeiten zu verhelfen. Solche therapeutischen Ansätze sind in der Regel außerordentlich motivierend, vor allem dann, wenn sie nicht als Einzel-, sondern als Gruppenbehandlung erfolgen.

Ziel aller Behandlungsmaßnahmen muß es sein, den Kindern und Jugendlichen Erfahrungen zu vermitteln, die sie selbst bis dahin nicht sammeln konnten. Beim Vorliegen von (meist reaktiven) Verhaltensstörungen sind zusätzliche heilpädagogische oder auch psychotherapeutische Maßnahmen erforderlich. Medikamentöse Maßnahmen bei der Behandlung von Teilleistungsstörungen im Rahmen einer „minimalen zerebralen Dysfunktion" sind im allgemeinen wenig hilfreich, abgesehen von den Psychostimulantien bei hyperkinetischen Kindern.

Die Erfahrung hat gezeigt, daß vor allem Jugendliche mit normaler Intelligenz ihre Schwierigkeiten mit zunehmendem Alter aufgrund gewonnener Erfahrungen kompensieren können und Schule und Berufsausbildung dann meist mit gutem Erfolg durchlaufen.

4.1.1.2 Residuen nach Schädelhirntrauma

In der Bundesrepublik Deutschland ereignen sich täglich etwa 10 tödliche Unfälle von Kindern, 20 Kinder überleben mit neuropsychologischen Dauerschäden. Für die Prognose nach einem Schädelhirntrauma im Hinblick auf völlige Wiederherstellung oder bleibende Schäden hat sich die Beschreibung der Bewußtseinslage und der Funktionsstörung unmittelbar nach dem Trauma anhand von „Koma-Skalen" bewährt:

Schweregrad	Syptome
I. Stupor/Delirium	Patient kurz erweckbar, einfache verbale und motorische Reaktionen, Konfusion/motorische Erregungsphasen
II. Leichtes Koma	Nicht erweckbar, sinnvolle/sinnlose Abwehrbewegungen, Fremdreflexe erhalten
III. Tiefes Koma	Fremdreflexe erloschen, Extension und Pronation der Arme auf Schmerzreize (Enthirnungsstarre)
IV. Hirntod	Zentrale Dauerapnoe, Hirnstammreflexe vollständig erloschen, Null-Linien-EEG, spinale Reflexe können erhalten sein

Stadium III weist auf eine schwere Hirnschädigung hin, die immer eine ernste Prognose hat. Stadium IV entspricht dem sogenannten „intravitalen Hirntod", der keine Erholung mehr zuläßt. In diesen Fällen ist die Frage nach dem Sinn von Wiederbelebungsmaßnahmen zu stellen.

Im allgemeinen ist – wie bei Kindern und Jugendlichen nach Enzephalitis – die **Prognose** um so günstiger, je jünger die Kinder sind. Auch eine mehrwöchige oder gar mehrmonatige Bewußtlosigkeit schließt nicht aus, daß der Patient in seiner Bewußtseinslage noch wieder aufklart und bestimmte Funktionen wieder erlernen wird, manchmal erst im Verlaufe von Monaten oder Jahren. Allerdings gilt, daß die Prognose um so vorsichtiger zu beurteilen ist, je länger die Bewußtlosigkeit angehalten hat. Neben motorischen Ausfällen, Störungen der verschiedenen

Wahrnehmungsfunktionen (z. B. im Sinne einer Dyspraxie), des Gedächtnisses, der intellektuellen Fähigkeiten, verschiedener Leistungsfähigkeiten sind für den Umgang mit Kindern und Jugendlichen nach einem Schädelhirntrauma vor allem Störungen des affektiv-emotionalen Bereichs von Bedeutung. Hierunter läßt sich eine Vielzahl von Symptomen zusammenfassen, die das Verhalten des Patienten prägen. So bestehen häufig wenig Variationsmöglichkeiten in der Äußerung der emotionalen Befindlichkeit; es finden sich Antriebsstörungen, bei Kindern eher im Sinne einer Antriebssteigerung, bei Jugendlichen in einer Minderung des Antriebs, was für die Umgebung in der Regel eine erhebliche Belastung darstellt. Starke Stimmungsschwankungen sowie deren mangelnde Steuerungsfähigkeit können zu erheblichen Problemen im Zusammenleben mit den Jugendlichen führen, ebenso wie die herabgesetzte Selbstkritik der Patienten und die mangelnde Selbsteinschätzung in bestimmten Anforderungssituationen.

Zu betonen ist, daß diese Symptome Ausdruck der organischen Hirnschädigung selbst sein können oder Reaktionen auf die plötzliche eigene Unfähigkeit sowie auf das Verhalten der Umwelt. Es kann zu einem ausgeprägten Vermeidungsverhalten kommen, um der ständigen Konfrontation mit Mißerfolgen aus dem Weg zu gehen. Typisch ist das ständige Schwanken zwischen Anstrengung und Resignation.

Auch für die **Eltern** sowie die gesamte Umgebung des Patienten setzt ein mühsamer Lernprozeß ein. Stehen anfangs das Überleben und die ersten Schritte der Frührehabilitation im Vordergrund, so müssen Angehörige und Umgebung sich in der Folgezeit mit dem Ausmaß der Veränderungen, die die Verletzung bewirkt hat, auseinandersetzen und erleben, daß die gesamte Familiensituation plötzlich verändert ist.

Parallel zur Entwicklung des Kindes oder Jugendlichen während der Rehabilitationsphase sind die Empfindungen und Gefühle der Eltern ebenfalls starken Schwankungen unterworfen. Im Unterschied zu den Eltern, die von Geburt an ein behindertes Kind haben, sind sie gezwungen, sich damit auseinanderzusetzen und abzufinden, daß ihr bis dahin gesundes Kind plötzlich nicht mehr ihren Vorstellungen und Wünschen entspricht. Hinzu kommt, daß Reaktionen der Umwelt, die im Beginn vorwiegend in Mitleidsäußerungen, später nicht selten auch in Verständnislosigkeit bestehen, nicht ohne Auswirkungen auf die Verfassung der Eltern und ihr Verhalten ihrem Kind gegenüber bleiben.

Aus dem Gesagten ergibt sich, daß den Angehörigen von Beginn an ein **Gesprächspartner**, entweder ein Arzt oder ein Psychologe, zur Verfügung stehen muß, um Hilfestellung bei der Bewältigung dieses schweren Schicksalsschlages zu geben. Dabei wird man immer wieder erleben, daß diese Hilfe zunächst abgelehnt wird, die Eltern sich gegen solche Gespräche wehren, da sie noch nicht bereit sind, sich in das Unabänderliche zu fügen bzw. die für sie veränderte Situation zu akzeptieren. Es ist nicht sinnvoll, die Eltern zu bedrängen. Man muß ihnen vielmehr Zeit lassen und vermitteln, daß man jederzeit für sie sprechbereit ist, wenn sie glauben, daß man ihnen helfen kann. Neben rein praktischen Anleitungen für das Training bestimmter Funktionen bzw. Funktionsstörungen haben die Gespräche mit den Eltern auch das Ziel, das emotionale Befinden des Kindes zu stabilisieren. Die Eltern müssen in die Lage versetzt werden, durch ein ausgewogenes Maß an Förderung und Hilfestellung zur Selbständigkeit der Patienten beizutragen, soweit dies möglich ist. Nur wenn es gelingt, Fehlentwicklungen familiärer Beziehungsstrukturen zu vermeiden, lassen sich langfristig gute Voraussetzungen für eine dauerhafte schulische und gesellschaftliche Wiedereingliederung schaffen.

4.1.1.3 Postenzephalitische Defektsyndrome

Entzündliche Erkrankungen des Zentralnervensystems treten vor allem im Rahmen von Viruserkrankungen auf. Ihr klinisches Bild ist vielgestaltig, Hauptsymptome sind Bewußtseinsstörung und Krampfanfälle; hinzu kommen neurologische Ausfallserscheinungen verschiedener Art.

Im akuten Stadium läßt sich nicht absehen, ob und in welchem Ausmaß mit bleibenden Residuen zu rechnen ist. Allgemein gilt, daß um so eher mit neurologischen und psychischen Defekten zu rechnen ist, je jünger die Patienten bei Erkrankungsbeginn sind. Die **Prognose** wird ungünstiger, wenn die Bewußtlosigkeit während der akuten Krankheitsphase länger dauert und häufiger rezidivierende zerebrale Anfälle auftreten. Sie ist letztlich auch abhängig von der Art des Erregers. Bei der Herpes simplex-Enzephalitis z. B. liegt die Sterblichkeit im Säuglings- und Kleinkindesalter bei 60–70%, bei älteren Kindern bei 30–40%. Kaum 30% der Kinder überstehen die Krankheit ohne wesentliche Restschäden.

An **Folgezuständen** nach einer Enzephalitis sind vor allem zu nennen zerebrale Anfälle (s. dort), Paresen und Teilleistungsstörungen verschiedenen Ausprägungsgrades, die Beeinträchtigung der mentalen Entwicklung (s. dort) sowie eine Vielzahl von Verhaltens- und Leistungsstörungen. Besonders häufig sind Störungen der Konzentration, eine zu kurze Aufmerksamkeitsspanne, rasche Ermüdbarkeit, schwankende Leistungsfähigkeit, allgemeine Unruhe und Hyperaktivität, Störungen des Antriebs, Stimmungslabilität und Kontaktstörungen. Manche Störungen werden erst bei steigender Leistungsanforderung deutlich, z. B. in der Schule. Ein typisches postenzephalitisches Syndrom – wie häufig vermutet –, das sich eindeutig von anderen Erkrankungen des Zentralnervensystems abgrenzen läßt, gibt es nicht. Therapeutische Maßnahmen können auch nach Jahren noch zu Besserungen führen.

4.1.2 Störungen der Intelligenzentwicklung

Die diagnostische Erfassung intellektueller Minderbegabungen hat in der Medizin, mehr noch in der Psychologie und Behindertenpädagogik in letzter Zeit auch wissenschaftlich zunehmendes Interesse gefunden. Während man sich bisher meist mit der Klassifikation verschiedener intellektueller Minderbegabungen begnügte, nicht zuletzt aus schulorganisatorischen Gründen (z. B. Trennung von Normalbegabten, Lern- und Geistigbehinderten), besteht heute zunehmend die Tendenz zu qualitativen therapieorientierten bzw. therapiebegleitenden Maßnahmen. Der Begriff „Oligophrenie" oder „Schwachsinn" hat für die Betroffenen nichts zu bieten als eine zusätzliche Belastung und Behinderung und trägt nicht zum Verständnis des Problems bei.

Die Beurteilung einer intellektuellen Minderbegabung sollte nicht in erster Linie im Sinne einer normorientierten, standardabweichenden, klassifizierenden und damit defektfixierenden Diagnostik, sondern als Ermittlung von Ansatzstellen für Lernfortschritte verstanden werden. Dabei ist allerdings zu betonen, daß die individuelle Förderung intellektuell Minderbegabter erst nach vorheriger Diagnostik möglich ist. Sie verfolgt neben dem Versuch, die Ursachen aufzudecken, eine möglichst differenzierte Beschreibung der Fähigkeiten und Fertigkeiten des Patienten.

Zu den wichtigsten **Ursachen** einer intellektuellen Minderbegabung gehören die chromosomal bedingten (u. a. Morbus Down, Klinefelter-Syndrom, Marker-X-Syndrom), die metabolisch-genetisch bedingten (u. a. Phenylketonurie) und die exogen verursachten (prä-, peri-, postnatal, posttraumatisch, postinfektiös) Intelligenzminderungen. In etwa 40 % der Fälle mit geistiger Behinderung bleibt die Ätiologie ungeklärt.

Die klinische Definition der intellektuellen Minderbegabung orientiert sich an den Abstufungen des **Intelligenzquotienten:**
1. Lernbehinderung:
   IQ 70 – 85
2. Leichte intellektuelle Minderbegabung:
   IQ 50 – 69
3. Mäßige intellektuelle Minderbegabung:
   IQ 35 – 49
4. Schwere intellektuelle Minderbegabung:
   IQ 20 – 34
5. Schwerste intellektuelle Minderbegabung:
   IQ < 20

Während manche der Jugendlichen mit einem Intelligenzquotienten über 80 bei entsprechend günstigem Umfeld noch einen Hauptschulabschluß erreichen, besuchen die meisten aus der 1. und viele aus der 2. Gruppe die Lernbehindertenschule. Für Kinder und Jugendliche mit einem IQ unter 55 ist der Erwerb von Kulturtechniken nicht mehr möglich, ihre Förderung muß mehr praktisch ausgerichtet sein; sie erfolgt in der Regel in den Schulen für Geistigbehinderte. Ein IQ unter 30 erlaubt nur noch individuelle Betreuung, die meist in speziellen Institutionen erfolgen muß.

Zu betonen ist, daß die geistige Behinderung in den meisten Fällen kein isoliertes Symptom darstellt, sondern im Rahmen einer Mehrfachbehinderung besteht, wobei Störungen in den verschiedenen Entwicklungsbereichen (Sprache, Wahrnehmung, Motorik, Sozialverhalten u. a.) vorhanden und unterschiedlich stark ausgeprägt sein können. Mit zunehmendem Alter wird der Unterschied zwischen einem intellektuell minderbegabten und einem altersgemäß entwickelten Jugendlichen immer deutlicher.

Nach Schätzungen der Ständigen Konferenz der Kultusminister sind in der Bundesrepublik Deutschland 6–7 % aller Kinder und Jugendlichen aufgrund ihrer Behinderung nicht in der Lage, eine Regelschule zu besuchen. Davon sind 3,5 bis 4 % lernbehindert und 0,6 % geistigbehindert.

Unser Staat verfügt über ein sehr differenziertes **Sonderschulsystem**. Neben der Schule für Lern- und Geistigbehinderte gibt es solche für Sehbehinderte und Blinde, Schwerhörige und Gehörlose, Sprach- und Körperbehinderte sowie für Verhaltensgestörte.

Jede Schule oder Schulform hat neben der Aufgabe, Wissen zu vermitteln, einen allgemeinen Erziehungsauftrag. Dies beinhaltet die Frage, ob behinderte Kinder besser durch Sonderschulen oder durch Integration in das reguläre Bildungssystem gefördert werden sollen. Diese Frage wird – nicht zuletzt auf Drängen betroffener Eltern, die dabei in erster Linie den sozialen Aspekt im Auge haben – zunehmend diskutiert. Dem Vorteil einer Sonderschule, nämlich in der Regel bessere Förderungsmöglichkeiten anbieten zu können, stehen die Nachteile einer zunehmenden Distanz und Vorurteilsbildung von Nicht-Behinderten zu Behinderten gegenüber. Der Wunsch vieler Eltern, ihr Kind zunächst die Regelschule besuchen zu lassen und erst bei einem Versagen die Sonderbeschulung zu erwägen, würde das Problem auf dem Rücken der Kinder austragen. Man muß sich vor Augen halten, daß der Besuch einer Regelschule durch ein behindertes Kind keineswegs mit entsprechender Integration gleichzusetzen ist.

Die Entscheidung Regelschule oder Sonderschule ist besonders schwierig bei den nur leicht Behinderten, z. B. bei den Lernbehinderten. Die Hoffnung vieler Eltern, die Schwierigkeiten ihrer Kinder durch vermehrte Anstrengung kompensieren zu können, führt sehr bald zu chronischer Überforderung. Zusätzlich werden diese Patienten ständig dem Druck ausgesetzt, ihr Selbstbild dem Nicht-Behinderter anpassen zu müssen. Beides endet nicht selten in einer völligen Dekompensation sowohl der Kinder und Jugendlichen als auch der Eltern.

Die Schulart ist auch von wesentlicher Bedeutung bei der subjektiven Wahrnehmung seiner eingeschränkten Möglichkeiten durch den Behinderten selbst. Dies gilt ganz besonders für den Jugendlichen, der sich zunehmend mehr mit seiner Behinderung auseinandersetzen muß. Reaktive depressive Verstimmungen sind in diesem Alter nicht selten.

Zur Lösung oder zumindest zur Verringerung dieser Probleme könnten engere Verbindungen zwischen Regel- und Sonderschulen beitragen. Denkbar wären auch kleine Klassen, in denen eine innere Differenzierung des Unterrichts möglich wäre. Die gemeinschaftliche Erziehung von behinderten und nicht-behinderten Kindern und Jugendlichen könnte sicher zum Abbau von Vorurteilen gegenüber Behinderten beitragen. Die nicht zu leugnende große soziale Distanz zwischen Behinderten und Gesunden wird aber auch zukünftig die Probleme nicht völlig beseitigen.

Intellektuell behinderte Jugendliche zeigen häufiger **psychische Störungen** als normal intelligente; sie stellen den Berater vor erhebliche Probleme. Die körperliche Reifung geistig Behinderter verläuft im Vergleich zu der normalbegabter Jugendlicher in der Regel zeitgleich, im Gegensatz zur psychosexuellen Entwicklung. Dies hat verschiedene Gründe: neben den kognitiven Defiziten, die die Persönlichkeitsentwicklung eines mental Behinderten einschränken bzw. zumindest erheblich verzögern, ist es vor allem die ständige Abhängigkeit von der Familie, die häufig über Gebühr erfolgende Isolation von der Umwelt, die die notwendige Verselbständigung und Ablösung des Jugendlichen von seiner Familie verhindert. Hinzu kommt, daß intellektuell behinderte Jugendliche oft nur geringe Möglichkeiten haben, Anschluß an Gleichaltrige zu finden. Gerade diese Gruppen von Gleichaltrigen sind aber bei dem Prozeß einer schrittweisen Loslösung von familiären Bindungen von großer Bedeutung.

Aufgabe des ärztlichen Beraters ist es, aufzuzeigen, daß man auch intellektuell Minderbegabte angemessen, d. h. ohne Angst in ihnen auszulösen, über ihre Behinderung und ihre realistischen Möglichkeiten aufklären kann. Dabei wird man oft die Erfahrung machen, daß bei den Angehörigen die Tendenz besteht, das behinderte Kind zu schonen, was meist ein Ausdruck von Verleugnung ist. Über Jahre durch die Umwelt von der Wirklichkeit abgeschirmt, lernen die Patienten nicht, mit enttäuschenden Erfahrungen fertig zu werden. Manchmal reagieren Eltern, insbesondere Mütter, gerade auf eine um Verständnis bemühte Haltung von seiten des Arztes oder eines anderen Helfers mit Angst. Die häufig unvermeidliche und oftmals durchaus im Interesse einer positiven Entwicklung sinnvolle Betreuung in einer Institution wird dann zu einer kaum mehr tragbaren Belastung für beide Seiten, wenn eine solche Entscheidung abrupt und unvorbereitet getroffen wird, „weil es zu Hause nicht mehr geht". Hier liegt eine wesentliche Aufgabe des Beraters, zugrundeliegende Ängste zu bearbeiten und die Angehörigen schon frühzeitig über die realistischen Möglichkeiten ihres Kindes aufzuklären. Dabei ist es wichtig, darauf zu achten, daß die Verantwortung für jegliches Handeln stets bei den Eltern verbleibt. Andernfalls werden die Schuldgefühle der Eltern nicht abgebaut, sondern auf ihn – den Berater – projiziert.

Es ist davon auszugehen, daß der geistig Behinderte über ein anderes Weltbild verfügt, das er keineswegs als unvollständig erlebt, sondern als so und nicht anders existent. Dies ist außerordentlich wichtig für die pädagogische Betreuung. Denn eine Kommunikation mit dem Behinderten setzt voraus, daß der Erzieher diese Erlebniswelt einigermaßen nachvollziehen kann. Lernansätze müssen sich an dem individuellen Entwicklungsstand des einzelnen orientieren und nicht an der Vorstellung des Therapeuten.

Da die intellektuell minderbegabten Kinder bzw. Jugendlichen neben der Behinderung im kognitiven Bereich stets auch Störungen in anderen Bereichen der Persönlichkeitsentwicklung zeigen, kann nur eine **ganzheitliche Förderung** sinnvoll sein. Die Patienten brauchen ein hohes Maß an Anleitung, Zuwendung und systematischer Förderung. Diese sollte so früh wie möglich einsetzen, um die verbliebenen Lernreserven optimal zu nutzen. Dabei ist ein reines Funktionstraining abzulehnen, da es nicht zur Eigenständigkeit führt. Aufgabe des Therapeuten ist es, durch genaues Beobachten des Verhaltens die jeweils notwendige Lernsituation zu schaffen und immer wieder durch Variation die Lernerfahrungen zu generalisieren.

In der Regel ist Lernen nur durch Versuch und Irrtum möglich. Für geistig Behinderte ist nachahmendes Lernen lediglich bei relativ einfachen motorischen Aufgaben zu erzielen, einsichtiges Lernen so gut wie ausgeschlossen. *Schilling* konnte nachweisen, daß ein entscheidendes Handicap geistig Behinderter darin besteht, daß kaum Lernübertragungen möglich sind. Es fehlt an Generalisierungsmöglichkeiten, welche die Grundlage für eigenständiges Handeln bilden. Der Schwierigkeitsgrad der Aufgaben muß eng dem individuellen Lernniveau angepaßt sein, da sonst Lernen überhaupt nicht stattfindet im Gegensatz zu sich normal entwickelnden Kindern und Jugendlichen, die in der Lage sind, auch für sie zu schwere Aufgaben durch mehrere Wiederholungen einer Lösung näher zu bringen.

Ein wesentlicher Schwerpunkt der Therapie besteht also darin, Lernübertragungen – überwiegend in kleinen Schritten – zu ermöglichen.

Dies ist häufig in einer reizarmen und gleichförmigen Umgebung eher möglich.

Wie oben schon betont, ist vor jeder Therapie eine umfangreiche Diagnostik erforderlich, die neben einer neurologisch/psychiatrischen Untersuchung die sensorische und motorische Lernkapazität sowie das intellektuelle, emotionale und soziale Entwicklungsniveau abschätzen sollte. Nur dann ist eine optimale Anpassung therapeutischer Maßnahmen an das jeweilige Entwicklungsniveau möglich. Das **Ziel** ist es, den intellektuell minderbegabten Jugendlichen zu möglichst eigenständiger Handlungsfähigkeit zu führen und ihn zu befähigen, sich in seiner Lebenswelt zurechtzufinden und immer mehr auf fremde Hilfe verzichten zu können.

4.1.3 Epilepsien

Mit einer Morbidität von 0,5 – 0,7 % gehören die Epilepsien heute zu den häufigsten chronischen Krankheiten. In der Mehrzahl der Fälle beginnt die Erkrankung im Kindes- und Jugendalter. Die ständigen Bemühungen um Fragen der Terminologie und Klassifikation epileptischer Anfälle sowie der Einsatz simultaner Doppelbildaufzeichnungen, von 24-Stunden-EEG-Langzeitableitungen u. a. haben zu einer wesentlich verbesserten Diagnostik und damit auch Therapie der verschiedenen Epilepsieformen geführt. Mit den derzeit zur Verfügung stehenden Antikonvulsiva gelingt es heute, 60 – 70 % aller Anfallskranken auf Dauer von ihren Anfällen zu befreien.

Tabelle 4.1 zeigt das zur Zeit gültige Klassifikationsschema zerebraler Anfälle. Im wesentlichen sind zu unterscheiden die partiellen (fokalen) sowie die primär generalisierten Anfälle.

4.1.3.1 Epilepsien mit partiellen (fokalen) Anfällen

Die Epilepsien mit partiellen Anfällen beruhen in der Regel auf lokalisierten Funktionsstörungen mit abnormen Erregungsvorgängen in umschriebenen anatomischen und/oder funktionellen Neuronensystemen im Bereich einer oder beider Hemisphären mit entsprechender klinischer Herdsymptomatik. Sie kommen in jedem Lebensalter vor. Häufigste **Ursache** sind hirnorganische Schäden bzw. Erkrankungen, die – sofern sich aus der Anamnese nicht schon eindeutige Hinweise auf die Ätiologie ergeben – immer eine entsprechende Diagnostik (CT,

Tabelle 4.1 Klassifikation epileptischer Anfälle

I. Partielle (fokale) Anfälle
a einfache partielle Anfälle (Bewußtsein nicht gestört)
  1. Mit motorischen Symptomen (inkl. Jackson-Anfälle)
  2. Mit somatosensorischen oder spezifisch-sensorischen Symptomen (Halluzinationen wie Kribbeln, Lichtblitze, Klingeln)
  3. Mit autonomen Symptomen (Erbrechen, Inkontinenz, Blässe, Schwitzen, Erröten)
  4. Mit psychischen Symptomen (dysphasisch, dysmnestisch, kognitiv und affektiv, aber ohne Bewußtseinsstörung; sehr selten)
b komplexe partielle Anfälle (psychomotorische Anfälle, mit Störung des Bewußtseins)
  1. Einfacher partieller Anfall, gefolgt von einer Störung des Bewußtseins
  2. Mit einer Bewußtseinsstörung zu Beginn
c partielle Anfälle, die in generalisierte tonisch-klonische Anfälle (Grand mal) übergehen (sekundär generalisierte Anfälle)

II. Primär generalisierte Anfälle (convulsiv oder nichtconvulsiv)
a 1. Absencen
  2. komplexe Absencen
b myoklonische Anfälle (inkl. Impulsiv-Petit mal bzw. bilateraler Myoklonus)
c klonische Anfälle
d tonische Anfälle
e tonisch-klonische Anfälle (Grand mal)
f atonische Anfälle einschl. myoklonisch-astatische Anfälle

III. unklassifizierbare epileptische Anfälle

MRT u. a.) erfordern, um z. B. den Hirntumor oder andere prozeßhaft verlaufende Erkrankungen auszuschließen.

Die klinische Symptomatik des partiellen (fokalen) Anfalls ist abhängig von der Lokalisation der zerebralen Funktionsstörung.

Die partiellen Anfälle mit **elementarer Symptomatik** beruhen meist auf einer eng umschriebenen kortikalen Funktionsstörung und gehen ohne Bewußtseinsstörung einher. Hierzu gehören die motorischen, sensiblen und sensorischen Herdanfälle sowie die Adversivanfälle.

Partielle Anfälle mit **komplexer Symptomatik** (psychomotorischer Anfälle) gehen mit einer Bewußtseinsstörung einher. Voraus geht häufig eine Aura, die auch als isoliertes Anfallsymptom vorkommen kann. Partielle Anfälle treten im Gegensatz zu den primär generalisierten Anfällen nicht selten im Schlaf auf.

Sowohl die partiellen Anfälle mit elementarer Symptomatik als auch jene mit komplexer Symptomatik können in Grand mal-Anfälle **(sekundär generalisierte Anfälle)** übergehen. Je jünger ein Patient, desto weniger ist das Gehirn in der Lage, eine herdförmige Krampferregung zu begrenzen. Nicht immer kann man aus dem Anfallsablauf erkennen, ob dem Grand mal-Anfall eine herdförmige Störung zugrunde liegt oder er primär generalisierter Genese ist. Hilfreich zur Beantwortung dieser Frage, die für die Therapie und Prognose von entscheidender Bedeutung ist, kann hier das EEG sein. Sekundär generalisierte Grand mal-Anfälle haben im Gegensatz zu den primär generalisierten keine tageszeitliche Bindung und treten gehäuft im Schlaf auf. Vor allem bei ungünstigen Epilepsieverläufen haben die Grand mal-Anfälle zunehmend tonischen Charakter, besonders im Schlaf.

Die **Therapie** der Epilepsie mit partiellen Anfällen ist relativ einfach: Das Mittel der ersten Wahl ist für **alle Anfallsformen** das **Carbamazepin**, wobei die Retard-Form wegen der geringeren Serumspiegelschwankungen und damit verbundenen besseren Verträglichkeit vorzuziehen ist. Die gleiche Wirksamkeit ist dem Phenytoin zuzuschreiben, das jedoch wegen der stärkeren Nebenwirkungen bei Langzeittherapie erst bei ungenügendem oder fehlendem Effekt des Carbamazepins eingesetzt werden sollte.

Epilepsien mit **partiellen Anfällen**, insbesondere mit komplexer Symptomatik (psychomotorische Anfälle) und mit sekundärer Generalisation, bereiten oft erhebliche therapeutische Probleme, wobei das Alter bei Beginn der Erkrankung, das Geschlecht des Patienten und die Lokalisation fokaler EEG-Veränderungen offensichtlich keine wesentliche Rolle spielen. Vielfach besteht eine ausgeprägte Neigung zum Auftreten von Anfallsserien, die von längeren anfallsfreien Phasen gefolgt sein können. Konsequentes Ausdosieren der in Betracht kommenden Medikamente (möglichst in Monotherapie) bis an die Grenze der klinischen Verträglichkeit unter Kontrolle des Serumspiegels ist in diesen Fällen von besonderer Wichtigkeit.

4.1.3.2 Epilepsien mit primär generalisierten Anfällen

Epilepsien mit primär generalisierten Anfällen beruhen auf einer genetischen Disposition. In der Regel gehen sie ohne erkennbare Symptome einer organischen Hirnschädigung einher, es sei denn, daß zusätzlich eine organische Verursachung im Sinne eines Realisationsfaktors besteht, was gar nicht so ganz selten ist. Primär generalisierte Anfälle sind durch einen plötzlichen, unvermittelten Beginn gekennzeichnet, die epileptische Entladung breitet sich paroxysmal über alle Hirnregionen gleichzeitig aus. Epilepsien mit primär generalisierten **tonische-klonischen Grand mal-Anfällen** können im frühen Kindesalter sowie in der Präpubertät/Pubertät beginnen. Die präpubertär/pubertäre Grand mal-Epilepsie kann von Absencen und myoklonischen Anfällen (Impulsiv Petit mal nach *Janz*) begleitet sein. Nicht selten werden die Anfälle durch Schlafentzug provoziert.

Zu den Epilepsien mit primär generalisierten **kleinen Anfällen** im Jugendlichenalter zählt die **Absence-Epilepsie** und das **juvenile Impulsiv-Petit mal** nach *Janz* (massiver bilateraler Myoklonus).

Wesentliches Symptom der **Absence** ist die kurze Bewußtseinspause, die sich klinisch nur durch einen starren Augenausdruck oder einen meist nach oben gewendeten Blick mit Reklination des Kopfes zeigt, aber auch mit vielfältigen motorischen Entäußerungen im Gesicht (Augenlider!) und im Schultergürtel/Armbereich einhergehen und manchmal statenhaft auftreten kann. Die Abgrenzung gegenüber partiellen Anfällen mit komplexer Symptomatik (psychomotorische Anfälle) ist nicht immer einfach. Die juvenile Absence-Epilepsie kommt bei Jungen und Mädchen in gleicher Häufigkeit vor. Sie geht vielfach mit großen Anfällen einher und kann dann therapeutisch erhebliche Probleme bereiten.

Das **juvenile myoklonische oder Impulsiv-Petit mal** nach *Janz* (massiver bilateraler Myoklonus) ist gekennzeichnet durch häufig heftige und manchmal in Serien auftretende Myoklonien im Bereich des Schultergürtels und der Arme sowie des Kopfes. Die Patienten sind dabei in der Regel bewußtseinsklar. Häufig gehen mit dieser Epilepsieform große Anfälle, manchmal auch Absencen einher. Im EEG findet man meist bilateral-synchrone polyspike wave-Paroxysmen. Bei entsprechend konsequenter Therapie ist die Prognose meist günstig.

Therapie: Medikament der Wahl ist bei allen Epilepsien mit primär generalisierten Anfällen das **Valproat**. Bei der Behandlung großer Anfälle wird bei ungenügender oder fehlender Wirksamkeit das Valproat ersetzt durch Primidon oder Phenobarbital. Lassen sich Absencen durch die Verabreichung von Valproat auch in ausreichend hoher Dosierung und bei genügend langem Zuwarten (3 Monate!) nicht beherrschen, was vor allem bei komplexen Absencen und beim gleichzeitigen Auftreten von großen Anfällen nicht selten ist, erfolgt die zusätzliche Gabe von **Ethosuximid**.

Die gleichen Behandlungsrichtlinien gelten für das juvenile Impulsiv-Petit mal. Da die Patienten mit dieser letztgenannten Epilepsieform oft recht unzuverlässig (Alter!) und psychisch instabil sind, ist für sie eine geregelte Lebensführung in besonderem Maße von Bedeutung.

Ziel jeder Behandlung ist Anfallsfreiheit, nicht Anfallsminderung. Zeigt der Verlauf, daß dieses Ziel nur unter Inkaufnahme erheblicher Nebenwirkungen vor allem auch im kognitiven Bereich erreichbar ist, muß immer wieder die Frage nach dem therapeutischen Nutzeffekt gestellt werden. Im Einzelfall wird es sinnvoll sein, wenige Anfälle zu tolerieren statt durch die Verabreichung zu hoher Dosen die Möglichkeiten des Jugendlichen zu sehr einzuschränken. Dies gilt in besonderem Maße für Jugendliche mit zusätzlichen Behinderungen, deren Entwicklungschancen ohnehin eingeschränkt sind.

Vor dem Beginn therapeutischer Maßnahmen und mitentscheidend für den Erfolg der Behandlung ist das ausführliche und wiederholte **Gespräch mit dem Jugendlichen und seinen Eltern**. Man muß sich immer wieder vor Augen führen, daß für den Betroffenen die Diagnose „Epilepsie" bzw. „Anfallsleiden" ein einschneidendes Ereignis darstellt, das in seinen Auswirkungen zunächst gar nicht zu ermessen ist. Er wird hier mit einem Begriff konfrontiert, mit dem er in der Regel wenig anfangen kann bzw. von dem er meistens völlig falsche Vorstellungen hat, Vorstellungen, die überwiegend mit Angst und Schrecken verbunden sind. Es ist nicht sinnvoll, den Terminus „Epilepsie" zu vermeiden, da der Patient mit Sicherheit früher oder später mit diesem Begriff konfrontiert wird. Seine Bedeutung ist zu erklären und bestehende Vorurteile müssen ausgeräumt werden. Solche Gespräche erfordern einen erheblichen Zeitaufwand, sind aber im Hinblick auf die viele Jahre notwendige Zusammenarbeit zwischen Arzt, Patient und Eltern unbedingt erforderlich.

Ein wesentlicher Bestandteil der Patientenführung besteht darin, diese zu einer **geregelten Lebensführung** zu veranlassen. Hierzu gehört vor allem ein ausreichender Nachtschlaf. Schlafentzug kann insbesondere bei Patienten mit primär generalisierten Anfällen anfallsprovozierend wirken. Es ist nicht sinnvoll, Jugendlichen den Alkohol gänzlich zu verbieten, vielmehr gilt es, die Patienten dazu zu bewegen, den Alkohol auf ein Mindestmaß zu beschränken. Gefährlicher als der Alkohol selbst ist sicher das häufig mit dem Alkoholgenuß verbundene Schlafdefizit. Überhaupt sollten Restriktionen nur auf das dringend notwendige Maß beschränkt werden. Es wäre gedankenlos, dem anfallskranken Jugendlichen z. B. den Sport gänzlich zu verbieten. Nur in Zeiten erhöhter Anfallsgefährdung sollten Sportarten, die mit besonderen Gefahren verbunden sind (Turnen am Hochreck, Boxen, Schwimmen u. a.), untersagt werden.

Einer Überbehütung, die aus verständlicher Sorge und aus Angst vor einem erneuten Anfall besteht, muß von Anfang an energisch entgegengetreten werden, da sie zu einer Einengung des Erfahrungsraumes und zu einer Störung der Persönlichkeitsentwicklung führt. Es ist z. B. darauf hinzuwirken, daß die schulische Eingliederung **nicht** abhängig gemacht wird von dem Anfallsleiden bzw. von der Zahl der Anfälle, sondern allein von der Leistungsfähigkeit des Kindes bzw. Jugendlichen, die ggf. durch eine psychologische Untersuchung ermittelt werden muß. Das Risiko psychoreaktiver Störungen als Folge von Restriktionen ist in aller Regel größer als das Risiko einer Gefährdung durch einen unerwarteten Anfall.

Leider ist die soziale Eingliederung Anfallskranker in unserer Gesellschaft auch heute noch mit erheblichen Problemen belastet. Schon in Kindergarten und Schule, mehr noch in der Ausbildung und bei der Arbeitsplatzfindung bestehen Barrieren, deren Überwindung trotz vielfältiger Bemühungen noch immer nicht gelungen ist. Hierfür sind überwiegend völlig falsche Vorstellungen über die Epilepsie und den Epilepsiekranken verantwortlich, Vorstellungen, die mit der Annahme einer epileptischen Wesensänderung und eines Intelligenzabbaus einhergehen. Anfallskranken werden vielfach völlig unkritisch Merkmale wie allgemeine Verlangsamung, Umständlichkeit, Verarmung an Antrieb und Phantasie, Perseveration, Pedanterie, leichte Reizbarkeit, Neigung zu Selbstgerechtigkeit und häufigen Verstimmungen u. a. als angeblich „typisch" für ihre Krankheit zuerkannt. Hinzu kommt die Angst der Umwelt, z. B. eines Lehrers oder eines Arbeitgebers, vor dem evtl. Auftreten eines Anfalls und die damit einhergehende Hilflosigkeit. Sie verschanzen sich dann gern hinter ihrer „Verantwortung", die sie nicht tragen zu können glauben, und nehmen dem Anfallskranken damit jede Chance, ein vollwertiges Mitglied unserer Gesellschaft zu werden, etwa durch Verweigern einer Lehrstelle.

An der Tatsache, daß es bei etwa 30 – 40 % der Anfallskranken im Verlaufe der Epilepsie zu einer **Änderung im Wesen und Verhalten** kommt, kann nicht gezweifelt werden. Betroffen sind vorwiegend Patienten mit schwer einstellbaren bzw. therapieresistenten Epilepsien. Von Bedeutung sind hierfür einmal die zerebrale Schädigung, die auch für die Entstehung des Anfallsleidens selbst verantwortlich bzw. mitverantwortlich ist. Die Symptome werden nicht bestimmt durch die Art der Grunderkrankung (also nicht durch die Epilepsie), sondern dadurch, welche Bereiche des Gehirns in ihrer Funktion beeinträchtigt sind. Zum anderen kann die (manchmal zu hohe) medikamentöse antikonvulsive Therapie ungünstige Auswirkungen hervorrufen. Von großer Bedeutung und in ihrem Ausmaß sicher unterschätzt sind – wie oben schon betont – psychoreaktive Störungen. Es ist bekannt, daß die Reaktionsweisen eines Menschen sehr wesentlich geprägt werden von den Forderungen und Erwartungen, die die Umwelt an sein Verhalten und seine Leistungsfähigkeit stellt. Ist die Einstellung der Umwelt zum Kranken positiv, können bestimmte, durch die Krankheit bedingte Leistungseinschränkungen bzw. Verhaltensmuster bis zu einem gewissen Grade kompensiert werden. Verhält sich die Umwelt ihm gegenüber anders als gegenüber Gesunden, ergeben sich hierdurch zwangsläufig negative Auswirkungen. Einerseits wird der Anfallskranke bezüglich seines Verhaltens und seiner Entwicklung und den damit verbundenen Zukunftserwartungen gemessen an der „Norm" Gesunder, zum anderen unterliegt er aber gleichzeitig den traditionellen Vorurteilen, die mit der Krankheit „Epilepsie" verbunden sind. Durch diese Diskrepanz zwischen der von der Umwelt erwarteten – man kann sogar sagen dem Anfallskranken zugewiesenen – und der von ihm in Wirklichkeit wahrgenommenen Rolle wird sein Verhalten sehr wesentlich geprägt. Hier aufklärend zu wirken und damit wirksame Hilfe zu leisten, wird auch in Zukunft eine wichtige Aufgabe des ärztlichen Beraters sein.

Literatur zu Kap. 4, Abschn. 4.1

1 *Doose, H.:* Epilepsien im Kindes- und Jugendalter. Desitin-Werk Carl Klinke GmbH, Hamburg 1989

2 *Eggert, D.:* Neuere Tendenzen der Psychodiagnostik geistig Behinderter. In: *Neuhäuser, G.*, Entwicklungsstörungen des Zentralnervensystems. Kohlhammer, Stuttgart, Berlin, Köln, Mainz 1986, 199–203
3 *Erhard, K. J.:* Leitsymptom: Konzentrationsstörungen bei Schulkindern. Dt. Ärzteblatt 72 (1975) 3179–3182
4 *Fritz, A.:* Lern- und Leistungsverhalten von „MCD"-Kindern mit spezifischen Teilleistungsschwächen. Z. Kinder- und Jugendpsychiatrie 13 (1985) 82–94
5 *Groß-Selbeck, G.:* Die leichte zerebrale Funktionsstörung im Kindesalter. Med. Welt 31 (1980) 285–288
6 *Groß-Selbeck, G.:* Gibt es eine epileptische Wesensänderung? Pädiat. Prax. 28 (1983) 35–44
7 *Groß-Selbeck, G.:* Erkrankungen des Nervensystems. In: *Stephan, U.* (Hrsg.), Therapie chronischer Krankheiten im Kindesalter. Hippokrates 1988
8 *Matthes, A.:* Epilepsien. Thieme, Stuttgart, New York 1984
9 *Mönninghoff, B.:* Psychologische Probleme bei Kindern mit Schädel-Hirn-Traumen. Sozialpädiatrie 6 (1984) 286–293
10 *Neuhäuser, G.:* Folgen enzephalitischer Erkrankungen bei Kindern. Enke, Stuttgart 1972
11 *Neuhäuser, G.:* Entwicklungsneurologische Grundlagen von Bewegungsverhalten und Körperschema. Motorik 7 (1984) 153–156
12 *Nissen, G.:* Psychische Störungen im Kindes- und Jugendalter. Wiss. Buchgesellschaft, Darmstadt 1986
13 *Remschmidt, H., M. H. Schmidt* (Hrsg.)*:* Kinder- und Jugendpsychiatrie in Klinik und Praxis, Bd. II. Thieme, Stuttgart, New York 1985
14 *Schilling, F.:* Psychomotorik bei geistiger Behinderung. In: *Neuhäuser, G.*, Entwicklungsstörungen des Zentralnervensystems. Kohlhammer, Stuttgart, Berlin, Köln, Mainz 1986, 204–207
15 *Schmidt, M., G. Esser:* Psychologie für Kinderärzte. Enke, Stuttgart 1985
16 *Schulte, F. J., J. Spranger* (Hrsg.)*:* Lehrbuch der Kinderheilkunde. Fischer, Stuttgart, New York 1988
17 *Thimm, W.:* Menschen mit geistiger Behinderung – sozialepidemiologische Aspekte. In: *Neuhäuser, G.*, Entwicklungsstörungen des Zentralnervensystems. Kohlhammer, Stuttgart, Berlin, Köln, Mainz 1986, 208–215

4.2 Chronische Herz- und Gefäßkrankheiten

J. STOERMER

4.2.1 Angeborene Herz- und Gefäßanomalien

Die Mortalität der Säuglinge mit angeborenen Herz- und Gefäßanomalien konnte in den letzten Jahrzehnten durch konservative therapeutische und chirurgische Maßnahmen erheblich gesenkt werden. 1949 starben noch 85 % dieser Säuglinge im 1. Lebensjahr, 1972 waren es etwa 20 % (13) und heute rechnen wir mit etwa 10 %. Bei der heutigen Geburtenfrequenz muß pro Jahr mit 3 000 bis 4 500 derartigen Anomalien im Bundesgebiet gerechnet werden. Die Zahl dieser chronisch-kranken Kinder, die das Jugendlichen- und Erwachsenenalter erreichen, steigt ständig und erheblich an.

Grundsätzlich muß bei den angeborenen Herz- und Gefäßanomalien zwischen der primär acyanotischen Gruppe und der primär cyanotischen Gruppe unterschieden werden. Bei den Anomalien ohne Cyanose handelt es sich in erster Linie um die isolierten Shuntvitien Ventrikelseptumdefekt (VSD), Vorhofseptumdefekt (ASD), persistierender Ductus arteriosus (PDA), sowie um die Stenosen (Aortenstenosen (AoST), Pulmonalstenosen (PST), Aortenisthmusstenosen (ISTA)).

• Der **Ventrikelseptumdefekt** ist die häufigste als isolierte Anomalie auftretende Herzfehlbildung überhaupt und findet sich im Säuglingsalter bei 23,2 % aller Kinder mit angeborenen Herzfehlern (13). Die Prognose hat sich in den letzten Jahren grundlegend geändert. Starben bis 1969 noch 18,3 % dieser Kinder, so überleben heute dank der Frühoperation und der besseren Kenntnis des natürlichen Verlaufes diese Kinder fast alle. Die Operationsletalität im 1. Lebensjahr beträgt etwa 2 %.

Für das Jugendlichenalter ergeben sich fast ausnahmslos folgende **Konsequenzen:** Kleine Defekte müssen kontrolliert werden. Auch postoperative Nachuntersuchungen sind erforderlich. Die Belastbarkeit der Patienten und ihre Eingliederung ins Berufsleben müssen gelenkt werden. Eine sachgemäße Antibiotikaprophylaxe ist notwendig. Impfungen müssen immer diskutiert und gegebenenfalls durchgeführt werden (12).

Das heißt: **kleine Defekte** gehen mit einer normalen Lebenserwartung einher und werden heute nicht mehr operativ verschlossen. Die Patienten sind im Alltag normal belastbar. Kontrollen sind jedoch notwendig, da sich die Befunde verändern können. Spontanverschlüsse – im ersten Lebensjahr 54 % der Spontanheilungen (9) – kommen noch im Jugendlichenalter vor (3) und wurden einmal bei 15- und 16jährigen hier beobachtet, je zweimal bei 17- und 18jährigen. Dabei ist es für den Untersucher wichtig zu wissen, daß im Stadium des Spontanverschlusses einmal kein Geräusch, bei der nächsten Untersuchung dagegen wieder das typische VSD-Geräusch hörbar sein kann. Erst nach mehrmaligen geräuschfreien Befunden kann also von einem Spontanverschluß gesprochen und erst dann die Antibiotikaprophylaxe aufgegeben werden. Die Patienten sind danach für jeden Beruf geeignet. Selbstverständlich können und müssen alle notwendigen Impfungen durchgeführt werden (Wiederholungsimpfungen, Rötelnimpfung u. a.).

Andererseits müssen Verlaufsformen berücksichtigt werden, die zu einer **Änderung der Hämodynamik** führen. So kann bei hochgelegenen Defekten ein Aortensegel in den Defekt prolabieren, diesen teilweise oder ganz verlegen. Die Folge ist eine signifikante Aorteninsuffizienz, die bald zur Herzinsuffizienz führen kann. Auch kann es durch den Shunt-Strahl zu einer Hypertrophie der Crista supraventricularis, ja sogar zu einer sekundären Infundibulumstenose kommen, so daß eine Fallot-Symptomatik entsteht. In beiden Fällen ergibt sich dann doch eine Operations-Indikation. Die geschilderten Beispiele zeigen, wie wichtig die **ständige Kontrolle (in Jahresabständen)** auch kleiner Defekte ist.

Bei den **operierten Kindern** ist für die weitere Führung wichtig, wie operiert worden ist, d. h. ob der Defekt über die Tricuspidalklappe verschlossen werden konnte, oder ob eine Ventrikulotomie notwendig war. Inwieweit sich im späteren Leben dadurch bedingte narbige Veränderungen auswirken, ist noch nicht bekannt. Immerhin empfehlen sich im Jugendlichen- und Erwachsenenalter **mindestens 2jährige Kontrollen**, gegebenenfalls unter Einbeziehung echokardiographischer Untersuchungen, um die Myocardfunktion im Auge zu behalten. Man muß ferner beachten, daß es weltweit bei etwa 5 % der operierten VSD zum Ausreißen eines Fadens kommt. Das heißt, es entsteht ein Re-Defekt, der meistens klein ist und eines zweiten operativen Eingriffes nicht bedarf.

Nach dem Patch-Verschluß eines VSD kann sich der Patch zum Teil lösen und damit zu einem großen neuen Defekt führen, welcher eine erneute Operation erforderlich macht. Dies ist sicher extrem selten, wurde aber von uns beobachtet. Die Echokardiographie läßt solche Befunde erkennen – mit anderen Worten: diese Patienten bedürfen ständiger kardiologischer Kontrollen.

● Patienten mit **Vorhofseptumdefekten** (Sekundum-Typ oder Primum-Typ) werden heute im Jugendlichenalter kaum noch beobachtet. Diese Patienten sollten bis zum Ende des Vorschulalters operiert sein. Wenn auch hier Spontanverschlüsse vorkommen, so ist die Entwicklung einer pulmonalen Hypertonie erst im Erwachsenenalter bekannt (4). Nach der Normalisierung der Befunde (EKG-, Röntgen-) sind diese Patienten zunehmend belastbar und bedürfen nach 5 – 6jähriger Kontrolle keiner weiteren Untersuchung. Sie sind körperlich voll belastbar und für jeden Beruf geeignet.

● Wegen der großen Gefahr der Endokarditis beim **persistierenden Ductus arteriosus** wird dieser im Säuglingsalter bzw. im Kindesalter operativ verschlossen. Auch hier bedarf es einer gewissen Zeit der Rückbildung der muskulären Veränderungen, die durch den Links-Rechts-Shunt bedingt sind. Nach der Operation müssen diese Patienten weiter betreut werden, da Rekanalisierungen bekannt sind, gleich ob der Ductus durchtrennt oder ligiert wurde. Nach 5 – 6 Jahren können auch hier die kardiologischen Kontrollen aufgegeben und die Patienten körperlich voll belastet werden. Hinsichtlich der Eingliederung ins Berufsleben ergeben sich keinerlei Einschränkungen.

Führen die Shuntvitien zu einer Volumenbelastung der rechten (ASD) bzw. der linken Kammer (VSD, PDA), so kommt es bei den Stenosen zu einer Druckhypertrophie der vor der Stenose liegenden Kammer. Diese ist abhängig vom Grad der Stenose. Für sie ist typisch, daß mit zunehmendem Alter der Schweregrad zunehmen kann, besonders dann, wenn es zu Kalkeinlagerungen (unter Umständen schon im frühen Erwachsenenalter) kommt. Daher müssen diese Patienten, wenn im Kindesalter noch keine Operationsindikation bestand, besonders sorgfältig überwacht werden, um gegebenenfalls operativ eingreifen zu können, bevor es zu einer Herzinsuffizienz kommt. Bei den Aortenstenosen ist dann der Klappenersatz die Methode der Wahl, wenn eine Ballondilatation der verengten Klappe wie bei den Pulmonalstenosen nicht möglich war.

● Die **Pulmonalstenosen** (PST, valvulär, supravalvulär oder peripher) werden in der Regel bei Druckgradienten über 50 mm Hg über der Klappe sowie supravalvulär im Stamm operiert. Heute setzt sich die Ballon-Dilatation bei den valvulären Stenosen durch, so daß diese Kinder nicht mehr operiert zu werden brauchen. Auch bei diesen in Verbindung mit der Herzkatheterisierung durchzuführenden Eingriffen bleiben wie bei der Valvulotomie Reststenosen bestehen oder es bilden sich, wenn auch viel seltener, Pulmonalinsuffizienzen. Letztere werden vom rechten Ventrikel relativ gut toleriert. Dennoch muß das Ziel jedes Eingriffes sein, die resultierende Insuffizienz gering zu halten und Reststenosen geringen Grades u. U. in Kauf zu nehmen. Bei keinem Eingriff kann das Ergebnis eine restlose einwandfrei arbeitende Klappe sein! Die betroffenen Kinder bleiben chronisch krank. In einem höheren Alter kann eventuell ein erneuter Eingriff notwendig werden.

• Ein großes therapeutisches Problem stellen nach wie vor die **Aortenstenosen** (AoST) dar. Die valvulären Stenosen werden – sofern es sich nicht um eine sogenannte kritische Stenose im Säuglingsalter handelt, die einer sofortigen Operation bedarf – möglichst spät operiert. Hier gilt nicht mehr die alte Regel, ab Druckgradienten von 50 mm Hg in jedem Alter zu operieren, da bei der Commissurotomie der Klappe sehr häufig Insuffizienzen resultieren, die unter Umständen einen Klappenersatz schon nach wenigen Jahren notwendig machen. Im Kindesalter kann wegen der Größe des Gefäßes selten eine endgültige Klappengröße eingesetzt werden. Aus diesem Grund kommt es dann im Jugendlichenalter zur dritten und risikoreichen Operation. Ferner müssen Gefahren und Belastungen durch die notwendige Marcumar-Behandlung beachtet werden, die eine ständige Kontrolle des Quick-Wertes erfordert. Auch muß berücksichtigt werden, daß die Lebensdauer auch der modernsten Klappen limitiert ist. So ist man gezwungen, diese Kinder unter Einschränkung ihrer körperlichen Belastung möglichst lange hinzuhalten und nur bei höhergradigen Veränderungen zu operieren.

Auch bei der AoST wird heute die Ballondilatation eingesetzt, um den ersten Eingriff zu ersparen. Aber auch hierbei können neben der Reststenosierung Klappeninsuffizienzen resultieren, die zur baldigen Herzinsuffizienz führen, da zu der Druckbelastung die Volumenbelastung der linken Kammer tritt. Neben der damit notwendigen Digitalisierung müssen die Patienten weiter eingeschränkt werden, um dann nach der Rekompensation dem Klappenersatz zugeführt zu werden. Diese Patienten machen einen nicht geringen Prozentsatz der Jugendlichen und Erwachsenen in der Sprechstunde aus.

Bei den **Subaortenstenosen** ist die membranförmige – meist hochgradige – Einengung unter der Klappe therapeutisch und prognostisch die günstigste Form. Die Membran kann einfach reseziert werden. Eine völlige Entfernung der Ausflußbehinderung bei den muskulären oder fibrös-muskulären Formen ist kaum möglich, so daß Reststenosierungen verbleiben und auch wieder zunehmen können. Hier sind im Jugendlichenalter ebenso Probleme zu erwarten wie beim Erwachsenen (Schonung; Re-Operationen).

Bei allen genannten Formen der AoST sind bei höhergradigen Stenosen **plötzliche Todesfälle** durch den sogenannten Sekunden-Herztod unter Belastung bekannt. Durch starke Hypertrophie nimmt die Durchblutung pro qmm Muskelfläche ab, so daß ein plötzlicher Mehrbedarf an O_2 nicht gedeckt werden kann – das Herz steht endgültig still. Diese Patienten bedürfen einer besonders sorgfältigen Betreuung, körperlichen Einschränkung und baldigen Operation nach oftmals wiederholter Herzkatheterisierung oder laufender Kontrolle mittels Echokardiographie (Doppler-Methode), womit der Druckgradient recht genau bestimmt werden kann.

Patienten mit **hypertropher obstruktiver Kardiomyopathie** (HOCM) oder obstruktiver hypertropher Subaortenstenose werden heute mit β-Blockern oder mit Calcium-Antagonisten (z. B. Verapamil) behandelt, bis doch operiert werden muß. Das hypertrophierte Gewebe kann jedoch nicht restlos entfernt werden, so daß durch Nachwachsen erneute Schwierigkeiten auftreten können. Hier ist ebenfalls eine starke körperliche Einschränkung notwendig. Die operativen Ergebnisse sind nach wie vor nicht optimal, die Letalität ist hoch, so daß auch hier von seiten der Herzchirurgen erhebliche Zurückhaltung geübt wird.

Besonders problematisch ist auch das Vorgehen bei Patienten mit **supravalvulären Aortenstenosen**. Im Rahmen des Williams-Beuren-Syndroms kommt es zu Verkalkungen der Gefäßwand, besonders oberhalb der Aortenklappe, die eine Resektion dieser Abschnitte sehr erschweren oder unmöglich machen können. Nur bei sehr hochgradigen Verengungen versucht man einen operativen Eingriff, gelegentlich mit letalem Ergebnis, da das Gefäß wegen der Kalkplatten nicht zu nähen ist. Im übrigen ist die Belastbarkeit wegen der geistigen

Retardierung der Kinder ohnehin gering, so daß Überlastungen hier kaum zu befürchten sind. Die bei diesem Krankheitsbild vorhandenen peripheren multiplen Pulmonalstenosen sind einem operativen Eingriff nicht zugänglich.

• Bei den **Aortenisthmusstenosen (ISTA)** muß zwischen präductalen, juxtaductalen und postductalen Formen unterschieden werden. Sie kommen mit oder ohne offenen Ductus vor.

Die **präductale** oder **infantile Form** ist häufig mit Herzanomalien kombiniert und erfordert in der Regel schon im Säuglingsalter eine operative Korrektur. Die Patienten sind dann meist schon im Kindesalter unauffällig und belastbar. Hämodynamisch entspricht die juxtaductale Form im wesentlichen der präductalen ISTA.

Die **postductale ISTA** (sogenannte Erwachsenen-Form) sollte jederzeit bei hohem Blutdruck an den Armen korrigiert werden, spätestens zwischen 5 – 8 Jahren, da bei einem Operationsalter von über 10 Jahren die Gefahr besteht, daß der Blutdruck trotz erfolgreicher Operation hoch bleibt. Hier persistiert dann also auch die Gefahr der Apoplexie, die unter Belastung bei hochgradigen Stenosen immer gegeben ist. Körperliche Belastungen sind dann auch bei Jugendlichen unbedingt zu vermeiden. Bleibt postoperativ der RR-Wert niedrig, sind die Patienten schon nach wenigen Jahren voll belastbar, müssen aber weiter kontrolliert werden (RR!).

• Die **mit Cyanose einhergehenden Herzfehler** werden zunehmend häufiger postoperativ bei Jugendlichen beobachtet. Hier haben die chirurgischen Fortschritte (Frühkorrekturen) zu einer drastischen Senkung der Frühletalität geführt. Eine große Zahl der Patienten mit Transposition der großen Arterien (TGA), mit Fallot'scher Tetralogie (F/T) und auch mit Truncus arteriosus überleben heute. Das gilt auch für viele Patienten mit Tricuspidalatresie (TrA). Bei allen genannten Anomalien, einschließlich der Lageanomalien wie Dextrocardien und Lävocardien bei komplettem Situs inversus handelt es sich um kombinierte Herzfehler oft sehr komplexer Art. Bei einigen sind Frühkorrekturen noch nicht möglich, so daß sie mit systemo-pulmonalen Anastomosen versorgt werden müssen, um später einer Korrektur zugeführt werden zu können. Dabei handelt es sich oft nur um hämodynamische Korrekturen, also nicht um anatomische (z. B. Fontan-Operation bei TrA). Dieses gilt auch für die Vorhofumkehr-Operation bei der **TGA** nach Mustard oder Senning. Gerade nach diesen Operationen kommen supraventrikuläre Herzrhythmusstörungen vor (11), so daß diese Patienten einer besonders strengen Kontrolle bedürfen. Auch nach der anatomischen Korrektur werden Rhythmusstörungen beobachtet (1).

Nach Fallot-Korrekturen, besonders wenn Restbefunde (Stenosen, VSD) bestehen, sind Spättodesfälle durch tachycarde Herzrhythmusstörungen bekannt (3, 6), auch viele Jahre nach der Operation. Diesen Patienten ist Mannschafts- und Leistungssport nicht zuzumuten. Eine möglichst sitzende Tätigkeit sollte bei der Berufswahl dringend empfohlen werden. Intensive antiarrhythmische Therapie ist gegebenenfalls notwendig.

Trotz aller herzchirurgischen Fortschritte sind einige Herzanomalien auch heute noch inoperabel. Diese komplexen Herzfehler führen aber fast immer dazu, daß diese Kinder das Jugendlichenalter nicht erreichen, wenn nicht vorher eine Herztransplantation durchgeführt werden kann.

Anders ist es mit den Patienten, bei denen sich eine Pulmonalsklerose (**Eisenmenger-Reaktion**) entwickelt hat, auch nach Palliativ-(= Shunt-)-Operationen im frühen Kindesalter. Diese Patienten sind heute 15 – 30 Jahre alt. Sie leiden unter den Folgen der Polyglobulie bei ausgeprägter Cyanose, um schließlich qualvoll langsam unter den Zeichen einer zunehmenden Rechtsherzinsuffizienz zu sterben. Sie müssen digitalisiert und schließlich sediert werden. Eine vorübergehende Besserung bringt die Hämodilution, die dann aber in immer kürzeren Abständen wiederholt werden muß und nur in der Klinik durchgeführt wird. Eine Heilung kann nur die heute allerdings noch nicht routinemäßig durchzuführende Herz-Lungen-Transplantation bringen. Besonders häufig von der Entwicklung einer Pulmonalsklerose betroffen sind auffälligerweise die Kinder mit Down-Syndrom und Shuntvitien. Bei diesen Kindern kann jedoch der pulmonale Widerstand trotz des Verschlusses dieser Shuntvitien weiter ansteigen. Zu der geistigen Behinderung kommt dann die Einschränkung durch die Polyglobulie hinzu. Diese Kinder sind im Jugendlichenalter besonders behindert und gefährdet. Die Prognose ist infaust.

4.2.2 Erworbene Herzfehler

Die **erworbenen Herzfehler** haben fast immer ein rheumatisches Fieber als Ursache. Da dieses außerordentlich selten geworden ist, nimmt auch die Zahl der rheumatisch bedingten Klappenläsionen ab. Immerhin gibt es noch Jugendliche, die einem Klappenersatz zugeführt werden müssen. Danach wird eine gerinnungshemmende Therapie (Marcumar) bzw. die Behandlung mit Thrombozyten-Aggregationshemmern (z. B. Aspirin) erforderlich. Eine ständige Kontrolle des Quick-Wertes ist daher notwendig. Belastungseinschränkungen und die Vermeidung auch von stumpfen Traumen, z. B. auch durch Ballspiele, sind notwendig.

4.2.3 Entzündliche Herzerkrankungen

Durchgemachte **Myocarditiden** zwingen zu großer Vorsicht. Körperliche Belastungen sind für mehrere Jahre je nach Schweregrad der akuten Erkrankung zu vermeiden. Ebenso erfordern durchgemachte **Pericarditiden** lange Schonungszeiten, da meistens das Myocard zumindest in den Außenschichten beteiligt war. Patienten mit **Kardiomyopathien**, gleich welcher Ursache, neigen stark zu Herzinsuffizienzzeichen. Die beste Therapie ist hier die rechtzeitige Herztransplantation, da die Letalität sonst sehr hoch ist.

Die Spätergebnisse nach Operationen von **Herztumoren** sind gut, sie hängen allerdings davon ab, ob bei der Operation der Tumor vollständig unter weitester Schonung des Myocards entfernt werden konnte. Auch diese Patienten bedürfen der ständigen Kontrolle.

Therapeutische und prophylaktische Maßnahmen:

Das übliche Beobachtungsintervall bei Jugendlichen und Erwachsenen mit angeborenen oder erworbenen Herzfehlern liegt bei einem Jahr. Postoperativ sind zunächst kürzere Kontrollen notwendig: 6 Wochen postoperativ, dann nach 8 Wochen, nach 3 und dann nach 6 Mon. Komplikationen wie Herzrhythmusstörungen, Restbefunde machen oft kurzfristige Kontrollen notwendig. Die zunächst kurzen Intervalle sind bedingt durch die Festlegung der zunehmenden Belastbarkeit, den Abbau von Medikamenten, die Beobachtung der Rückbildung von anatomischen Veränderungen und durch Blutdruckkontrollen. Die Einhaltung dieser Termine ist nur gewährleistet, wenn die Patienten über die Notwendigkeit genau informiert sind.

Die prä- und postoperative Betreuung setzt nicht nur genaue Informationen der Patienten sondern auch der Eltern voraus. Ebenso müssen die behandelnden Ärzte, eventuell auch mitbehandelnde Krankenhausärzte, genauestens über die Diagnose und alle therapeutischen Maßnahmen informiert sein. Das ärztliche Gespräch und der Kontakt mit allen beteiligten Ärzten spielen eine entscheidende Rolle für den Therapieerfolg (15).

Mehrfach war die Rede von **Belastungsmöglichkeiten**. Genauer definieren läßt sich diese Frage nur durch Funktionsuntersuchungen des Myocards und der Leistungsfähigkeit des Herz-Kreislaufsystems. Eine große Rolle spielt hier die Echokardiographie. Kontraktionsbewegung, Auswurfleistung, Form und Größe der Ventrikel lassen sich gut beurteilen. Belastungsversuche (Fahrradergometrie, Messung des O_2-Verbrauches unter verschiedenen Bedingungen, Stufentest, Laufband-Belastungen) können eine beginnende Herzinsuffizienz erkennen lassen, eine Störung der Myocarddurchblutung kann im mitregistrierten EKG gesehen und das Auftreten von Herzrhythmusstörungen bzw. ihr Verschwinden registriert werden (2, 5). Gerade bei den Rhythmusstörungen ist das Langzeit-EKG heute für die Beurteilung äußerst wichtig. Wir wissen durch diese Untersuchungen, daß Patienten mit vollständig korrigierten Anomalien (PDA, ASD II, VSD ohne Ventrikolotomie und Restbefund, mit ISTA soweit der RR-Wert postoperativ normal ist) schon nach ½ – 1 Jahr voll belastbar sind und an jedem Sport teilnehmen können. Sie sind auch für jeden Beruf geeignet. Restbefunde, Zustand nach Palliativ-Operationen, Zustände nach entzündlichen Herzerkrankungen erfordern im Einzelfall die genaue Abklärung der Funktion und Belastbarkeit des Herzens, um Aussagen über die Belastbarkeit des Patienten machen zu können (2, 10).

Die **medikamentöse Therapie** richtet sich nach den üblichen Richtlinien zur Behandlung der Herzinsuffizienz (Digoxin, Diuretica, Ruhe, evtl. Sedativa). Klappenpatienten müssen marcumarisiert werden bzw. bei Bioprothesen Thrombozytenaggregationshemmer bekommen (Aspirin). Daß hierbei besondere Vorsicht notwendig ist, wurde bereits betont.

Eine besondere Rolle spielt die sogenannte **Endocarditisprophylaxe**. Bei **allen hochfieberhaften Infekten**, d. h. bei Temperaturen über 38° mit einer Dauer von über 24 Stunden, müssen Antibiotika gegeben werden. Sicher ist die Häufigkeit und Gefahr bakterieller Komplikationen bei den einzelnen Herz- und Gefäßanomalien unterschiedlich groß. Aber die Gefahr besteht immer und kann abgewendet werden.

Daß ein hochfieberhafter Virusinfekt keine Endocarditis macht, ist klar. Aber er senkt die Widerstandskraft im Organismus und damit können immer vorhandene Bakterien pathogen werden. Auch **bei allen operativen Eingriffen** müssen Antibiotika verabfolgt werden, vor allem bei Zahnextraktionen und Operationen im Mund-Kieferbereich, im Abdomen und im Uro-Genitalbereich, da hier immer Bakteriämien möglich sind.

Zu den **Impfungen** (12) ist für die hier zur Diskussion stehende Altersgruppe nur zu sagen, daß Tetanus-Impfungen durchzuführen sind, sofern keine Herzinsuffizienz vorliegt. Ebenso sollte bei jugendlichen Patientinnen auf die Röteln-Prophylaxe geachtet werden – falls keine Rötelnantikörper vorhanden sind, ist zu impfen. Auch gegen die Hepatitis-B-Prophylaxe bestehen im allgemeinen keine Bedenken.

Vorsicht ist geboten bei der Anwendung von **Ovulationshemmern**, soweit sie Gerinnungsstörungen hervorrufen können. Hier muß im Einzelfall abgeklärt werden, welches Medikament gegeben werden kann oder ob andere präventive Maßnahmen ergriffen werden müssen. Thrombosen und Embolien sind nicht nur bei Trägerinnen von Klappenprothesen beschrieben! Je nach Präparat müssen diese Medikamente vor Herzkatheterisierungen oder Operationen mehrere Wochen bis Monate vor dem Eingriff unbedingt abgesetzt werden!

Das **Schwerbehindertengesetz** (SchwbG) von 1974 ist 1986 novelliert worden. Nach dieser Novelle wird nicht mehr von Erwerbsminderung, sondern von dem **Grad der Behinderung** (GdB) gesprochen. Diese muß allerdings über 6 Monate anhalten, wenn sie nach dem SchwbG Anerkennung finden soll. Die sogenannten „Anhaltspunkte" für die Einstufung nach dem Gesetz beruhen auf den Richtlinien von 1977, die 1976 im Bundesministerium für Arbeit und Sozialordnung erarbeitet wurden (4). Nach diesen „Anhaltspunkten" für Herzleistungsbeeinträchtigung werden die Stufen I bis IV angegeben.

Schwerbehinderte im Sinne des Gesetzes sind Personen mit einer GdB von mindestens 50. Bei den Stufen III und IV muß die sogenannte „Hilflosigkeit" vorliegen. Dabei ist nicht entscheidend, wie schwerwiegend z. B. ein Herzfehler ist, sondern vielmehr, welche Hilfeleistungen er erfordert. Dazu können gehören eine ständige Überwachung zwecks Vermeidung körperlicher Überlastung, Überwachung der Medikamenten-Einnahme einschließlich der Sorge dafür, daß cyanotische Patienten reichlich Flüssigkeit zu sich nehmen, da sie durch die Polyglobulie gefährdet sind (Thrombose, Embolien usw.). Anzusetzen sind dann immer GdB von 50 – 100, d. h. Gruppe III 50 – 70, bei vorübergehenden Dekompensationen 80, bei Gruppe IV 80 – 100 (Ruheinsuffizienz und langdauernde Dekompensation).

Ohne Leistungsbeeinträchtigung auch bei üblicher täglicher Belastung ist die Gruppe I anzugeben (0 – 10). Treten bei vermehrter körperlicher Belastung Symptome auf, müssen 20 – 40 angegeben werden, wobei diese Zahlen (= Grad der Behinderung) den bisherigen Prozenten bei Festsetzung der Erwerbsminderung entsprechen. Bei einer Besserung der Befunde z. B. durch eine Operation muß neu eingestuft werden. Die Einstufung erfolgt durch die Versorgungsämter unter gutachtlicher Beteiligung der behandelnden Kardiologen. Nach dem Bundessozialhilfegesetz können bei vorliegender „Hilflosigkeit" Pflegezulage bzw. Pflegegelder gewährt werden. Nähere Angaben für die Begutachtung und damit für die Einstufung wichtiger Einzelheiten haben kürzlich *Rösner* u. *Rauschelbach* niedergelegt (8).

Untersuchungen nach dem **Jugendarbeitsschutzgesetz** erfordern bei nichtoperierten und operierten Patienten genaue Untersuchungen, die nach den auf Seite 104 erwähnten Verfahren ausgeführt werden müssen (Belastungstests!).

Da bei einigen Patienten **Zweitoperationen** oder später **Re-Operationen** einzuplanen sind, müssen diese Patienten besonders intensiv überwacht und betreut werden. Bei der Berufswahl sind hier besonders strenge Kriterien anzuwenden, meistens körperliche Schonung zu verordnen und unter Umständen rechtzeitig eine Herztransplantation oder auch eine Herz-Lungen-Transplantation ins Auge zu fassen. Die Herztransplantation ist bei einzelnen Zentren routinemäßig mit sehr geringen Letalitätszahlen möglich, während die Herz-Lungen-Transplantation erst an wenigen Stellen begonnen wird.

4.2.4 Reizleitungs- und Rhythmusstörungen

Reizleitungsstörungen bei Jugendlichen (14) umfassen alle Verlängerungen oder Verkürzungen bis zur völligen Blockierung der Überleitung des Sinusreizes auf die Kammern. Nur am Rande erwähnt seien auch die intraventrikulären Reizleitungsstörungen, z. B. die Blockierung eines Schenkels des Reizleitungssystems wie beim links-anterioren Hemiblock. Da das Reizleitungssystem stark unter dem Einfluß des vegetativen Nervensystems steht, sind im Kindes- und Jugendlichenalter **Sinusbradycardien** und **Sinustachycardien** und stärkere **respiratorisch** bedingte **Arrhythmien**, je nach Überwiegen des sympathischen oder parasympathischen Systems, häufig. Durch Langzeit-EKG-Untersuchungen wissen wir, daß nachts je nach Schlaftiefe unter überwiegendem Vaguseinfluß die Sinusfrequenz auf Werte zwischen 40–50/Min. absinken kann. Auch die Überleitung auf die Kammer kann sich vegetativ bedingt verlängern (verlängerte PQ-Zeit im EKG), normalisiert sich aber in diesen Fällen unter Belastung (Kniebeugen oder Ergometerbelastung). Dabei ist jedoch Vorsicht geboten, denn die PQ-Verlängerungen kommen auch bei entzündlichen Herzerkrankungen oder auch bei einzelnen angeborenen Herzfehlern vor.

● Bei der **Wenckebach-Periodik** wird von Kontraktion zu Kontraktion die Überleitungszeit länger bis eine Überleitung ausfällt. Nach dieser Pause ist die erste PQ-Zeit wieder kürzer, verlängert sich dann wieder bis zu einem erneuten Ausfall. Beim Jugendlichen ist die häufigste Ursache eine vegetative Dystonie. Die Wenckebach-Periodik erfordert aber immer den Ausschluß eines akuten rheumatischen Fiebers, bei dem sie nicht so selten beobachtet wird.

Belastungsversuche normalisieren die bisher genannten Störungen sehr schnell bei vegetativ bedingten Ursachen. Eine Behandlung oder Schonung ist in der Regel nicht notwendig. Wenn erforderlich gelten die üblichen Maßnahmen zur Behandlung der vegetativen Dystonie. Wichtig ist vor allem, daß Patienten und Eltern über die Harmlosigkeit aufgeklärt und beruhigt werden.

● Beim **einfachen AV-Block II. Grades** (Typ Mobitz) liegt fast immer eine organische Ursache vor (angeboren, ischämische, entzündliche oder degenerativ bedingte Veränderungen im Reizleitungssystem). Bei den übergeleiteten Erregungen ist in der Regel die PQ-Zeit normal und gleichbleibend.

● Ganz anders ist der **AV-Block III. Grades** zu beurteilen. Die Vorhofaktionen erfolgen im normalen Sinusrhythmus, während die Kammern mit der dem ventrikulären Reizzentrum entsprechenden eigenen Frequenz erregt werden. Wir unterscheiden nach der Form des QRS-Komplexes den suprabifurkalen (meist angeboren) vom infrabifurkalen (meist erworben) Block. Beim ersteren liegt die Blockierung zwischen AV-Knoten und der Bifurkation der Tawara-Schenkel, beim infrabifurkalen Block sind beide Tawara-Schenkel unterbrochen. Die Unterscheidung ist von erheblicher praktischer Bedeutung und durch das EKG leicht möglich. Bei der suprabifurkalen Form ist QRS schlank, nicht verbreitert, während bei der infrabifurkalen QRS schenkelblock-artig deformiert und dementsprechend verbreitert ist. Das Wichtigste ist nun, daß die Patienten mit suprabifurkalen Blöcken sich über die Herzfrequenz den Erfordernissen des Organismus etwas anpassen können, während Patienten mit infrabifurkalen Blöcken keine Frequenzsteigerung unter Belastung zeigen. Sie sind also ganz besonders durch *Adams-Stokes*sche Anfälle gefährdet. Während man mit der Schrittmacher-Therapie bei den angeborenen Blöcken möglichst lange wartet, ist bei den erworbenen Blöcken eine baldige Schrittmacher-Implantation erforderlich, da eine Überlebenszeit z. B. bei den postoperativen Blöcken früher nie über 5 Jahre betrug (17). Zusammenfassend zeigt die Tabelle 4.2 die verschiedenen Befunde und das therapeutische Vorgehen.

Auf die Problematik der Schrittmachertherapie vor allem wegen der noch nicht vollkommenen Technik im Kabelbereich wie auch in der Batterie kann hier nicht eingegangen werden (s. 17). Die Infektionsgefahr ist nach wie vor nicht zu vernachlässigen. Immerhin hat sich die Prognose bei diesen Patienten wesentlich gebessert. Sie sind aber schlecht belastbar und bedürfen ständiger und engmaschiger Kontrollen. Plötzliche Frequenzsteigerungen oder Frequenzabfall können auch auf ein Nachlassen der Batterieleistung hinweisen.

Tabelle 4.2 Der totale AV-Block (III. Grades)

	Ursache meistens	QRS-Form	Frequenz	Adams-Stokes'-sche Anfälle	Prognose	Schrittmacher-therapie
supra bifurkal	angeboren	schlank	60/min variabel	anfangs selten	besser	möglichst später
infra bifurkal	erworben	verbreitert	um 30–40/min konstant	häufiger	schlechter	möglichst bald

• Nicht verwechselt mit starker Arrhythmie darf der sogenannte **Sinu-aurikuläre Block** werden. Hierbei wird der Reiz zwar im Sinusknoten gebildet, er kann aber nicht auf den Vorhof übertreten. Der Sinusknoten ist blockiert und demzufolge sind im EKG keine P-Zacken erkennbar. Die Störung ist nicht leicht zu diagnostizieren. In der Regel gilt, daß die nach 2 – 3 Erregungen eintretende Pause kürzer ist, als das Doppelte des vorausgehenden P-P-Intervalles (7). Ursache sind häufig vegetative Störungen aber auch entzündliche, infektiös-toxische oder medikamentöse (Digitalis) Schädigungen. In diesen Fällen ist die an sich harmlose Störung nach der entsprechenden Erkrankung in der Regel nicht mehr nachweisbar. Sie kann aber nach Myocarditiden auch bestehen bleiben. Häufiger bleibt sie nach operativen Eingriffen, besonders im Vorhofbereich, konstant und wird in zunehmendem Maße nach Korrektur-Operationen (z. B. bei der Transposition der großen Arterien) beobachtet. Deshalb spielt diese Rhythmusstörung heute im Jugendlichenalter eine größere Rolle als früher.

• Auf die verschiedenen Formen des Syndroms von **Wolff-Parkinson-White** (= WPW-Syndrom) kann hier nicht eingegangen werden. Das Charakteristikum ist im EKG die verkürzte PQ-Zeit mit nachfolgender Delta-Welle und dementsprechender Verbreiterung von QRS. Man spricht auch von dem sogenannten Präexitations-Syndrom.

Dieses Bild findet sich auch beim **Lown-Ganong-Levine** (LGL)-Syndrom: verkürzte PQ-Zeit, aber fehlende Delta-Welle und normal breites QRS. Beiden gemeinsam ist die Neigung zu supraventrikulären paroxysmalen Tachycardien. Diese sind zwar im Jugendalter nicht mehr gefährlich, aber subjektiv unangenehm. Bei einer starken Häufung kann die Zahl der Anfälle durch eine Digitalis-Behandlung reduziert werden. Sind diese Anfälle mit Angstgefühlen verbunden, dürfen die Träger dieser Anomalien keinesfalls alleine Schwimmen oder Geräteturnen mitmachen. Von Berufen, die mit Klettern verbunden sind, muß abgeraten werden.

• Das **QT-Syndrom** (*Jervell-Lange-Nielsen*-Syndrom) ist autosomal dominant vererbbar und kommt bei 0,25 % gehörloser Kinder vor. Ohne Taubheit wird es auch nach *Romano-Ward* benannt. Hier ist nicht die Erregungsausbreitung, sondern die Erregungsrückbildung durch eine elektrische Inhomogenität verschiedener Muskelareale gestört. Die Folge ist eine Verlängerung der QT-Zeit im EKG. Die Komplikationen sind Kammerflimmern und Kammerflattern und damit Synkopen oder plötzlicher Herzstillstand. Vorher können Krampfanfälle auftreten, die durch körperliche oder psychische Belastung auslösbar sind und diagnostisch fehlinterpretiert werden können. Diese Patienten sind äußerst gefährdet. Sie dürfen keinesfalls belastet werden. **Therapeutisch** werden β-Rezeptoren-Blocker eingesetzt, durch die die Gefahr tachycarder Anfälle verringert wird. Die sehr hohe Letalität läßt sich so deutlich senken (unbehandelt 73 % beim Erwachsenen!) (5).

• Zwischen den Reizleitungsstörungen und den Rhythmusstörungen steht das Syndrom des sogenannten **kranken Sinusknotens** (Sic Sinus-Syndrom). Erst 1967 von *Lown* beschrieben, wird es heute zunehmend beobachtet, vor allem nach herzchirurgischen Eingriffen im Vorhofbereich. Die Reizleitung ist im Sinusknoten oder in den sinuatrialen Leitungsbahnen gestört. Ursachen: mechanisch-operativ, entzündlich, degenerativ. Die Folge sind Rhythmusstörungen in Form von Sinusbradycardien im Wechsel mit Tachycardien, sinuaurikulärer Block, Ersatzrhythmen und tachycarde Vorhofrhythmen (5).

Die Sicherung der Diagnose erfolgt am besten mit dem Langzeit-EKG, das die wechselnden Rhythmen erfaßt. In leichteren Fällen ist eine Therapie nicht erforderlich. Es kann aber in schweren Fällen notwendig sein, die Kardioversion durchzuführen oder gar einen Schrittmacher zu implantieren. Diese Patienten müssen körperlich eingeschränkt werden, belastende Berufe sind zu vermeiden.

Bei den **Rhythmusstörungen** müssen extrasystolische von den tachycarden Rhythmusstörungen unterschieden werden.

• **Extrasystolen** sind außerordentlich häufig. Sie haben ihren Ursprung im Vorhof- oder im Kammerbereich oder in beiden Herzabschnitten (polytop). Letztere gelten beim Erwachsenen als Ausdruck einer Herzschädigung bzw. Erkrankung, kommen aber beim Kind und Jugendlichen mit gesundem Herzen durchaus vor.

Differentialdiagnostisch muß bei polytopen Extrasystolen, vor allem wenn sie gehäuft auftreten, immer an das Vorliegen einer *Ebstein*schen Anomalie der Tricuspidalis sowie an Herztumoren gedacht werden. Die häufigste und durch Belastungsversuche zu verifizierende Ursache ist aber eine Störung im Vegetativum. Durch die Belastung verschwinden in diesen Fällen die Extrasystolen. Behandlungsbedürftig sind sie dann in den seltensten Fällen. Auch hier stellt die wichtigste Maßnahme die Beruhigung der Patienten und ihrer Eltern dar. Allgemein roborierende Maßnahmen sind anzuraten.

• Zu den **tachycarden Rhythmusstörungen** sind Vorhofflattern und -flimmern, die selteneren Kammertachycardien, Kammerflimmern und Kammerflattern zu rechnen. Hier liegen meistens chronische Störungen der Herzfunktion zugrunde. Sie erfordern alle eine klinische Behandlung bzw. treten unter klinischen Bedingungen auf. Für die hausärztliche Betreuung sind die **supraventrikulären paroxysmalen Tachycardien** wichtig. Außer beim WPW- und LGL-Syndrom sind sie meistens vegetativ bedingt, selten werden sie durch entzündliche Herzerkrankungen oder in Einzelfällen durch eine Rhabdomyomatose des Herzens (bei tuberöser Hirnsklerose!) hervorgerufen. Sie sind im Jugendlichenalter harmlos. Der akute Anfall läßt sich meist durch Vagusreize (Valsalvaversuch, einseitiges Carotis-Massieren, ein Glas kaltes Sprudelwasser trinken) kopieren. Treten die Anfälle häufig auf, sind die Patienten medikamentös einzustellen (z. B. Digitalis).

Die Behandlung erfolgt dann nach den Empfehlungen der Erwachsenenkardiologen.

Literatur zu Kap. 4, Abschn. 4.2

1 *Ahrensman, F. W., J. Bostock, R. Radley-Smith, M. H. Yacoub:* Cardiac rhythm and conduction before and after anatomic correction of transposition of the great arteries. Amer. J. Cardiol. 52 (1983) 836 – 839
2 *Apitz, J., E. Steil, A. A. Schmaltz:* Sport bei herzkranken Kindern. Kinderarzt 15 (1984) 507 – 517
3 *Deanfield, J. E., W. J. McKenna, P. Presbitero, D. England, G. R. Graham, K. Hallidie-Smith:* Ventricular arrhythmia in unrepaired and repaired tetralogy of Fallot. Brit. Heart J. 52 (1984) 77 – 81
4 *Ewerbeck, H.:* Beurteilung von behinderten Kindern nach dem Schwerbehindertengesetz. Mschr. Kinderheilk. 125 (1977) 802 – 804
5 *Gutheil, H., H. Singer:* Herzrhythmusstörungen im Kindesalter. Thieme, Stuttgart 1982
6 *Kobayashi, J., H. Hirose, S. Nakano, H. Matsuda, R. Shirakura, K. Kawashima:* Ambulatory electrocardiographic study of the frequency and cause of ventricular arrhythmia after correction of tetralogy of Fallot. Amer. J. Cardiol. 54 (1984) 1310 – 1313
7 *Mahoney, L. T., S. C. Truesdell, T. R. Krsmarzick, R. M. Lauer:* Atrial septal defects that present in infancy. Amer. J. Dis. Child. 140 (1986) 1115 – 1118
8 *Rösner, N., H. H. Rauschelbach:* Die Begutachtung chronisch kranker Kinder. In: *Stephan, U.* (Hrsg.), Langzeittherapie im Kindes- und Jugendalter. Hippokrates, Stuttgart 1988, 430 – 448
9 *Rowe, R. D., R. M. Freedom, A. Merizi, K. R. Bloon:* The neonate with congenital heart disease. Saunders, Philadelphia 1981
10 *Rutenfranz, J.:* Die körperliche Belastbarkeit von Kindern und Jugendlichen im Rahmen der sportlichen Erziehung. Klin. Pädiat. 195 (1983) 4 – 8
11 *Southall, D. P., B. R. Keeton, R. Leamage, L. Lam, M. C. Joseph, R. H. Anderson, C. R. Lincoln, E. A. Shineborne:* Cardiac rhythm and conduction before and after Mustard's operation for complete transposition of the great arteries. Brit. Heart J. 43 (1980) 21 – 30
12 *Stoermer, J.:* Impfprobleme aus der Sicht des Kinderkardiologen. Soz. Pädiatrie 6 (1984) 552 – 554
13 *Stoermer, J., E. Fehlig:* Häufigkeit kongenitaler Herzfehler im Säuglingsalter und entsprechende therapeutische Konsequenzen. Mschr. Kinderheilk. 117 (1969) 137 – 143
14 *Stoermer, J., W. Heck:* Pädiatrischer EKG-Atlas, 2. Aufl. Thieme, Stuttgart 1971
15 *Stoermer, J., F. Hentrich:* Das ärztliche Gespräch. Reinhard, München, Basel 1986, 117 – 123
16 *Stoermer, J., F. Hentrich:* Neue Gesichtspunkte bei der Untersuchung und Behandlung von Säuglingen und Kindern mit angeborenen Herz- und Gefäßanomalien. Mschr. Kinderheilk. 132 (1984) 2 – 5
17 *Stoermer, J., G. Schramm:* AV-Block und Schrittmacherbehandlung im Kindesalter. Mschr. Kinderheilk. 127 (1979) 697 – 701

4.3 Chronische Endokrinopathien

H. STOLECKE

Die Bezeichnung **chronische** Endokrinopathien weist bereits darauf hin, daß bestimmte hormonelle Funktionen grundlegend von dem biologischen Konzept abweichen. Störungen dieser Art sind organischer Genese, das hormonbildende Organ oder System ist primär geschädigt. Dabei kann es sich um angeborene oder um erworbene Störungen handeln.

Wie bedeutsam eine chronische hormonelle Erkrankung im Jugendalter ist, hängt davon ab, wie lange die Erkrankung besteht, ob es sich um eine therapiefähige Situation handelt, inwieweit eine Progredienz festzustellen ist, oder ob die Endokrinopathie eine andere, den Gesamtverlauf bestimmende Erkrankung primär oder als Komplikation begleitet.

Tabelle 4.3 Chronische Endokrinopathien mit insuffizienter Hormonbildung

1. Hypothyreose
2. „Hypophysärer Minderwuchs"
3. Hypogonadismus
4. Enzymatisch bedingte Bildungsstörung adrenaler Hormone
5. Diabetes mellitus
6. Morbus Addison
7. Hypoparathyreoidismus
8. Diabetes insipidus
9. Vitamin D-resistente Rachitis

Tabelle 4.3 zeigt eine Auflistung der hier in Frage kommenden endokrinologischen Langzeiterkrankungen. Erwähnt sind ausschließlich Erkrankungen mit **insuffizienter Hormonbildung** und die **Vitamin-D-resistente Rachitis**.
Primäre **Überfunktionen** endokriner Organe sind demgegenüber im Kindes- und Jugendalter selten und meist tumoröser Art. Eine konservative **Langzeit**therapie als Methode der Wahl ergibt sich in der Regel nicht. Eine gewisse Ausnahme kann sich bei der Immunhyperthyreose ergeben. Eigenständige Aspekte hat auch die ovarielle Automonie bei McCune-Albright-Syndrom. Ansonsten steht eine operative Behandlung im Vordergrund, wobei hypophysäre Mikroadenome eine besondere Problematik darstellen (M. Cushing, Akromegalie, Hyperprolaktinämie). Entsprechend sei auf die Spezialliteratur verwiesen (s. bei 17, 34).

Die folgende Besprechung der einzelnen Entitäten hat zum Ziel, die für das Jugendalter typische Konstellation der in Tabelle 4.3 aufgeführten Krankheiten bzw. ihrer Verläufe darzustellen.

4.3.1 Hypothyreose

Die klassische angeborene Hypothyreose ist heute durch das Screening beim Neugeborenen diagnostisch abgesichert, Ausnahmen und Sonderformen sollten im Rahmen von Vorsorgeuntersuchungen des Säuglings erkannt werden. Im **Jugendalter** sehen wir daher Patienten, die mehr als eine Dekade substitutiv mit Schilddrüsenhormonen behandelt wurden. Ihr Entwicklungsstand spiegelt die Qualität der bis dahin geführten Betreuung wider (12, 13, 25).

Wurde die Diagnose rechtzeitig gestellt und eine sachgerechte Behandlung konsequent durchgeführt, kann man eine in allen Teilen altersgerechte Entwicklung erwarten, sofern nicht andere Probleme die Entwicklung des Kindes beeinträchtigt haben. Chronologisches und biologisches (Knochen-) Alter entsprechen sich, die Reifeentwicklung beginnt zum erwarteten Zeitpunkt und verläuft regelhaft. Persönlichkeitsbildung und intellektuelle Fähigkeiten werden durch die bestehende Krankheit nicht beeinträchtigt.

Die **Therapie** bleibt im Prinzip unverändert; als Richtdosis gilt weiterhin die Gabe von **100 – 120 mcg L-Thyroxin pro m^2 Körperoberfläche** und Tag. Die Dosis bedarf also von Zeit zu Zeit einer Anpassung, bis die Erwachsenendosis von 150 – 200 mcg täglich erreicht ist. Bei unkompliziertem Verlauf sind zwei Kontrolluntersuchungen pro Jahr zu empfehlen, wobei insbesondere die Schilddrüsenhormonparameter (Gesamtthyroxin, freies Thyroxin, Trijodthyronin, TBG und TSH) gemessen werden. Sämtliche Werte sollten im Normbereich liegen.

Wird **TSH über 6,0 mcE/ml** gemessen, liegt auch bei noch in der Norm liegenden Werten für die Schilddrüsenhormon-Konzentrationen eine **unzureichende Dosierung** oder eine **mangelhafte Compliance** vor. Andere Ursachen wie z. B. eine ausgeprägte **Störung der Konversion** zu Trijodthyronin und daraus resultierendem mangelhaften feedback oder eine partielle zentrale Thyroxinresistenz sollten in der Regel schon im ersten Lebensjahrzehnt abgeklärt worden sein. Schädigungen vornehmlich zentralnervöser Funktionen durch verspätete Diagnose oder unzureichende Therapie müssen individuell beurteilt werden; ob zusätzlich zu einer adäquaten substitutiven Therapie Hilfen möglich und sinnvoll sind, bleibt dann zu entscheiden.

Ist eine angeborene primäre Hypothyreose bekannt, wird man bei Entwicklungsstörungen der **Pubertät** an einen Zusammenhang mit der bestehenden Erkrankung denken, die Therapie überprüfen und auf eine zuverlässige Compliance achten. In Frage kommen eine zum erwartbaren Zeitpunkt ausbleibende oder verzögerte Entwicklung oder auch funktionelle Störungen wie eine sekundäre Amenorrhöe bei Mädchen.

Weniger evident ist eine Schilddrüsenunterfunktion, die durch eine autoimmunologische Erkrankung der Schilddrüse entsteht; besonders erwähnenswert ist die **chronisch-lymphozytäre Thyreoiditis Hashimoto**. Erworbene Hypothyreosen anderer Genese haben in der Regel eine entsprechende Anamnese; dabei sind Strumektomien bei Kindern und Jugendlichen natürlich Raritäten. Schädigungen des übergeordneten zentralnervösen Regulationssystems durch **on-**

kologische Erkrankungen des ZNS und entsprechende Therapien werden meist bei Nachsorgeuntersuchungen bedacht; es sind dies erworbene sekundäre Hypothyreosen, die sich durch die TSH-Bestimmung von der Insuffizienz durch direkte Organschädigung, z. B. durch Streustrahlenexposition, unterscheiden lassen.

Eine **enzymatische Bildungsstörung der Schilddrüsenhormone** ist mit 2–4% der Ursachen einer angeborenen Hypothyreose durch eine **Struma** klinisch auffällig. So kann die Diagnose häufig im ersten Lebensjahrzehnt gestellt werden, wenngleich die Ausprägung der thyreoidalen Unterfunktion sehr unterschiedlich sein kann. Nicht selten werden Symptome überhaupt vermißt und die Struma tritt erst mit Beginn der Reifeentwicklung, hier besonders bei Mädchen, auf. Differentialdiagnostisch kommt natürlich in erster Linie die ungleich häufigere euthyreote Struma infrage, die ganz vorrangig eine Jodmangelstruma ist.

Jodausscheidung, TRH-Test, Sonografie (Volumenbestimmung, Beurteilung der Binnenstruktur), Antikörperbestimmung und ggf. eine bioptische Untersuchung sind neben den Konzentrationen der Schilddrüsenhormonparameter im Serum die wichtigsten diagnostischen Informationen.

Während eine unter Basalbedingungen bestehende hypothyreote Stoffwechsellage zwingend eine Substitution bedingt, ist die Behandlung einer „subklinischen Hypothyreose" (überschießender TSH-Anstieg im TRH-Test) nur dann eine Indikation, wenn bei ausreichender Jodzufuhr eine Schilddrüsenvergrößerung vorliegt.

4.3.2 Hypophysenvorderlappeninsuffizienz

Der **„hypophysäre Minderwuchs"** gilt in der Pädiatrie ebenso wie die angeborene Hypothyreose als klassisches Beispiel für eine insuffiziente Hormonbildung. Die praktisch fehlende oder mangelhafte Ausschüttung des Wachstumshormons ist indessen meist nicht auf eine primäre Schädigung der Hypophyse zurückzuführen, sondern auf eine Insuffizienz der entsprechenden hypothalamischen Stimulation via growth-hormone-releasing-Hormon. Es handelt sich also in der Regel um eine **sekundäre** Hypophysenvorderlappen-Insuffizienz. Außer dem obligaten Wachstumshormonmangel kann es in unterschiedlicher Ausprägung und Kombination auch zur unzureichenden Bildung der anderen tropen Hormone des Hypophysenvorderlappens kommen.

Klinisch dominiert die Wachstumsstörung bereits in den ersten Lebensjahren. Assoziierte Insuffizienzen sind meist weniger deutlich ausgeprägt. Daß die Diagnose vielfach bis in das Schulalter hinein nicht geklärt ist, bleibt zunächst ein unbedingt verbesserungsbedürftiger Mangel. Es ist unschwer einzusehen, daß die **erhebliche Entwicklungsverzögerung bis weit in das Jugendalter hinein erhalten bleibt**, auch dann, wenn schließlich eine optimale Therapie begonnen wird.

Typische Probleme, die die Eltern und die Betroffenen, schließlich 12- bis 14jährigen Jungen und Mädchen bewegen, sind die offensichtliche Entwicklungsdifferenz gegenüber den Alterskameraden und die Frage nach der Fortsetzung der hormonellen Behandlung. Selbst wenn diese Fragen mehrfach erörtert wurden, gewinnen sie für die heranwachsenden Jugendlichen eine psychologisch neue Dimension. Selbstverständnis und Sozialentwicklung können sich nicht mehr an der einfachen Verordnung orientieren; die Jugendlichen suchen nach einer Hilfe, die zu Eigenverantwortlichkeit anleitet. Dies bedeutet im angesprochenen Zusammenhang: sie wollen die Perspektive ihrer Situation genau kennenlernen, sie suchen Unterstützung, um diese Perspektive zu akzeptieren und eine möglichst gute Lösung zu erreichen.

Klinisch stehen Längenwachstum und pubertäre Entwicklung im Mittelpunkt. Je früher eine adäquate Therapie mit Wachstumshormon, ggf. auch mit Schilddrüsenhormonen und – sehr selten notwendig – mit adrenalen Steroiden, begonnen wurde, um so geringer bleibt der biologische Entwicklungsrückstand. Dies kann im Einzelfall bedeuten, daß mit 12–13 Jahren eine weitgehend altersgerechte Situation bezüglich Längenmaß und Skeletreife besteht. Ob sich eine endogene Pubertätsentwicklung einstellt, hängt von der Funktionsfähigkeit der Gonadotropininkretion ab. Die Diagnose einer insuffizienten Bildung von LH und FSH ist zwar schon vor der Pubertät möglich (Spontansekretionsanalyse, LHRH-Test), es empfiehlt sich dennoch, die entsprechende Diagnose bei pubertätsreifem Knochenalter zu überprüfen, da insbesondere eine partielle Insuffizienz im Kindesalter nicht sicher diagnostiziert werden kann.

In praxi gelten für die **Therapie** folgende Grundsätze:

1. Die Behandlung mit **Wachstumshormon**, 12–14 I.E./1,0 m² Körperoberfläche pro Woche wird regelmäßig weitergeführt; dabei sollte das gentechnisch gewonnene authentische humane Wachstumshormon verordnet werden und die Gesamtdosis pro Woche auf tägliche abendliche Injektionen subkutan verteilt werden.
2. Bei assoziierter **TRH-TSH-Insuffizienz** wird in üblicher Weise mit L-Thyroxin substituiert; die Richtdosis beträgt 75–100 mcg/ 1,0 m² Körperoberfläche pro Tag; entscheidend ist der biochemische Nachweis einer tadellosen Euthyreose.
3. Bei mangelhafter **CRF-ACTH-Ausschüttung**, die zu Gesamtcortisolkonzentrationen von < 7 mcg/dl morgens zwischen 6.00 und 7.00 Uhr führen, ist eine partielle Substitution mit Hydrocortison notwendig. Die Tagesdosis sollte jedoch nicht mehr als 10 mg Hydrocortison pro 1,0 m² Körperoberfläche pro Tag betragen (Wachstumshemmung!).
4. Liegt ein assoziierter **Gonadotropinmangel** vor, bleibt auch bei „pubertätsreifem Knochenalter" die Geschlechtsentwicklung aus. Einzelheiten der Substitution s. unter Kap. 4.3.3 Hypogonadismus.

Während Wachstumshormon im Sinne einer substitutiven Hormongabe nur bis zum Schluß der Epiphysenfugen zwingend indiziert ist, müssen assoziierte Insuffizienzen der Hypophysenvorderlappenfunktionen lebenslang durch exogene Hormongabe ausgeglichen werden. Inwieweit diese Aussage auch für die gonadotrope Funktion bzw. die Sexualhormone uneingeschränkt gilt, ist z. Zt. nicht abschließend zu beurteilen. Gleiches gilt für die Frage, ob Wachstumshormon nach Abschluß des Längenwachstums tatsächlich ohne Nachteil entbehrlich ist.

Die Erfolge bei der gentechnologischen Herstellung von Wachstumshormon und die Tatsache, daß dieses Hormon nunmehr unbegrenzt zur Verfügung steht, haben Bemühungen unterstützt, die Diagnostik des Wachstumshormonmangels zu verfeinern. Als besonders informativ gilt heute die Analyse der Spontansekretion des Wachstumshormons, ein Verfahren, mit dem eine Mindersekretion als funktionelles Defizit belegt werden kann, obgleich die sogenannten „dynamischen Teste" (Insulin-Toleranz-Test, Arginin-Infusions-Test, Glukagon-Test, Clonidin-Test u. a.), die die Wachstumshormonausschüttung unphysiologisch stimulieren, normal ausfallen. Der Begriff „neurosekretorische Dysfunktion" wurde für diese Situation vorgeschlagen. Diagnosen in diesem Zusammenhang bleiben derzeit entsprechend erfahrenen Zentren vorbehalten.

Zusammenfassend kann festgestellt werden, daß Patienten mit Wachstumshormonmangel und ggf. assoziierten Insuffizienzen des Hypophysenvorderlappens auch im 2. Jahrzehnt pädiatrisch-endokrinologisch behandelt werden müssen. Die Diagnose wird heute zunehmend früher im 1. Lebensjahrzehnt gestellt. Dabei werden auch spezielle Probleme wie ein biologisch inkompetentes Wachstumshormon oder ein IGF I (Somatomedin-) Mangel zu diskutieren sein. Nach wie vor gilt, daß eine Behandlung mit Wachstumshormon gut begründet sein muß. Behandlungsversuche mit growth hormone releasing factor (GRF) sind noch nicht abschließend zu beurteilen. Literaturhinweise: 1, 2, 4, 5, 6, 7, 14, 23, 24, 26, 29, 32, 35.

Eine von den betroffenen jugendlichen Patienten bzw. ihren Eltern häufig gestellte Frage betrifft das Ausmaß der **körperlichen Belastbarkeit** (Leistungssport, Wehrdienst, anstrengende Reisen). Wenn man auch davon ausgehen kann, daß eine gut geführte Behandlung eine weitgehend ungestörte Situation erreichen kann, kann eine solche Frage nur individuell beantwortet werden. Auch bei der Diskussion von Berufswünschen wird man die Besonderheiten des Einzelfalles auch aus endokrinologischer Sicht zu berücksichtigen haben.

4.3.3 Hypogonadismus

Die fehlende oder unzureichende Funktion der Keimdrüsen stellt für die heranwachsenden Jungen und Mädchen ein in verschiedener Weise traumatisierendes Ereignis dar, bleibt doch die körperliche, insbesondere die geschlechtsspezifische Entwicklung ganz oder teilweise hinter den fast selbstverständlich erscheinenden Erwartungen zurück. Dies ist **keineswegs nur ein körperlicher Mangel**, dieses Ereignis verunsichert zutiefst in einer sensiblen Phase der Persönlichkeitsentwicklung. Die Zweifel daran, zu einer Frau oder zu einem Mann heranwachsen zu können, mögen zunächst verdrängt werden, bedrohen aber immer aufs neue existentiell.

Tabelle 4.4 Erkrankungen und Entitäten, die eine endogene Pubertätsentwicklung ausschließen

1. **Primärer Hypogonadismus** (hypergonadotrop)
   1.1 Anorchie
   1.2 Ovarialaplasie
   1.3 XX- oder XY-Gonadendysgenesie
        (Phänotyp ♀!; XY-Status = SWYER-Syndrom)
   1.4 Ullrich-Turner-Syndrom
        (Ausnahmen bei Mosaikbildung mit XX-Linie möglich, bei 45 XO extreme Rarität)
2. **Zentraler Hypogonadismus** (hypogonadotrop)
   2.1 „hypophysärer Minderwuchs"
        = GH-Mangel mit assoziiertem vollständigem Defekt der LH(FSH-Bildung; Vornehmlich hypothalamische LHRH-Insuffizienz
   2.2 „isolierter Gonadotropindefekt"
        = vollständiger Ausfall der hypophysären oder hypothalamischen LH/FSH- bzw. LHRH-Bildung

Gilt es auch in jedem Fall zunächst die Diagnose unstrittig zu sichern, muß den Jungen und Mädchen schon in der Phase des diagnostischen Verdachtes eine einfühlende und verläßliche Zuwendung angeboten werden mit der Versicherung, daß ihre geschlechtliche Identität und die Aussicht auf eine tragfähige Erwachsenen-Situation nicht infrage stehen. Dies sind in der Tat keine vordergründig beruhigenden Mitteilungen, es ist ja selbst im Extremfall möglich, eine medikamentös gesteuerte Entwicklung des adulten Phänotyps zu erreichen. Die entlastende Gewißheit, daß Hilfe möglich ist, befreit die jugendlichen Patienten von einer schweren seelischen Last und setzt Kräfte frei, an Diagnostik und Therapie verläßlich mitzuarbeiten.

Tabelle 4.5 Erkrankungen und Entitäten, bei denen eine verspätete und/oder unvollständige Pubertätsentwicklung möglich ist

1. **Primärer Hypogonadismus** (hypergonadotrop)
   1.1 Dysgenetische Testes (z.T. syndrombezogen)
   1.2 Gonadale Insuffizienz durch chromosomale Störungen
        1.2.1 Klinefelter-Syndrom (47 XXY)
        1.2.2 Multiple X-Y-Syndrome
        1.2.3 47,XYY; 48 XXYY; multiple Y-Syndrome
   1.3 Ovarialhypoplasie
   1.4 Exogene gonadale Schädigungen
        1.2.1 postoperativ
        1.2.2 nach Torsion
        1.2.3 traumatisch
        1.2.4 toxisch
        1.2.5 im Rahmen von Autoimmunerkrankungen
        1.2.6 akut entzündliche Prozesse
        1.2.7 strahleninduziert

2. **Zentraler Hypogonadismus** (hypogonadotrop)
   2.1 Organisch bedingte partielle Defekte
        2.1.1 Isolierter Defekt der Gonadotropinsekretion
            2.1.1.1 LHRH-/LH-FSH-Defekt
            2.1.1.2 mit Anosmie: Kallmann-Syndrom
            2.1.1.3 bei syndromhaften Entitäten (Beispiele: Prader-Labhard-Willi- und Laurence-Moon-Biedl-Bardet-Syndrome)
        2.1.2 Im Rahmen kombinierter hormoneller Defizienzen
            2.1.2.1 nach operativer und/oder radiologischer Therapie von onkologischen und hämatologischen ZNS-Erkrankungen
            2.1.2.2 bei Fehlbildungen der ZNS
            2.1.2.3 nach entzündlichen Erkrankungen des ZNS
   2.2 Funktionelle Insuffizienzen
        2.2.1 LHRH-Sekretionsstörungen (Hypo-Sekretion, Rhythmusstörungen) bei
            2.2.1.1 chronischern Allgemeinerkrankungen
            2.2.1.2 Mangelernährung
            2.2.1.3 Leistungssport und sonstiger excessiver physischer Beanspruchung
            2.2.1.4 Psychischer Ausnahmebelastung
            2.2.1.5 Anorexia nervosa
            2.2.1.6 erworbenen Schilddrüsenfunktionsstörungen
            2.2.1.7 Autoimmunendokrinopathien ohne primäre Gonadmitbeteiligung
            2.2.1.8 erhöhter systemischer Androgensekretion
            2.2.1.9 Hyperprolaktinämie

Die Tabellen 4.4 und 4.5 orientieren über die verschiedenen **Ursachen des primären bzw. zentralen Hypogonadismus**, wobei der Zusammenstellung das klinische Ergebnis zugrunde gelegt wurde: Eine pubertäre Entwicklung ist nicht zu erwarten, sie ist — verspätet und/oder unvollständig — möglich oder im Sinne einer funktionellen gonadotropen Insuffizienz gestört. Bei den funktionellen Entwicklungsstörungen kommt es auf den Zeitpunkt und die Intensität der jeweiligen Problematik an, inwieweit also eine Reifeentwicklung fortschreiten konnte.

Es ist ersichtlich, daß in vielen Fällen schon anamnestische Angaben oder im Kindesalter diagnostizierbare Entitäten die Diagnose Hypogonadismus in die Diskussion bringen. Ansonsten beginnt man die **Diagnostik** am besten damit, daß man den aktuellen Entwicklungsstand entsprechend den Tanner-Stadien feststellt; die Frage nämlich, ob bzw. wann die Pubertät begonnen habe, wird häufig unter ganz verschiedenen Vorstellungen beantwortet. Ist eine Entwicklung bereits in Gang gekommen, versucht man, den Zeitpunkt zu erfragen, zu dem die Schambehaarung begonnen habe, weil dies einigermaßen durchgehend erinnerlich ist. Es ist nämlich bedeutsam, **Aufschluß über die Dynamik** der Entwicklung zu bekommen, da eine sehr zögerliche und letztlich unvollständige Entwicklung auf die Diagnose eines Hypogonadismus hinweist.

Nicht täuschen lasse man sich von „zu kleinen Geschlechtsorganen" bei adipösen Knaben, bei Mädchen kann eine spärliche Brustdrüsenentwicklung oder eine magere Konstitution den wahren pubertären Status kaschieren.

Das aktuelle Längenmaß, das Knochenalter und evtl. vorliegende Meßdaten aus den zurückliegenden 3 Jahren lassen weitere Rückschlüsse auf Ausmaß und Dynamik einer schon begonnenen Reifeentwicklung zu. Eine mehr als 2 Jahre betragende Differenz zwischen dem chronologischen und dem Knochenalter, kann bei Kongruenz aller übrigen Daten mit dem Knochenalter als Extremvariante der Norm angesehen werden; ein derartiger Zustand läßt sich häufig als **konstitutionelle Entwicklungsverzögerung** durch die Familienanamnese und den auxologischen „Werdegang" des jeweiligen Jungen oder Mädchens einordnen. Hin und wieder wird es allerdings nicht eindeutig festzustellen sein, ob ein moderater Skelettalterrückstand erst durch das weitgehende Fehlen der Sexualhormone zum adäquaten Zeitpunkt entstanden ist („sexogener" Skelettalterrückstand).

Fehlen bei einem Knaben mit einem Knochenalter von mehr als 13 Jahren und bei einem Mädchen mit einem Knochenalter von mehr als 12 Jahren jegliche Reifezeichen, ist dies zwar noch kein Beweis für das Vorliegen eines Hypogonadismus, der Verdacht muß allerdings sehr nachdrücklich ausgesprochen werden. Ein Knochenalter von 14 Jahren beim Knaben und von $12\frac{1}{2}$ Jahren beim Mädchen **ohne** Zeichen einer Reifeentwicklung und bei einem dann meist 1–2 Jahre vorausliegenden chronologischen Alter läßt die Diagnose kaum noch zweifelhaft erscheinen. Dies gilt auch dann, wenn ein Entwicklungsstadium II bis III zu dokumentieren ist und dieser Status in einem Zeitraum von mehr als 2 Jahren entstanden ist. Die individuelle **Anamnese** und **Verlaufsdaten** der Entwicklung ergeben zusammen mit dem **klinischen Befund** eine schon sehr aufschlußreiche Matrix für die Diagnose. Der Beweis wird indessen durch endokrinologische Untersuchungen zu erbringen sein.

Relativ einfach ist jenseits des pubertätsreifen Knochenalters die Unterscheidung zwischen primärem und sekundärem Hypogonadismus. Die unzureichende gonadale Hormonbildung führt über den negativen Feedback zu einer Erhöhung der Gonadotropinausschüttung **(hypergonadotroper Hypogonadismus)**. Die Konzentrationen für LH und FSH liegen meist kontinuierlich über 15 mE/ml, teilweise können sehr viel höhere Werte gemessen werden. Bei einer partiellen gonadalen Insuffizienz kann dieser Effekt indessen kaschiert sein, zumal die punktuellen Werte für die Gonadotropine durch die pulsatile Sekretionscharakteristik physiologischerweise stark streuen können. Direkte Stimulationsteste (HCG-Test/Testes, HMG-Test/Ovarien) qualifizieren dann die gonadale Steroidproduktion.

Schwieriger kann sich der Nachweis eines zentralen, **hypogonadotropen Hypogonadismus** gestalten. Dynamische Tests (LHRH-Test, Clomiphen-Test) geben Aufschluß über die Leistungsfähigkeit der Hypophyse bzw. über einen schon etablierten positiven Östrogen-Feedback. Diagnostisch besonders wertvoll und heute eigentlich obligat ist die Analyse der Spontansekretion durch **engmaschige Bestimmung der hypophysären Gonadotropine**, ein Verfahren, das auch zur Diagnostik funktioneller Störungen des Systems geeignet ist (z. B. Zyklusstörungen und sekundäre Amenorrhöen, endokrine Regression bei Anorexie). Dabei kommt dem Stu-

Tabelle 4.6 Funktionsuntersuchungen bei Störungen der Pubertätsentwicklung

Test	Organbezug	Parameter
HCG = humanes Choriongonadotropin	Testes	Testosteronanstieg im Serum
HMG = humanes Menopausengonadotropin	Ovarien	Östrogenanstieg im Serum
LHRH (GnRH) = Gonadotropin-Releasing-Hormon	Hypophyse	LH-/FSH-Anstieg im Serum
Clomiphen	Hypothalamus-Hypophyse	Anstieg von LH und FSH, sekundär auch der Gonadensteroide; positiver Ausfall vor allem beim weibl. Geschlecht Merkmal hypothalamischer Reifung
(Östrogen)-Gestagen	Endometrium (Ovarien)	Uterine Blutung nach Absetzen
Spontansekretion von LH und FSH	Hypothalamus-Hypophyse	Pulsatile Ausschüttung; Peak-Analyse; „Gesamtsekretion"

dium der LH-Sekretion eine besondere Bedeutung zu (s. a. Tabelle 4.6). Bei Knaben mit einer unzureichenden und verspäteten Reifeentwicklung und einem Knochenalter von mehr als 13 Jahren konnten wir zeigen, daß die LH-Sekretion, ausgedrückt als Integral unter der Kurve der einzelnen Meßpunkte, signifikant niedriger lag, als diejenige bei präpubertären Knaben mit konstitutioneller Entwicklungsverzögerung und einem Knochenalter von 12 Jahren (30).

Erwähnt werden müssen auch noch die Möglichkeiten der **Ultraschalluntersuchung bei Mädchen**; Volumen und Infrastruktur der Ovarien können gut beurteilt werden, auch Größe und Proportionen des Uterus sind sonografisch zuverlässig darstellbar (s. Kap. 1). Beim Knaben beschränkt sich dieses Verfahren auf die Möglichkeit, dystope, klinisch nicht eindeutig lokalisierbare Gonaden darzustellen, was jedoch keineswegs immer gelingt. Demgegenüber ist die Entwicklung der Prostata sonografisch gut erfaßbar.

Die Therapie des primären Hypogonadismus kann grundsätzlich nur in der Substitution der vom Organismus nicht bezw. nicht ausreichend gebildeten Sexualhormone bestehen. Eine noch nicht in Gang gekommene pubertäre Entwicklung wird hinsichtlich der typischen Merkmale auf diese Weise realisiert.

Beim **Knaben** beträgt die Dosierung 50 – 250 mg eines intramuskulär zu verabreichenden Testosteron-Esters für einen Zeitraum von 2 – 4 Wochen; diese Angabe weist darauf hin, daß eine individuell angepaßte Verordnung notwendig ist. Im Erwachsenenstatus ist erfahrungsgemäß eine Substitution mit 250 mg Testosteron-Önantat im Abstand von 3 – 4 Wochen ausreichend. Ist eine Reifeentwicklung praktisch nicht in Gang gekommen, muß man unter besonderer Berücksichtigung des Skelettalterprogresses mit Dosen von 50 – 100 mg in 3 – 4 wöchentlichen Abständen beginnen. Eine orale Behandlung mit Testosteron-Undekanuat ist möglich (Erwachsenendosis 120 – 160 mg täglich (21).

Beim **Mädchen** ist eine Substitution bei primärer Ovarialinsuffizienz einleitend mit Östrogenen vorzusehen, wobei natürliche konjugierte oder auch synthetische Östrogene gegeben werden können. Zur Einleitung der Pubertät bei praktisch fehlender ovarieller Funktion gibt man für 6 – 8 Wochen kontinuierlich 0,6 – 1,2 mg eines extraktiven Östrogen-Präparates, um dann auf eine zyklische Gabe und Ergänzung der Therapie durch Progesteron in jeder 4. Woche überzugehen (Progesteron z. B. als Retroprogesteron, vom 16. – 24. Zyklustag täglich 10 mg). Viele Varianten der Medikation sind je nach Präparat möglich. Häufig wird ein „Pillen"-Präparat verschrieben; dies mag praktischer sein, als zwei verschiedene Präparate zyklusgerecht einzunehmen, indessen ist die Dosierung unnötig hoch (18). Die Wirkung der hormonellen Substitution zeigt sich in einer schrittweisen Entwicklung der äußeren Pubertätsmerkmale, es kommt zu regelmäßigen Abbruchblutungen und damit meist auch zu einer ausreichenden psychologischen Balance.

Diese ist bei den betroffenen Knaben insbesondere dadurch labiler, als fehlende oder entwicklungsunfähige Gonaden eine unmittelbar erlebbare Defekt-Situation darstellen. So wird man rechtzeitig darauf verweisen, daß Testesprothesen eingesetzt werden können und damit zumindest ein kosmetisch geschickterer Status gegeben ist. Bei beiden Geschlechtern wird man aus der individuellen Situation entscheiden müssen, wann und wie über das Problem der Infertilität gesprochen wird. Für Jugendliche ist die Erkenntnis, auf Dauer von einer hormonellen Substitution abhängig zu sein und durch den gonadalen Defekt nicht Vater oder Mutter werden zu können, eine ihre im Adoleszentenalter ohnehin noch unsichere Identität tief verletzende Belastung.

Bei der **Therapie zentraler Formen des Hypogonadismus** gibt es im Prinzip 3 Möglichkeiten; einmal können die unzureichend gebildeten **Sexualhormone** wiederum unmittelbar substituiert werden, es kann eine Behandlung mit **Gonadotropinen** erfolgen oder, falls die Hypophyse funktionell intakt ist, die physiologische hypothalamische **Pulsatilität mit LHRH nachgeahmt** werden. Die beiden letztgenannten Verfahren haben den Vorteil, daß sie die gonadale Entwicklung und Funktion weitgehend physiologisch fördern, andererseits sind sie für eine Dauerbehandlung nicht sonderlich geeignet.

Sehr effektiv und der physiologischen Situation optimal angepaßt ist die pulsatile Therapie mit LHRH mittels einer subkutan oder intravenös angelegten kleinen Pumpe, die die Patienten ständig mit sich tragen müssen. Man kann sich jedoch gut vorstellen, daß dieses Verfahren als Dauertherapie insbesondere im jugendlichen Alter ungeeignet ist. Intermittierende Behandlungsphasen sind indessen durchaus in das therapeutische Konzept zu integrieren und haben je nach der individuellen Situation den Vorteil, die Fertilität zeitlich begrenzt erreichen zu können (19, 33).

In Praxi wird man indessen auch bei zentralen Formen des Hypogonadismus die **Substitution mit Sexualhormonen** durchführen, wobei es bereits in der Entwicklungsphase des 2. Lebensjahrzehnts empfehlenswert ist, **Behandlungsphasen mit Gonadotropinen oder der LHRH-Pumpe einzuplanen**. Hierbei geht es wie bereits angesprochen, vornehmlich um das **gonadale Wachstum**. Einzelheiten und Überwachung der Therapie sollten mit erfahrenen pädiatrischen Endokrinologen abgesprochen werden. Literaturhinweise: 17, 18, 19, 21, 29, 30, 33, 34

4.3.4 Enzymatisch bedingte Bildungsstörungen adrenaler Hormone

Störungen der Steroidbiosynthese werden ganz überwiegend im Kindesalter diagnostiziert, wobei die gut bekannten klassischen Formen der virilisierenden Nebennierenrindenhyperplasie **(angeborenes adrenogenitales Syndrom)** schon beim Neugeborenen bzw. jungen Säugling zu unmittelbaren diagnostischen und therapeutischen Konsequenzen führen (11, 17, 20, 29). Für die Betreuung Jugendlicher mit derartigen Erkrankungen sind 3 Problemfelder zu berücksichtigen:
1. Das Ergebnis der zurückliegenden Therapie
2. Fortführung und ggf. Modifikation der Therapie
3. Erkennung evtl. noch nicht diagnostizierter „nicht-klassischer" Formen

In diesem Abschnitt sollen nur die virilisierenden Formen besprochen werden, es sind dies die biochemisch gut definierten Defekte der C 21- und C 11-Hydroxylierung.

Die **Qualifikation der zurückliegenden Therapie**, zu der auch die Compliance zählt, dokumentiert sich in den normalen auxologischen Daten, der Kongruenz zwischen chronologischem und Knochenalter und darin, daß eine dem Knochenalter entsprechende pubertäre Entwicklung festzustellen ist.

Wurde die Diagnose rechtzeitig gestellt und eine gute Therapieführung erreicht, ist also ein in allen Teilen regelhafter Entwicklungsstand zu erwarten. Ergab sich die Diagnose erst, als das Knochenalter schon deutlich akzeleriert war, wird auch eine gut geführte Therapie diese Differenz kaum ausgleichen können. Man erkennt dann an der Fortschreibung des Quotienten Knochenalter zu chronologischem Alter und an den Aufzeichnungen über die Wachstumsgeschwindigkeit, ob die Behandlung optimal verlaufen ist.

Die Behandlung von Patienten mit virilisierender Nebennierenrindenhyperplasie entspricht im 2. Lebensjahrzehnt unverändert den Richtlinien, die von Anfang an gegolten haben. Dies bedeutet eine regelmäßige Substitution mit Nebennierenrindensteroiden, wobei die **Richtdosis 15 – 20 mg Hydrocortison pro m² Körperober-**

fläche und Tag beträgt; die Verteilung dieser Dosis erfolgt angelehnt an den diurnalen Cortisol-Rhythmus mit 50 % am frühen Morgen, 20 % in den Mittagsstunden und 30 % am späten Abend nicht vor 22.00 Uhr.

Mineralocorticoide sind nicht nur bei klinisch bekanntem Salzverlust indiziert (Fludrocortison 0,05 – 0,15 mg/die, 2 ED); sehr gering ausgebildete Störungen der Mineralocorticoidproduktion können sich ausschließlich in einer erhöhten Plasmarenin-Aktivität darstellen, so daß entsprechende Kontrollen notwendig sind (Blutabnahme nach 20minütiger Ruhe im Liegen bei vorher gelegter Kanüle). Es kommt nicht selten vor, daß eine gute Einstellung nur deshalb nicht gelingt, weil die leichte Insuffizienz der Mineralcorticoidbildung mangels klinischer Hinweise nicht bedacht wurde. Dieser Punkt betrifft ausschließlich Patienten mit dem am häufigsten vorkommenden C 21-Hydroxylierungsdefekt. Patienten mit einem 11 Beta-Hydroxylasemangel haben in aller Regel kein Salzverlust-Syndrom, hier ist bei der klinischen Kontrolle neben den o. a. Daten regelmäßig der Blutdruck zu messen, der bei einer überschießenden Bildung von 11-Desoxycorticosteron erhöht ist.

Endokrinologisch ergibt sich bei guter Therapie eine gut balancierte Situation mit im Normbereich liegenden Werten für die spezifischen Parameter.

Außerdem sollen die Werte für die **Gonadotropine** und die **Sexualhormone** dem jeweiligen Entwicklungsstand entsprechend ebenfalls im Normbereich liegen. Parameter und Normbereichsdaten sind in Tabelle 4.7 zusammengefaßt. Dabei ergänzen die Harnsteroidanalysen die gemessenen Serumparameter insofern, als sie gegenüber diesen punktuellen Werten eine Art Integralwert über 24 Stunden darstellen.

Bei einigen Patienten ist im 2. Lebensjahrzehnt trotz adäquater Dosierung von Hydrocortison und ggf. einer zusätzlichen Gabe von Mineralocorticoiden eine endokrinologisch nachvollziehbare gute Kompensation des Enzymdefektes nicht zu erreichen. Mißt man die Konzentration des 17-Alpha-Hydroxyprogesteron morgens **vor** der Steroidgabe, finden sich deutlich erhöhte Werte, die 2 Stunden **nach** Medikation zwar deutlich abgesunken sind, indessen nach wie vor erhöht bleiben. Diese Befunde weisen darauf hin, daß die abendliche Steroidgabe die in den frühen Morgenstunden (ab etwa 4.00 Uhr) aufkommende ACTH-Ausschüttung nicht adäquat regulieren kann. In diesen Fällen

Tabelle 4.7 Endokrinologische Parameter zur Beurteilung der Therapie bei angeborenem adrenogenitalem Syndrom vom Typ des C 21- bzw. C 11-Hydroxylasemangel

C 21-Hydroxylasemangel
1. 17α-OH-Progesteron (< 250 ng/dl)
   Dem jeweiligen Pubertätsstadium (2 – 5) entsprechend:
2. Testosteron   ♂ 25 – 800 ng/dl
          ♀ 20 – 80 ng/dl
3. Androstendion   0,8 – 2,0 ng/ml
4. DHEA-S   400 – 3500 ng/ml
5. im 24-Std.-Harn (mcg/die)
   5.1 Pregnantriol   ♂ < 310
          ♀ < 690
   5.2 Pregnantriolon   ♂ < 150
          ♀ < 250
6. Plasma-Renin-Aktivität (< 4 ng/ml/24 Std.)

C 11-Hydroxylasemangel
1. 11-Desoxy-Cortisol (< 10 ng/ml)

In Klammern jeweiliger Normbereich bzw. obere Grenzwerte; Harnsteroidwerte bei gaschromatographischer Messung und einem Knochenalter über 11 Jahren.

hat sich die **abendliche Gabe von Dexamethason** bewährt. Dabei muß natürlich die Dosisäquivalenz berücksichtigt werden; sie liegt bei 20 : 1 mit Bezug auf Hydrocortison, was die Glukokortikoidwirkung angeht. Weit wichtiger ist allerdings die ganz unterschiedliche Pharmakodynamik des Dexamathasons, dessen Wirkung einen protrahierten Charakter hat und als Funktion der Zeit eine Wirkungsäquivalenz gegenüber dem Hydrocortison zeigt, die bis zu einem Faktor von ca. 150:1 ansteigt. Es besteht also immer die **Gefahr**, daß die im Äquivalenz-Verhältnis 20 : 1 gewählte Dosis individuell zu einer **Überdosierung** führt. So ist eine engmaschige klinische und endokrinologische Kontrolle besonders wichtig.

Im 2. Lebensjahrzehnt ist eine optimale Balance des Steroid-Synthesedefektes auch Voraussetzung dafür, daß die pubertäre Entwicklung ungestört verlaufen kann. Die hypothalamische Pulsatilität des LHRH und die konsekutiv erfolgende LH- und FSH-Sekretion der Hypophyse werden durch erhöhte Androgenspiegel beeinträchtigt; so verläuft die pubertäre Entwicklung protrahiert. Sie bleibt **unvollständig bzw. funktionell gestört** (primäre oder sekundäre Amenorrhöe bzw. menstruelle Blutungsstörungen bei Mädchen); die beschleunigte Skelettreifung führt zur **Reduktion** der potentiellen Endlänge.

Eine besondere Situation besteht dann, wenn durch diagnostische oder therapeutische Probleme im Kindesalter bereits eine erhebliche **Skelettalterakzeleration** entstanden ist. Eine optimal abgestimmte Therapie führt dann bei pubertätsreifem Knochenalter zu einer entsprechenden Aktivierung der hypothalamohypophysären Hormonbildung, so daß u. U. bereits bei einem relativ frühen chronologischen Alter die endogene Reifeentwicklung einsetzt. Mit einer solchen Entwicklung ist zu rechnen, wenn das Knochenalter bei Mädchen über 11 Jahren und bei Knaben über 12,5 Jahren liegt. Die **Wachstumsprognose** ist bei diesen Patienten meist schon erheblich eingeschränkt, so daß im Einzelfall zu überlegen ist, die pubertäre Entwicklung durch Downregulation mittels eines LHRH-Agonisten zunächst aufzuhalten. Diese Behandlung kann auch psychologische Probleme einer zu frühen Pubertät mildern; eine Entscheidung ist aber immer auf die individuelle Situation auszurichten.

Als drittes Problemfeld bei der Diskussion enzymatisch bedingter Bildungsstörungen adrenaler Hormone wurde die Erkennung evtl. noch nicht diagnostizierter, sogenannter **nicht klassischer Formen** genannt. Schon im Kindesalter wird eine vorzeitige Pubesentwicklung Anlaß sein, differentialdiagnostisch an eine sich spät manifestierende Form der virilisierenden Nebennierenrindenhyperplasie zu denken. Ein sehr milde ausgeprägter Enzymdefekt kann aber auch bewirken, daß diese **late-onset-Form** sich klinisch erst im 2. Lebensjahrzehnt bemerkbar macht. Bei **Mädchen** können sich Zeichen einer Virilisierung mit unzureichendem Pubertätsfortschritt zeigen. Oftmals bestehen lediglich menstruelle Blutungsstörungen oder es kommt zur sekundären Amenorrhöe. Auffallende Virilisierungserscheinungen können fehlen oder sie sind als etwas überdurchschnittlich ausgebildete Körperbehaarung kaschiert. Bei **Jungen** ist die Diagnose klinisch kaum zu stellen, wenn nicht durch früh einsetzende Pubertätsmerkmale und einen familiären Indexfall der Verdacht auf die adrenale Synthesestörung gelenkt wird (9).

Im Rahmen von Familienuntersuchungen konnte festgestellt werden, daß auch eine sogenannte „**cryptic-form**" existiert. Bei diesen Patienten findet sich lediglich eine moderat ausgebildete endokrinologische Konstellation, die den C 21-Hydroxylasemangel beweist. In diesem Zusammenhang seien auch Untersuchungen erwähnt, die eine Heterozygotie für den C 21-Hydroxylasemangel nachweisen; dies ist im Einzelfall für eine genetische Beratung bedeutsam. Nur erwähnt werden sollen hier die immungenetischen Möglichkeiten der Diagnostik wie auch die aktuellen Verfahren, den jeweils zugrunde liegenden genetischen Defekt bei Patienten mit C 21-Hydroxylasemangel mit sogenannten DNA-Sonden zu präzisieren. Dazu sei auf die spezielle Literatur verwiesen (s. bei 20). Literaturhinweise: 3, 8, 9, 11, 17, 20, 27, 29, 31, 36

4.3.5 Diabetes mellitus

Es ist gut bekannt, daß eine diabetische Stoffwechsellage im Sinne einer chronischen Glukose-Intoleranz in jedem Lebensalter entstehen kann. Bei Kindern und Jugendlichen steht der **insulinabhängige Diabetes Typ I ganz im Vordergrund**. Ein insulinunabhängiger Diabetes Typ II ist als Seltenheit anzusehen, er kann sich im Rahmen eines autosomal dominanten Erbganges als *Mody*-Diabetes (**M**aturity **o**nset **d**iabetes in **y**oung people) im Jugendlater manifestieren.

Der Typ I Diabetes muß als häufige Erkrankung angesehen werden; Untersuchungen zur Inzidenz geben zwischen 3,7 und 28,6 Erkrankungen pro 100 000 und Jahr an. Berücksichtigt man nun, daß der Insulinmangel durch Substitution tadellos ausgeglichen werden kann und die Qualität der Therapie über Zeitpunkt und Ausmaß der sogenannten Spätkomplikationen entscheidet, so wird ohne weitere Erklärungen deutlich, daß eine diabetische Erkrankung im Kindes- und Jugendalter eine besondere Herausforderung für jeden Arzt ist, ein möglichst gutes Therapieergebnis zu erzielen.

Die Systematik des Diabetes mellitus ist in verschiedenen Publikationen ausführlich dargestellt (s. 10).

Hier soll deshalb auf diese Literatur verwiesen werden. Aus praktischen Erwägungen sei lediglich auf das Prinzip der **intensivierten konventionellen Insulin-Therapie** hingewiesen; dabei werden täglich 1 oder 2 Gaben eines langwirkenden Insulins als Basis und zu den Hauptmahlzeiten jeweils eine sogenannte Abrufrate eines Kurzzeit-Insulins verabreicht. Der Vorteil besteht vor allem in einer größeren Beweglichkeit hinsichtlich der Nahrungsaufnahme, was aber keineswegs bedeutet, daß Diätvorschriften mißachtet werden dürfen!

Als Richtschnur für die Insulinmenge einer Abrufrate gelten die aktuell gemessene Blutglukose-Konzentration und die Kalorienmenge der jeweiligen Mahlzeit. Als **Grundregel** für die zu

injizierende Abrufrate gibt Hürter (10) folgende Empfehlungen:
1. Blutglukosewerte < 80 mg/dl: 2 I.E. weniger als üblich; Blutglukosewerte zwischen 80 und 180 mg/dl: übliche Dosis; Blutglukosewerte über 180 mg/dl: 2 I.E. mehr als üblich.
2. Insulinzusatzrate pro Broteinheit:
morgens: 2,4 I.E./ BE
mittags: 1,9 I.E./ BE
abends : 2,1 I.E./ BE
3. Summe der Abrufraten: 60 – 80 % der Tages-Insulindosis.

Tabelle 4.8 gibt eine **Anweisung für die Akuttherapie der diabetischen Stoffwechselstörung an**. Ansonsten sei noch einmal auf die systematische Literatur verwiesen.

Eine kurze Anmerkung ist unter Bezug auf das Jugendalter zur **Therapie mit Insulinpumpen** anzufügen. Bisher hat sich eine derartige Behandlung im Kindes- und Jugendalter nicht durchgesetzt. Zumindest im Kindesalter ist die Gefahr einer spielerischen Manipulation an der Pumpeneinstellung zu groß. Bei dem „open-loop-System" einer Pumpe wird ja die aktuelle Glukose-Konzentration nicht berücksichtigt, so daß bei einer kontinuierlichen Insulin-Infusion die Voraussetzung gilt, daß die Kostregelung und die Stoffwechselkontrollen mit besonderer Sorgfalt einzuhalten sind. Darüberhinaus gibt es offenbar immer wieder technische Probleme bei den Pumpensystemen, so daß Patienten u. U. vor allem in der Schlafphase bei einer Unterbrechung der Insulin-Zufuhr akut gefährdet werden können.

Ein sogenanntes **künstliches Pankreas** als „closed-loop-system" ist in praktikabler Form noch nicht verfügbar; das Problem besteht vor allem darin, daß implantierbare Glukosesensoren als Routinebestandteil nicht zur Verfügung stehen.

4.3.6 Morbus Addison

Als Morbus Addison oder als aquired-Addison-disease bezeichnet man eine erworbene Insuffizienz der Nebennierenrinde. Ursächlich steht heute die autoimmunologische Genese ganz im Vordergrund. Die adrenale Insuffizienz kann Teil einer Immunpolyendokrinopathie sein, wobei eine Insuffizienz anderer endokriner Drüsen zeitlich vorausgehen oder erst im weiteren Verlauf der Erkrankung auftreten kann. Assoziiert mit einer adrenalen Insuffizienz kommen ein

Tabelle 4.8 Akut-Therapie einer dekompensierten diabetischen Stoffwechselstörung (Aus [29])

Therapieziele:
Rehydratation
Ausgleich der Elektrolytverluste
Insulinsubstitution
Kalorienzufuhr

1. Infusionslösung
initial: – isotone Ringer-Lactat-Lösung
– als 2. Wahl auch möglich isotone 0,9 %ige NaCl-Lösung; Gefahr der hyperchlorämischen Acidose!
– *keine* hypotonen Lösungen
– *keine* Kalium-haltigen Lösungen
– *keine* Bikarbonat-haltigen Lösungen
nach Abfall der Glukosekonzentration im Serum unter 300 mg%:
– halbisotone Ringer-Lactat-Lösung mit 5% Glukose

2. Infusionsmenge
100 ml/kg* + normaler Tagesbedarf
* = durchschnittliches Flüssigkeitsdefizit, ggf. entsprechend der individuellen Situation variieren

3. Infusionsgeschwindigkeit
– während der 1. Stunde: 20 % des Defizits
– 2. – 11. Stunde: 80 % des Defizits
– anschließend: ca. 12 Stunden Infusion entsrechend dem normalen Tagesbedarf

4. Kalium-Substitution
Nur nach Wiederbeginn der Diurese!
Richtdosis: 1 ml einer 0,5-molaren K_2HPO_4-Lösung pro Kilogramm über 6 Stunden;
Nicht mehr als 4 mÄq/kg/24 Stunden!

5. Insulinsubstitution
Prinzip: Kurzzeit-Insulin intravenös als Bypass-Infusion
– *sofort*: 0,1 IE/kg als bolus i.v.
– *anschließend*: 0,1 IE/kg/Stunde bis Glukosekonzentration im Serum auf 200 mg% abgesunken ist
– *danach*: 0,05 IE/kg/Stunde
Falls Glukose-Konzentration unter 100 mg% liegt:
Kein Insulin mehr!
Glukosebestimmung zunächst alle 30 Minuten

6. Azidosebehandlung
– *keine* Blind-Pufferung!
– wenn pH < 7,2 oder HCO_3 < 10 mÄq/l: 1,0 molare Bikarbonat-Lösung ($NaHCO_3$), bis HCO_3-Wert = 15 mÄq/l
– dies wird in der Regel mit einer einmaligen Gabe von 2 – 3 mÄq/kg erreicht
– Astrup-Kontrollen 2-stündlich

idiopathischer Hypoparathyreoidismus, die Immunthyreoiditis, ein Diabetes mellitus und gonadale Insuffizienzen vor. Als **nicht endokrine**

Tabelle 4.9 Wichtige anamnestische und klinische Daten bei Nebennierenrinden-Unterfunktion (Aus *Stolecke, H.:* Endokrine Erkrankungen, In: *Stephan, U.* (Hrsg.), Langzeittherapie im Kindes- und Jugendalter. Hippokrates, Stuttgart 1988)

Morbus *Addison*	Bei Polyendokrinopathie – und anderen Autoimmunopathie-Syndromen zusätzlich
– Adynamie, Bewegungsarmut – Gedeihstörung, Gewichtsverlust – Appetitlosigkeit bis Anorexie – Übelkeit, Erbrechen – Magen-Darm-Beschwerden (Obstipation, Diarrhö, Schmerzempfindungen – Schweißausbrüche – Schwindel (Hypotonie!) – Heißhungerempfindungen (Hypoglykämie!) – Exsikkose, Anurie – Benommenheit – Psychische Störungen (z.B. Verlangsamung, depressive Verstimmungen) – Pigmentierung, Pigmentverschiebungen (Vitiligo)	– Tetaniezeichen – Struma (Thyreoiditis); Hypothyreosezeichen – Durst, Nykturie (Diabetes mellitus) – Libidoverlust (Hypogonadismus) – Soor – Alopezie-Entwicklung – Muskelschwäche (Myasthenia gravis) – Perniziöse Anämie Kongenitale Hyperplasie (Enzymdefekte) – Salzverlustsyndrom – Genitale Fehlbildung: ♀ virilisierende Formen ♂ Androgenmangel – Akute Schocksymptomatik bei frühen Defekten der Steroidbiosynthese beim Neugeborenen; DD Hypoplasie, Blutung

autoimmunologische Erkrankungen können darüberhinaus in Kombination mit den endokrinen Störungen eine perniziöse Anämie, eine Moniliasis, die Myasthenia gravis, eine Alopezie und Pigmentanomalien (Vitiligo) beobachtet werden.

Seltene Ursachen sind neben der vor Jahrzehnten häufig vorgekommenen Tuberkulose eine Pilzinfektion, eine Histoplasmose, eine Erkrankung durch Echinococcus alveolaris oder eine Amyloidose.

Schließlich sind sekundäre bzw. tertiäre Formen der adrenalen Insuffizienz zu nennen; diese Art der Insuffizienz kommt durch den Ausfall des die Nebennierenrinde stimulierenden ACTH zustande, dessen Bildung im Hypophysenvorderlappen durch den hypothalamischen Corticotropin-Releasing-Faktor angeregt wird. Da die gesunde Nebennierenrinde eine eigenständige Basalsekretion aufrecht erhalten kann, sind die zentral bedingten Insuffizienzen meist weniger gravierend, zumal selten ein vollständiger Ausfall der ACTH-Produktion besteht. Ursächlich kommt eine kombinierte Hypophysenvorderlappen-Insuffizienz im Rahmen eines Wachstumshormonmangels („hypophysärer Minderwuchs") vor, eine Situation, die sicher im 1. Lebensjahrzehnt diagnostiziert werden muß. Bei hämatologischen oder onkologischen Erkrankungen, die das Zentralnervensystem primär oder im Rahmen der Therapie in Mitleidenschaft ziehen, sind endokrine Ausfälle meist Sekundärsymptome, die im Zusammenhang mit dem Alter der Patienten bei Erstmanifestation zu diskutieren sind.

Die **klinische Diagnose** ist, wie so oft, einfach, wenn man sie in Erwägung zieht. Das Beschwerdebild des Patienten zeigt meist eine lange Anamnese und wenig spezifische Symptome. Selbst in fortgeschrittenen Stadien der Erkrankung kann z. B. ein Anstieg der renalen Retentionswerte oder eine ausgeprägte muskuläre Schwäche des Patienten zu problematischen Fehlinterpretationen führen. Die Tabelle 4.9 gibt eine Übersicht über die wichtigsten anamnestischen und klinischen Daten bei Patienten mit Nebennierenrindenunterfunktion (29).

Die **endokrinologische Diagnose** ist einfach; mißt man die Konzentration von Cortisol und Aldosteron im Serum, findet man deutlich erniedrigte Werte, wenn eine **primäre** Insuffizienz vorliegt. Gleichzeitig ist ACTH auf Werte über 300 pg/ml erhöht. Ein adäquater Cortisol-Anstieg nach ACTH-Gabe bleibt aus. Die Plasmarenin-Aktivität, ein wie ACTH besonders sensibler Parameter, ist ebenfalls eindeutig erhöht.

Bei der Autoimmunadrenalitis sind die **Antikörpertiter** gegen adrenale Mikrosomen und Mitochondrien mit vergleichsweise niedrigen Titern ($< 1:64$) in etwa der Hälfte der Fälle zu finden. Veränderungen des Ionogramms oder der Blutzuckerkonzentrationen sind **Sekundärparameter**, die aber möglicherweise im Rahmen der allgemeinen Untersuchung erhoben werden und den Verdacht in die richtige Richtung lenken können.

Beginnt die adrenale Insuffizienz zu **Beginn des 2. Lebensjahrzehnts**, kann es zu einer Verzögerung der biologischen, insbesondere der pubertären Entwicklung kommen. Dabei ist wiederum zu berücksichtigen, daß das klinische Bild mit allgemeinen Symptomen der Leistungsminderung, Arbeitsstörung und psychosozialem Aktivitätsverlust als psychovegetative Pubertätskrise mißdeutet werden kann. Es ist sicher ganz besonders wichtig, in der Phase der pubertären Entwicklung psychologische Aspekte somatischer Beschwerden zu bedenken und ihnen im Einzelfall entsprechend nachzugehen. Dessen ungeachtet bleibt der Grundsatz unverändert gültig, bei ungeklärten somatischen Beschwerden eine primär organische Erkrankung auszuschließen oder zu bestätigen.

Die **Therapie** des Morbus Addison entspricht den Prinzipien der substitutiven Behandlung: Die unzureichend gebildeten adrenalen Endprodukte Cortisol und Aldosteron werden in physiologischen Dosen regelmäßig und lebenslang zu verabreichen sein. Eine Substitution der adrenalen Androgene ist nach den bisherigen klinischen Erkenntnissen nicht notwendig. Die Gabe von **Hydrocortison** beträgt als Richtdosis 15 bis 20 mg/1,0 m² KO für 24 Stunden. Mit Rücksicht auf die Halbwertzeit von Hydrocortison (6–8 Stunden) und einer partiellen Inaktivierung durch das saure Milieu des Magens wird die tägliche Gesamtdosis in 3 Einzeldosen verabreicht. Dabei versucht man, den diurnalen Rhythmus der Cortisolsekretion nachzuahmen; folgende Verteilung hat sich bewährt:

morgens 7.00 – 8.00 Uhr   50 % der Tagesdosis
mittags 13.00 – 15.00 Uhr 20 % der Tagesdosis
abends nach 22.00 Uhr   30 % der Tagesdosis

Aldosteron liegt als intramuskulär oder intravenös zu verabreichende Präparation vor; für die Dauersubstitution peroral wählt man das 9-Alpha-Fluorocortisol-Acetat (Fludrocortison). Fludrocortison ist ein biochemisch gewonnenes Derivat, das ausschließlich als Mineralocorticoid wirkt. Die Dosierung liegt zwischen 0,05 bis 0,15 mg/Tag bei 1–2 Einzeldosen. Die individuell optimale Dosis sollte durch Kontrollen der Plasmarenin-Aktivität ermittelt werden.

Mit Hydrocortison und Fludorcortison gelingt eine tadellose Einstellung, wobei eine durchschnittliche Belastung des Patienten angenommen wird. Die Verwendung von synthetischen Glukokortikoiden (Prednison, Dexamethason etc.) bietet gegenüber dem genuinen adrenalen Endprodukt Hydrocortison keinen Vorteil. Die jeweils gegenüber dem Hydrocortison veränderte Pharmakodynamik relativiert die am Glukokortikoideffekt orientierten Äquivalenzdosen, so daß Überdosierungseffekte leichter entstehen. Zudem ist bei den vergleichsweise niedrigen Dosen die Praktikabilität der Hydrocortison-Medikation besser.

Akute Belastungen, z. B. durch intensive körperliche Anstrengungen oder auch fieberhafte Erkrankungen oder notwendig werdende operative Eingriffe, gehen unter physiologischen Bedingungen mit einer zusätzlichen Ausschüttung von Nebennierenrindenhormonen einher. Diese sogenannte **streßbedingte Stimulation** ist beim Addison-kranken Patienten weitgehend unmöglich. Somit muß in einer entsprechenden aktuellen Situation die Substitutionsdosis verdoppelt oder auch verdreifacht werden, wobei bei operativen Eingriffen in der Regel die parenterale Zufuhr gewählt werden muß. Die **Anhebung der Substitutionsdosis ist eine Art Notmaßnahme, die auf wirklich zwingende Gründe beschränkt bleiben muß.** Die Therapie verliert ihre Kontrollfähigkeit, wenn es dem Patienten freisteht, je nach momentaner Belastung eine „Extradosis" Hydrocortison einzunehmen. Bei Jugendlichen mit zuverlässiger Compliance kann im Einzelfall nach Rücksprache vereinbart werden, z. B. für eine Schulsportveranstaltung oder anläßlich einer Klassenfahrt mit ausgedehnter kör-

---

Tabelle 4.10 Akuttherapie der adrenalen Krise (Aus *Stolecke, H.*: Endokrine Erkrankungen. In: *Stephan, U.* (Hrsg.): Langzeittherapie im Kindes- und Jugendalter. Hippokrates, Stuttgart 1988)

1. Intravenöse Dauertropfinfusion mit 0,9 %iger NaCl-Lösung und 5 %iger Glukoselösung 1:1; je nach Grad der Exsikkose 50 – 150 ml/kg KG in 24 Stunden zusätzlich zum Erhaltungsbedarf (bis 10 Jahre etwa 2500 ml/m² KO in 24 Stunden). Keine kaliumhaltigen Lösungen verwenden!
2. Intravenöse Bypassinfusion von Hydrokortison, 250 mg/m² KO in 24 Stunden, davon etwa 20 % rasch einlaufen lassen oder 2 – 4 mg/kg KG vorab i.v. injizieren.
3. Intravenöse oder, je nach Kreislaufverhältnissen, auch intramuskuläre Gabe von 1,0 – 3,0 mg Aldosteron/24 Stunden.
4. Bei systolischen Blutdruckwerten, die >25 % unter der Norm liegen: Noradrenalin 4 – 6 μg pro Min. über die laufende Infusion.
5. Je nach Astrup-Werten evtl. Azidosetherapie.
6. Bei Insuffizienz vitaler Funktionen intensivmedizinische Maßnahmen.
7. Überwachung, insbesondere des Ionogramms und der Astrup-Werte.
8. Stufenweiser Übergang auf eine Infusionslösung entsprechend 1. im Verhältnis 1:2 bis 1:4, Beginn meist nach 22 – 24 Stunden möglich.

perlicher Beanspruchung eine passagere Sonderregelung für die Substitution zu treffen.

Diese Anmerkungen sind auch wichtig, wenn es um eine Entscheidung für einen **Ausbildungsplatz** und damit für die spätere berufliche Arbeit geht. Nicht zuletzt ist für männliche Patienten eine Ausmusterung für den Grundwehrdienst notwendig, da die variierenden Bedingungen des Tagesablaufes medikamentös nicht mitstrukturiert werden können.

Eine krisenhafte Situation ist die **akute Stoffwechseldekompensation bei adrenaler Insuffizienz** (Addison'sche Krise). Die Tabelle 4.10 faßt die in einer solchen Situation notwendigen therapeutischen Maßnahmen zusammen (29). Literaturhinweise: 17, 29, 34

4.3.7 Hypoparathyreoidismus

Der Hypoparathyreoidismus ist eine relativ seltene Endokrinopathie, die hier angesprochen wird, weil sie zumindest z. Zt. eine lebenslange Therapie erfordert und im Rahmen einer Immunpolyendokrinopathie entstehen kann.

Sinkt durch einen Mangel an Parathormon der Kalziumspiegel im Serum ab, bedeutet dies insbesondere auch eine Verminderung des für die neuromuskuläre Erregbarkeit entscheidenden ionisierten Anteils. Klinisch zeigen sich die verschiedenen Zeichen einer **Hypokalzämie**, meist im Sinne einer latenten Tetanie: positiver Cvostek und Trousseau. Karpopedalspasmen, hypokalzämische Krämpfe und unspezifische Symptome wie Erbrechen, Diarrhöe, Ödeme und Herzrhythmusstörungen mit QT-Verlängerung kennzeichnen eine manifeste Hypokalzämie. Besteht die Erkrankung länger, sind Veränderungen an ektodermalen Geweben, eine Katarraktbildung, Schmelzdefekte an den Zähnen, Infektionen mit Candida albicans und trophische bzw. entzündliche Veränderungen an der Haut wichtige Befunde.

Die **Behandlung** erfolgt mit Vitamin D_3 oder seinen Metaboliten. Laborparameter für die Einstellungskontrolle sind die Serumwerte für Kalzium, Phosphat, die alkal. Phosphatase sowie die Kalzium-Ausscheidung im Harn. Diese liegt bei guter Einstellung zwischen 3 und 6 mg/kg und Tag, die Serumwerte müssen im Normbereich liegen. Die Dosierung von Vitamin D_3 liegt bei 2 000 E/kg und Tag, sie sollte 100 000 E pro Tag nicht überschreiten. Literaturhinweise: 15, 16, 17, 34

4.3.8 Diabetes insipidus

Der Diabetes insipidus entsteht durch einen Mangel an Arginin-Vasopressin (AVP). Dieses „antidiuretische Hormon" (ADH) reguliert den Wasserhaushalt über die Osmolarität der extrazellulären Flüssigkeit. Eine ADH-Ausschüttung wird jenseits der physiologischen Schwelle der Plasmaosmolalität von 280 mosmol/kg induziert, bei einer Plasmaosmolalität von 295 mosmol/l besteht eine maximale Sekretion und Antidiurese.

Ursächlich kommen sporadisch auftretende Formen vor, auch ist eine erbliche Form (autosomal dominant oder X-gebunden-rezessiv) bekannt. Als organische Ursachen sind zu nennen die Histiozytosis X, Tumoren des Zentralnervensystems sowie Schädigungen, die durch Infektionen, Traumata oder operative Eingriffe im Bereich des ZNS entstanden sind. Ein Diabetes insipidus kann u. U. jahrelang einziges Symptom sein, bevor eine onkologische Erkrankung des ZNS erkennbar wird; eine Histiozytosis X findet sich letztlich bei etwa 25 – 50 % der erkrankten Patienten.

Klinisch im Vordergrund stehende Symptome sind Durst und Poliurie. Das spezifische Gewicht des Harns liegt meist unter 1 005, die Osmolalität des Plasmas wird erhöht gemessen, die AVP-Konzentration ist niedrig. Die **Diagnose** wird durch Studium der Osmolalität im Harn und Serum nach Wasserentzug bzw. nach Gabe von Arginin-Vasopressin gestellt. Die weitergehende Diagnostik berücksichtigt die genannten Ursachen des Diabetes insipidus.

Die **Therapie** ist symptomatisch und erfolgt mit Desamino-D-Arginin-Vasopressin (DDAVP). Von einer DDAVP-Lösung, die 0,1 mg in 1 ml enthält, beträgt die Dosis 0,1 bis 0,5 ml pro Tag in 2 Einzeldosen. Die individuelle Situation erfordert es aber immer wieder, sehr unterschiedliche Dosen und Applikationsfrequenzen zu wählen. Richtschnur ist dabei die tägliche Trink- und Wasserausscheidungsmenge. Literaturhinweise: 17, 22, 34

4.3.9 Vitamin D-resistente Rachitis

Vitamin D-resistente Rachitisformen sind angeborene Anomalien des Kalzium-Phosphat-Stoffwechsels, die in aller Regel im Kindesalter diagnostiziert werden. Die ärztliche Betreuung Jugendlicher und schließlich erwachsener Patienten folgt medikamentös unverändert den Prinzipien, die auch im Kindesalter gültig sind:

die hochdosierte Gabe von Vitamin D₃ bzw. seiner Metaboliten und ggf. eine Substitution von Phosphat. Je nach individuellem Behandlungsverlauf bestehen im Jugendalter **ossäre Deformitäten und auxologische Probleme**. Einzelheiten und Diagnostik, Differentialdiagnostik und Therapie mögen der pädiatrischen Spezialliteratur entnommen werden (16, 17).

Literatur zu Kap. 4, Abschn. 4.3

1 *Bierich, J. R.:* Serum growth hormone levels in provocation tests and during nocturanal spontaneous secretion: A comparative study. Acta Paediat. Scand. (Suppl.) 337 (1987) 48
2 *Bierich, J. R.:* Multicenter clinical trial of authentic recombinant somatropin in growth hormone deficiency. Acta Paediatr. Scand. (Suppl.) 337 (1987) 135
3 *Börger, D., R. P. Willig:* Pubertäts- und Wachstumsentwicklung bei Patientinnen mit 21-Hydroxylase-Defekt. Monatsschr. Kinderheilkd. 133 (1985) 828
4 *Bozzola, M., M. Cisternino, I. Biscaldi, M. Maghnie, A. Valtora, A. Moretta, F. Severi:* Effectiveness of growth hormone (GH) therapy in GH-deficient children and non GH deficient short children. Eur. J. Pediatr. 147 (1988) 248
5 *Clayton, P. E., S. M. Shalet, D. A. Price:* Growth response to growth hormone therapy following cranial irradiation. Eur. J. Pediatr. 147 (1988) 593
6 *Dean, H. J., T. L. McTaggart, D. G. Fish, H. G. Friesen:* The educational, vocational, and marital status of growth hormone deficient adults treated with growth hormone during childhood. Am. J. Dis. Child. 139 (1985) 1105
7 *Grumbach, M. M.:* Growth hormone therapy and the short end of the stick. N. Eng. J. Med. 319 (1988) 238
8 *Higashi, Y., H. Yoshioka, M. Yamane, O. Gotoh, Y. Fujii-Kuriyama:* Complete nucleotide sequence of two steroid 21-hydroxylase genes tandemly arranged in human chromosome: A pseudogene and a genuine gene. Proc. Matl. Acad. Sci. 83 (1986) 2841
9 *Homoki, J., W. Solyom, W. M. Teller:* Detection of late onset steroid 21-hydroxylase-deficiency by capillary gas chromatographic profiling of urinary steroids in children and adolescents. Eur. J. Pediatr. 147 (1988) 257
10 *Hürter, P.:* Diabetes bei Kindern und Jugendlichen, 3. Aufl. Springer, Berlin, Heidelberg, New York 1985
11 *Hughes, I. A.:* Management of congenital adrenal hyperplasia. Arch. Dis. Childh. 63 (1988) 1399
12 *Ilicki, A., A. Larsson:* Psychomotor development of children with congenital hypothyreoidism diagnosed by neonatal screening. Acta Paediatr. Scand. 77 (1988) 142
13 *Illig, R., R. H. Largo, P. Rochiccioli:* European collaborative study on mental development in children with congenital hypothyreoidism diagnosed by neonatal screening. Poster NO 73; 2nd joint meeting Lawson Wilkins Pediatric society and European Society for Pediatric Endocrinology, Baltimore 1985, June 21–25
14 *Job, J. C., J. L. Chaussain, Ph. Garnier, A. Rolland, N. Joab:* Dose-response relationship in the treatment of hypopituitary children with human growth hormone: A retrospective survey. Acta Paediatr. Scand. (Suppl.) 337 (1987) 93
15 *Kruse, K.:* Hypoparathyreoidismus und Pseudohypoparathyreoidismus – Neue Aspekte in der Pathogenese, Diagnose und Therapie. Monatsschr. Kinderheilkd. 136 (1988) 652
16 *Krohn, H. P.:* Klinik der Erkrankungen der Nebenschilddrüsen und des Vitamin-D-Stoffwechsels. In: *Stolecke, H.* (Hrsg.), Endokrinologie des Kindes- und Jugendalters. Springer, Berlin, Heidelberg, New York 1982, 236
17 *Labhard, A.:* Clinical Endocrinology – Theory and Practice – , 2nd edition. Springer, Berlin, Heidelberg, New York 1986
18 *Lauritzen, C.:* Zyklusstörungen im Pubertäts- und jugendlichen Erwachsenenalter. In: *Stolecke, H., V. Terruhn*, Pädiatrische Gynäkologie. Springer, Berlin, Heidelberg, New York 1987
19 *Leyendecker, G., L. Wildt:* Die pulsatile Therapie mit Gonadotropin-Releasing-Hormon (GnRH). Geburtshilfe Frauenheilkd. 42 (1982) 689
20 *Miller, W. L., S. Levine Lenore:* Molecular and clinical advances in congenital hyperplasia. J. Pediatr. 111 (1987) 1
21 *Nieschlag, E., T. Schürmeyer:* Therapie des Hypogonadismus und therapeutische Anwendung androgener Steroide. In: *Nieschlag, E.* (Hrsg.), Endokrinologische Therapie in der Reproduktionsmedizin. Deutscher Ärzteverlag, Kön 1982
22 *Raiti, S.:* Diabetes insipidus. In: *Lifshiz, F.* (ed.), Pediatric Endocrinology. Dekker, Inc., Basel, New York 1985
23 *Rapaport, R., J. Oleske, H. Ahdieh, S. Solomon, C. Delfaus, Th. Denny:* Suppression of immune function in growth hormone deficient children during treatment with human growth hormone. J. Pediatr. 109 (1986) 434
24 *Rose, Susan R., L. Judith Ross, M. Uriarte, K. M. Barnes, F. G. Cassorla, G. B. Cutler, jr.:* The advantage of measuring stimulated as compared with spontaneous growth hormone levels in the diagnosis of growth hormone deficiency. N. Engl. J. Med. 319 (1988) 201
25 *Sack, J., A. Elicer, R. Sofrin, R. Theodor, B. Cohen:* Influence on psychological development of early treatment of congenital hypothyreoidism detected by neonatal screening: A controlled study. Isr. J. Med. Sci. 22 (1986) 24
26 *Smith, P. J., C. G. D. Brook:* Growth hormone releasing hormone or growth hormone treatment in growth hormone insufficiency? Arch. Dis. Childh. 63 (1988) 629

27 *Speiser, P. W., B. Dupont, P. Rubinstein, A. Piazza, A. Kastelan, M. I. New:* High frequency of nonclassical steroid 21-hydroxylase deficiency. Am. J. Hum. Genet. 37 (1985) 650

28 *Stier, B., M. B. Ranke:* Pubertas praecox bei McCune-Albright-Syndrom — Fallbericht und Literatur-Übersicht. Klin. Pädiatr. 199 (1987) 376

29 *Stolecke, H.:* Endokrine Erkrankungen. In: *Stephan, U.* (Hrsg.), Langzeittherapie im Kindes- und Jugendalter. Hippokrates, Stuttgart 1988

30 *Stolecke, H., B. P. Hauffa:* Zentraler Hypogonadismus. Vortrag Jahrestagung der Arbeitsgemeinschaft für pädiatrische Endokrinologie. Essen, 4.–6. 10. 1985

31 *Strachan, T., P. J. Sinnott, I. Smeaton, Ph. A. Dyer, R. Harris:* Prenatal diagnosis of congenital adrenal hyperplasia. Lancet II (1987) 1272

32 *Thorner, M. O., A. D. Rogol, R. M. Blizzard et al.:* Acceleration of growth rate in growth hormone-deficient children treated with human growth hormone releasing hormone. Pediatr. Res. 24 (1988) 145

33 *von Werder, K., T. Eversmann:* Therapie des männlichen hypogonadotropen Hypogonadismus durch pulsatile GnRH-Applikation. Dtsch. med. Wochenschr. 109 (1984) 432

34 *Wilson, J. D., D. W. Foster* (eds.): Williams, Textbook of Endocrinology, 7. edition. W. B. Saunders Comp., Philadelphia, London, Toronto 1985

35 *Wit, J. M., A. J. Faber, J. L. Van den Brande:* Growth response to human growth hormone treatment in children with partial and total growth hormone deficiency. Acta Paediatr. Scand. 75 (1986) 767

36 *Zachmann, M., D. Tasinari, A. Prader:* Clinical and biochemical variability of congenital adrenal hyperplasia due to 11-beta-hydroxylase deficiency. A study of 25 patients. J. Clin. Endocrinol. Metab. 56 (1983) 222

4.4 Chronische Nierenerkrankungen

H.-P. KROHN, G. OFFNER, H.-J. BAUM

Die Nieren tragen mit vielen Partialfunktionen entscheidend zur biologischen Homöostase bei. Aufgrund von familiären, angeborenen oder erworbenen Krankheiten können einzelne Funktionen, komplexe Funktionen oder die Globalfunktion der Niere beeinträchtigt sein. Neben Art und Ausmaß der Störungen bestimmen die Dauer der Nierenerkrankung, ihre Progredienz und die Art ihrer Behandlung, wie ausgeprägt die individuelle physiologische Entwicklung beeinträchtigt wird.

Nachdem eine erfolgreiche Behandlung zahlreicher Nieren- und Stoffwechselerkrankungen erst mit der Einführung von Dialyse und Transplantation in die Therapie möglich wurde, sind die langfristigen Probleme hinsichtlich der körperlichen und psycho-sozialen Entwicklungsfortschritte bei Kindern und Jugendlichen von besonderem Interesse.

4.4.1 Chronische Erkrankungen der ableitenden Harnwege

Obstruktive Erkrankungen der ableitenden Harnwege können angeboren oder erworben auftreten und eine oder beide Nieren betreffen. Häufig sind sie mit Hypo- oder Dysplasien der Nieren vergesellschaftet. In der Regel beeinflussen Obstruktionen der ableitenden Harnwege weder das körperliche Wachstum noch die Pubertätsentwicklung. Durch den lange bestehenden Aufstau und rezidivierende Infektionen des harnableitenden Systems und des Nierenparenchyms können sich aber Störungen einzelner Partialfunktionen der Niere und der Nierenglobalfunktion einstellen. Sowohl eine renal-tubuläre Azidose als auch die chronische Niereninsuffizienz beeinflussen den **Knochenstoffwechsel** in der Weise, daß eine Wachstumsstörung resultieren kann.

Zusätzliche Probleme können sich bei Patienten einstellen, bei denen die Harntransportstörung nur Teil eines komplexen Krankheitsgeschehens ist, z. B. bei Patienten mit einer **neurogenen Blasenentleerungsstörung bei Spina bifida**. Hier wird das Krankheitsbild einmal durch das Ausmaß der Störungen auf die Blasen-Mastdarmfunktion als auch auf die motorische und sensible Versorgung der unteren Extremitäten geprägt. Die ständige Inkontinenz von Stuhl und Urin beeinträchtigt Jugendliche nicht nur somatisch, sondern auch psychosozial erheblich. Auch urinableitende Operationen wie ein Ileum oder Sigma conduit vermögen das Problem nur teilweise zu lösen. Ein Teil der Patienten mit Spina bifida leidet aufgrund des bestehenden Hydrozephalus an zentralen hormonellen Regulationsstörungen. So weisen diese Patienten überdurchschnittlich häufig sowohl Hinweise auf eine verzögerte Pubertätsentwicklung als auch auf eine verfrühte Pubertätsentwicklung auf (9, 27). Patienten mit einem **Prune-belly-Syndrom**, einem Mißbildungssyndrom mit angeborener Bauchdeckenhypoplasie, Harntransportstörung und doppelseitigem Kryptorchismus fallen in der Regel klinisch zunächst durch ihre schwere Harntransportstörung auf. Wenn es gelingt, diese urologisch-nephrologischen Probleme in den Griff zu bekommen, stellt sich als zusätzliches Problem in der Pubertät ein hypergonadotroper Hypogonadismus ein. Häufig liegen die Gonaden unmittelbar distal der Nieren und können nur schwer bzw. unter dem Risiko von Blutzirkulationsstörungen in das Skrotum luxiert werden (23, 39, 41).

Chronische Harnwegsinfektionen beeinträchtigen Wachstum und Pubertätsentwicklung nur dann, wenn es zu einer Einschränkung verschiedener Nierenpartialfunktionen kommt.

4.4.2 Das nephrotische Syndrom und die chronische Glomerulopathie

Das nephrotische Syndrom im Kindesalter wird zu über 70 % (19) durch eine Lipoidnephrose mit minimalen glomerulären Veränderungen hervorgerufen. Unter einer Behandlung mit Prednison verschwinden Proteinurie und Hypalbuminämie und die klinischen Zeichen des nephrotischen Syndroms. **Probleme** ergeben sich bei den Patienten, bei denen das nephrotische Syndrom sich als steroidresistent erweist, oder bei denen häufige Rückfälle des nephrotischen Syndroms eine **langdauernde Steroidbehandlung** erforderlich machen oder die Anwendung von zytotoxischen Medikamenten erfordern.

Nach eigenen Erfahrungen sind unbehandelte Patienten mit **steroidresistentem** nephrotischen Syndrom zwar durch zahlreiche Probleme ständig betroffen, Körperwachstum und Pubertätsentwicklung sind jedoch nur geringfügig verzögert (26).

Patienten, deren nephrotisches Syndrom ständig oder doch über lange Zeit mit **Steroiden** behandelt wurde, weisen eindeutig einen **Minderwuchs** auf (37). Verantwortlich gemacht hierfür werden einmal der direkte Einfluß von Steroidhormonen auf den Kalzium-, Phosphat- und Knochenstoffwechsel oder auf die zelluläre Proteinsynthese, sowie der negative Einfluß der Steroidhormone auf die Sekretion von Wachstumshormon bzw. die Freisetzung von Somatomedin (10). Aus Untersuchungen von asthmatischen Patienten, aber auch von nierentransplantierten Patienten ist eindeutig belegt, daß eine alternierend verabreichte Steroidtherapie einen weniger stark negativen Einfluß auf die Wachstumsrate hat als eine kontinuierliche Therapie oder eine intermittierende Steroidbehandlung (34). Eine Beendigung der Steroidbehandlung führt gelegentlich zu einem Aufholwachstum, eine langanhaltende Steroidbehandlung hat jedoch bei einzelnen Patienten auch ein Ausbleiben des Aufholwachstums zur Folge (37).

Eine langdauernde Steroidbehandlung bei Kindern mit nephrotischem Syndrom oder chronischer Glomerulonephritis beeinflußt darüber hinaus die **Pubertätsentwicklung**. Ein Teil dieser Kinder weist eine Verzögerung der Knochenkernreifung und einen verspäteten Pubertätsbeginn auf (26). Bei der Bestimmung nächtlicher Profile der Gonadotropine haben erstmals *Green* und Mitarb. (14) eine gestörte Spontansekretion bei dieser Patientengruppe festgestellt.

Kinder mit einem steroidabhängigen oder steroidresistenten nephrotischen Syndrom oder einer Glomerulonephritis werden z. T. auch über einen definierten Zeitraum mit **zytotoxischen Medikamenten** behandelt. Cyclophosphamid und Chlorambucil sind die am häufigsten angewendeten Medikamente. Beide sind gonadenschädigend, wobei das Ausmaß der Gonadentoxizität von der kumulativen Gesamtdosis, von dem Zeitpunkt der Therapie im Verhältnis zur Pubertät und vom Zeitintervall zwischen zytotoxischer Behandlung und Kontrolluntersuchung abhängt (38).

Für das Cyclophosphamid muß bei einer kumulativen Gesamtdosis von über 150 mg/kg Körpergewicht mit großer Wahrscheinlichkeit mit **gonadalen Störungen** gerechnet werden, bei Chlorambucil bei einer kumulativen Gesamtdosis von über 12 mg/kg Körpergewicht. Die Beeinträchtigung der endokrinen und generativen Keimdrüsenfunktion scheint grundsätzlich bei weiblichen Patienten geringer zu sein als bei männlichen (8). Bei Jungen findet sich in der Mehrzahl der Nachuntersuchungen dabei eine Störung der Spermatogenese bei nur unwesentlich beeinflußter endokriner Hodenfunktion. In einer eigenen Analyse fanden wir bei 24 Patienten 5 Jahre nach einer zytotoxischen Behandlung mit entweder 112 mg/kg Körpergewicht Cyclophosphamid oder 11,2 mg/kg Körpergewicht Chlorambucil kaum Veränderungen der endokrinen Hodenfunktion (1, 22). Bei einem geringen Teil der zum Zeitpunkt der Nachuntersuchung in der Pubertät befindlichen Patienten fand sich als einzig auffälliger Befund ein überschießender Anstieg des LH im LH-RH-Test.

In jedem Fall muß bei Patienten, die wegen ihres nephrotischen Syndroms oder einer Glomerulonephritis langfristig mit Steroiden oder zytotoxischen Medikamenten behandelt wurden, damit gerechnet werden, daß es zu einem verspäteten Einsetzen der Pubertätsentwicklung kommt bzw. daß sich eine Infertilität einstellt.

4.4.3 Hereditäre Nierenerkrankungen

Angeborene oder erbliche Nierenerkrankungen können einmal als eigenständige Nierenerkrankungen oder in Form einer Nierenbeteiligung bei allgemeiner Stoffwechselerkrankung auftreten.

Chronische Nierenerkrankungen, die Körperwachstum und Entwicklung beeinflussen, können sein:
A Primär renale Erkrankungen
    a) Polyzystische Nierendegeneration (dominante und rezessive Form) (42)
    b) Familiäre juvenile Nephronophthise
    c) Hereditäre Nephritis (Alport-Syndrom)
B Angeborene Stoffwechselerkrankungen mit renaler Beteiligung
  1. Komplettes Fanconi-Syndrom
    a) idiopathisch
    b) bei Zystinose
    c) bei Störungen des Kohlenhydratstoffwechsels (Glukogenose, Galaktosämie, Fruktoseintoleranz)
    d) bei Lowe-Syndrom
  2. Isolierte tubuläre renale Störungen
    a) renale Glukosurie
    b) familiäre hypophosphatämische Rachitis
    c) renal-tubuläre Azidose
    d) Diabetes insipidus renalis
    e) Bartter-Syndrom
  3. Uratnephropathie (Lesh Nyhan-Syndrom)
  4. Nephrocalcinose
  5. Oxalose

In die erste Gruppe gehören z. B. das **Alport-Syndrom**, die hereditäre Nephritis. Diese Erkrankung der glomerulären Basalmembran wird in der Regel autosomal dominant vererbt. Sie ist neben der progredienten Nierenfunktionsstörung durch die Innenohrschwerhörigkeit und die Augensymptomatik gekennzeichnet. Männliche Patienten sind in der Regel schwerer betroffen als weibliche Patienten und werden meistens noch im Kindesalter oder in der Adoleszenz niereninsuffizient (16).

Eine andere hereditäre Erkrankung mit progredienter Nierenfunktionsstörung ist die **Nephronophthise**. Diese Erkrankung wird autosomal rezessiv vererbt. Sie beruht auf einer chronisch-degenerativen Erkrankung der Niere, die häufig mit Anomalien anderer Organsysteme kombiniert ist (42) und in der Regel vor dem Erreichen der Pubertät in der terminalen Niereninsuffizienz endet.

Stoffwechselerkrankungen mit renaler Beteiligung betreffen entweder einzelne umschriebene tubuläre Funktionen oder die Funktion ganzer Tubulusabschnitte. Eine solche komplexe Funktionsstörung des proximalen Tubulussystems der Niere liegt beim **Fanconi-De Toni-Debré-Syndrom** vor. Eine gestörte Rückresorption von Zucker, Aminosäuren, Phosphat, Elektrolyten und Bicarbonat führt zu dem charakteristischen Krankheitsbild. Dieses ist gekennzeichnet durch Gedeihstörungen und unklares Fieber im Säuglings- und Kleinkindesalter, durch Wachstumsstörungen, Rachitis, Polyurie und Dehydratation und metabolische Störungen wie Azidose, Hypokaliämie und Hypophosphatämie. Die Krankheit kann idiopathisch sein oder durch verschiedene Stoffwechselerkrankungen hervorgerufen werden (3).

Ein seltenes, aber besonders eindrucksvolles Krankheitsbild liegt bei der **infantilen nephropathischen Zystinose** vor. Als Folge einer lysosomalen Membrantransportstörung kommt es zur Akkumulation von Zystinkristallen in verschiedenen Geweben. An der Niere bewirkt die Zystinspeicherung in den proximalen Tubuluszellen ein Fanconi-Syndrom. Als Ausdruck der metabolischen Störungen – Azidose, hypophosphatämische Rachitis, Hypokaliämie – möglicherweise aber auch hormoneller Störungen bleiben diese Patienten auch vor Manifestation der Niereninsuffizienz extrem minderwüchsig. Noch vor Erreichen der Pubertät führt die fortschreitende Nierenfunktionsstörung zur terminalen Niereninsuffizienz. Bei den Patienten, die bisher untersucht wurden, scheint eine pubertätsentwicklung einzutreten, allerdings erheblich verzögert (12). Über den langfristigen Verlauf der Patienten mit Zystinose bis ins Erwachsenenalter hinein nach erfolgreicher Nierentransplantation existieren bisher nur wenige Beobachtungen. Hinsichtlich Wachstum und Pubertätsentwicklung scheinen sich diese Patienten nicht wesentlich von anderen Transplantierten zu unterscheiden. Es wird aber über andere Organmanifestationen der Zystinose mit zunehmendem Lebensalter berichtet (11).

Die **familiäre hypophosphatämische Rachitis** ist eine Erkrankung, bei der die Phosphatresorption im Darm und im proximalen Nierentubulus isoliert gestört ist. Bei gleichzeitiger Störung der Vitamin-D-Hydroxylierung und der Hypophosphatämie resultiert eine schwere Rachitis, die mit physiologischen Mengen an Vitamin D oder seinen Metaboliten nur unzureichend beeinflußbar ist. Als Folge dieser Störung erleiden eine große Zahl der Patienten unterschiedlich schwere Deformierungen der Beine und bleiben minderwüchsig. Deformierungen des Beckenrings machen bei betroffenen weiblichen Patienten überdurchschnittlich häufig Schnittentbindungen erforderlich.

Die Krankheit kann durch eine **Behandlung** mit pharmakologischen Dosen an Vitamin D oder seinen Metaboliten und eine regelmäßige kontinuierliche Substitution von anorganischem Phosphor positiv beeinflußt werden. Trotzdem sind bei einer Reihe von Patienten korrigierende Umstellungsoperationen der Beine erforderlich. Diese sollten möglichst erst am Ende des Wachstums durchgeführt werden, da es vor Abschluß des Wachstums zu erneuten Verbiegungen der Knochen ober- und unterhalb der Osteosynthese kommt (21).

4.4.4 Chronische Niereninsuffizienz

Bei Jugendlichen mit chronischer Niereninsuffizienz ist die häufige Störung von Wachstum und Pubertät ein zusätzlicher, die Patienten stark beeinträchtigender Problemkreis. Mit unzureichendem Wachstum und verzögerter, evtl. nur partiell sich einstellender Pubertät muß gerechnet werden, wenn die Funktionseinschränkung der Nieren 25 % erreicht. Die Entwicklungseinschränkung ist um so ausgeprägter, je länger die Niereninsuffizienz anhält.

Daraus ergibt sich, daß Jugendliche mit angeborenen Nierenerkrankungen (Nierendysplasie, Uropathie, Nephronophthise, familiäre Nephritis, Zystinose) häufig einen **ausgeprägten Minderwuchs** aufweisen. 50 % aller niereninsuffizienten Jugendlichen sind minderwüchsig. Die genaue Ursache ist bis heute nicht geklärt. Drei Faktoren erscheinen jedoch gesichert:
1. Der schlechte Ernährungszustand durch die Appetitlosigkeit in der Urämie. *Simmons* (36) und Mitarb. konnten zeigen, daß Dialysekinder bei erhöhter Kalorienzufuhr besser wachsen.
2. Azotämie: *Broyer* (4) und Mitarb. fanden ein besseres Wachstum nach Senken der Harnstoffwerte im Serum. Der Serumharnstoff sollte nicht höher als auf das drei- bis vierfache der Norm ansteigen, was diätetisch oder mit der Dialysebehandlung gesteuert werden kann.
3. Die renale Osteopathie.

Hinsichtlich der verzögerten Pubertätsentwicklung wird eine verminderte Ansprechbarkeit der Keimdrüsen auf hypophysäre Gonadotropine angenommen, die man im Blut der niereninsuffizienten Jugendlichen erhöht nachweisen kann. Durchschnittlich ist der Eintritt der Pubertät um 2 Jahre verschoben (24).

Konservative Behandlung

Ziel der konservativen Behandlung ist es, mit Diät und Medikamenten die klinischen Folgen der Niereninsuffizienz wie Überwässerung, Hypertonie, Azidose, Hyperkaliämie, Anämie und Osteodystrophie zu bessern, um den urämischen Patienten in einen guten körperlichen Zustand über die Phase der kompensierten Niereninsuffizienz und Dialyse bis zur Nierentransplantation zu führen. Die Behandlung muß in der Regel bei einer Funktionseinschränkung auf 25 % einsetzen und besteht in der Verabreichung einer eiweißreduzierten Kost (1,5 g Eiweiß/kg Körpergewicht), einer kalorienangereicherten Kost (2 000 Kal./Tag), in der Verabreichung von Phosphatbindern in Form von Calcium-Carbonat (100 mg/kg Körpergewicht/Tag), einem Azidoseausgleich und einer ausreichenden Vitamin-D-Substitution (31).

Dialyse

Wenn trotz dieser konservativen Maßnahmen die renale Osteopathie zunimmt, der Harnstoff über 30 mmol/l ansteigt, Zeichen der Überwässerung auftreten wie Hypertonie, sollte der chronisch niereninsuffiziente Jugendliche in das Dialyseprogramm aufgenommen werden. Hier stehen heute zwei gleichwertige Dialyseverfahren zur Verfügung: die Hämodialyse und die kontinuierlich ambulante Peritonealdialyse (CAPD) bzw. kontinuierliche Cycling-Peritonealdialyse (CCPD).

Bei der **Hämodialyse** wird dreimal wöchentlich maschinell über 5–6 Stunden das Blut gereinigt. Neben der Möglichkeit von zahlreichen Komplikationen (Disaequilibrium, Hypotonie, Gerinnungsprobleme und Blutverlust, Luftembolie) ist der Patient bei diesen Dialyseverfahren von der Maschine abhängig.

Bei der **CAPD** bzw. **CCPD** wird die Dialyse über einen Tenckhoff-Katheter in der Bauchhöhle, am Bauchfell, durchgeführt. Der Patient wechselt viermal täglich kommerziell erhältliche Dialysebeutel (40 ml/kg Körpergewicht). In einem zweiwöchigen Training wird das sterile Wechseln erlernt und der Patient kann sich selbst versorgen. Vorteil dieser Methode ist die Unabhängigkeit von Klinik und Maschine. Die Hauptkomplikation ist die Peritonitis, die heute trotz sterilen Vorgehens bei einer Peritonitis pro Jahr bzw. einer Peritonitis auf 1 500 Beutelwechsel liegt (32). Gerade die jugendlichen Patienten fühlen sich durch den ständig gefüllten Bauch und die Katheter behindert und ziehen in der Regel eine Hämodialyse vor.

Nierentransplantation

Ziel der Behandlung eines niereninsuffizienten Kindes ist immer die Nierentransplantation, da sie die einzige Möglichkeit der guten Rehabilitation darstellt. **Kontraindikationen** sind heute nur noch maligne Tumoren und floride Infektionen. Ein Wiederauftreten der Grundkrankheit im Transplantat erhöht zwar das Risiko der Transplantatfunktion, stellt aber keine Kontraindikation dar.

Nach der Durchführung der Gewebetypisierung aus den Lymphozyten, dem Ausschluß einer Infektion und der Gewährleistung eines guten Harnabflusses (im Notfall über ein Ileum-Conduit) erfolgt die Meldung an **Eurotransplant** in Leiden. Die eigenen Nieren werden in der Regel belassen, wenn nicht eine therapieresistente Hypertonie oder chronische Harnwegsinfektionen die bilaterale Nephrektomie notwendig machen. Die Transplantation erfolgt dann extraperitoneal in der Leistengegend mit Anastomosierung an die Iliacalgefäße.

Gleichzeitig setzt die **Immunsuppression** ein, die derzeit in der Behandlung mit Cyclosporin A und Prednisolon besteht und solange eingehalten werden muß, wie das Transplantat funktioniert. Regelmäßige Untersuchungen einmal pro Woche im ersten Jahr nach der Transplantation binden den Jugendlichen auch nach einer erfolgreichen Nierentransplantation an sein Behandlungszentrum.

4.4.5 Prognose der chronischen Niereninsuffizienz mit Hinblick auf körperliche Entwicklung und Lebenserwartung

Die Prognose der chronischen Niereninsuffizienz hat sich mit den Erfolgen auf dem Gebiet der Nierentransplantation in den letzten 10 Jahren erheblich verbessert. Unter konventioneller Therapie mit Azathioprin und Prednisolon beträgt die Patientenüberlebensrate 81 % nach 10 Jahren. 51 % lebten nach 10 Jahren noch mit einem funktionierenden Transplantat, wie ein Überblick über 128 Nierentransplantationen im Kindesalter der Medizinischen Hochschule Hannover zeigt (5). Nach der Einführung von Cyclosporin A in die Immunsuppression 1982 hat sich die Prognose noch weiter verbessert. Nach den ersten 4 Jahren lebten 98 % aller Patienten und 85 % mit einem funktionierenden Transplantat.

Durch die Reduktion der Steroidtherapie aufgrund der Kombination mit Cyclosporin A konnte nach einer erfolgreichen Nierentransplantation erstmals ein normales Körperwachstum erreicht werden (33). Wieweit damit auch eine Normalisierung der Pubertätsentwicklung eintritt, müssen weitere Untersuchungen zeigen. Die ersten 7 Patienten, die in Hannover mit Cyclosporin A im Pubertätsalter (Mädchen 10 – 14 Jahre, Jungen 11 – 15 Jahre) transplantiert wurden, wiesen eine altersgerechte Pubertätsentwicklung auf. Im LH-RH-Test zeigten alle einen Anstieg der Basalwerte um das zwei- bis dreifache.

Sicher ist mit **Komplikationen** bei der **lebenslangen Immunsuppression** zu rechnen, wie insbesondere Infektneigung, Hypertrichose, Gingivahyperplasie. Ungewiß ist die erhöhte Tumorrate, die derzeit auf 2 % geschätzt wird und überwiegend das lymphatische Gewebe betrifft. Beunruhigend ist z. Zt. noch die Nephrotoxizität, die unter Cyclosporin A auftritt (18). Insgesamt kann man jedoch dem Patienten eine gute Lebenserwartung voraussagen. Die Rehabilitationsrate liegt derzeit in Hannover bei 92 % aller nierentransplantierten Patienten, gemessen an der Schulfähigkeit der jüngeren und der Vollbeschäftigung der älteren Patienten

4.4.6 Die schulische und berufliche Rehabilitation chronisch nierenkranker Jugendlicher

Neben den medizinischen Problemen sehen sich jugendliche Patienten mit einer chronischen

Niereninsuffizienz fast regelmäßig mit erheblichen Konflikten in ihrer sozialen Rehabilitation konfrontiert (20). Sowohl im qualifizierten Abschluß ihrer Ausbildung als auch bei der Suche nach einem Arbeitsplatz im erlernten Beruf entstehen für chronisch kranke Jugendliche zusätzliche Schwierigkeiten (30). Diese ergeben sich einmal durch die krankheitsbedingten körperlichen Probleme und **Fehlzeiten** in der schulischen und beruflichen Ausbildung und der daraus resultierenden schlechteren Qualifikation (40). So sind Hämodialysepatienten an mindestens 3 Tagen in der Woche durch die Hämodialyse selbst mit An- und Abfahrt zum Dialysezentrum nicht an der allgemeinen Ausbildung beteiligt. Bei konservativ behandelten niereninsuffizienten Patienten und bei Patienten nach erfolgter Nierentransplantation stellen die regelmäßig notwendigen ärztlichen Kontrolluntersuchungen ebenso eine Einschränkung der Ausbildungszeit dar wie die notwendigen Dialyseprozeduren und ärztlichen Kontrolluntersuchungen bei CAPD-Patienten.

Einer Resignation gegenüber der Krankheit als Folge sich verschlechternder Nierenfunktion oder einer fehlgeschlagenen Nierentransplantation kann schnell auch eine Resignation im schulischen und Ausbildungsbereich folgen (15, 28). Das Selbstwertgefühl der jugendlichen Patienten ist labil und verletzlich, zumal sie nicht nur täglich mit ihrer Krankheit, sondern auch mit deren Auswirkung auf ihren sozialen Status konfrontiert werden. In ihrem Äußeren sind chronisch niereninsuffiziente Patienten in der Regel kleiner als gleichaltrige Freunde, in ihrer körperlichen Entwicklung sind sie darüber hinaus retardiert. Die strenge Einhaltung von diätetischen und medikamentösen Maßnahmen führt zu zusätzlicher sozialer Isolierung (29).

Sowohl bei der Suche nach einem Ausbildungsplatz als auch bei derjenigen nach einer Arbeitsstelle werden chronisch niereninsuffiziente Jugendliche gegenüber Gesunden benachteiligt. Neben oft geringer Qualifikation spielt auch die Furcht der ausbildenden Betriebe vor krankheitsbedingten Fehlzeiten eine Rolle.

Schon im Vorfeld der Lehrstellensuche werden die Patienten vielfach abgelehnt. Beim Arbeitsamt werden sie häufig nicht in die normale Vermittlung aufgenommen, sondern aufgrund überholter Vorstellungen zur Ausbildung in einem Berufsbildungswerk vorgeschlagen (25).

Berufsbildungswerke sind überbetriebliche Einrichtungen, in denen behinderte Jugendliche, die in Betrieben der freien Wirtschaft keinen Ausbildungsplatz finden können, eine Erstausbildung in einem anerkannten Ausbildungsberuf erhalten. Neben der Berufsausbildung ist eine ärztliche, pädagogische und psychologische Betreuung möglich. Die Unterbringung erfolgt in der Regel in einem Internat (13).

Niereninsuffiziente Jugendliche selber stehen einer Ausbildung im Berufsbildungswerk eher skeptisch gegenüber. Gründe hierfür sind, daß sie einmal aus der Familie, die wesentlich zu ihrer psychischen Stabilität beitragen kann, herausgenommen werden und in einem Umfeld von Behinderten angesiedelt werden (29). Obwohl anzuerkennen ist, daß eine Ausbildung in diesen Einrichtungen den körperlichen und medizinischen Erfordernissen der niereninsuffizienten Jugendlichen besser gerecht wird als in Lehreinrichtungen im offenen Wettbewerb und daß derartige Ausbildungen zu einem qualifizierten Abschluß führen, stehen jugendliche Patienten dem Berufsbildungswerk skeptisch gegenüber. Sie befürchten, daß eine dort erworbene Qualifikation einer solchen in der freien Wirtschaft nicht als gleichwertig angesehen wird. Noch schwieriger als bei der Suche nach einem Ausbildungsplatz gestaltet sich die Suche nach einem festen Arbeitsplatz, obwohl die Bewertung der behinderten Patienten nach dem Schwerbehindertengesetz dieser Gruppe einen Chancenvorteil verschafft.

Insgesamt sind die Möglichkeiten von jugendlichen, niereninsuffizienten Patienten deutlich eingeschränkt, eine qualifizierte Ausbildung zu erhalten und in ihrem erlernten Beruf tätig zu werden. Durch gesetzliche Maßnahmen wie das Berufsbildungsgesetz, das Schwerbehindertengesetz, das Rehabilitationsangleichungsgesetz und das Arbeitsförderungsgesetz versucht der Staat, den Chancennachteil auszugleichen (6, 7, 17, 35).

Trotz aller gesetzlichen Maßnahmen ist der entscheidende Faktor für die soziale Rehabilitation nierenkranker Jugendlicher eine Verbesserung der medizinischen und körperlichen Situation. Nach erfolgreicher Nierentransplantation haben diese eine ungleich größere Aussicht sozial integriert zu leben, als in der Situation als chronisch niereninsuffiziente, evtl. dialysepflichtige Patienten.

Literatur zu Kap. 4, Abschn. 4.4

1 Arbeitsgemeinschaft für pädiatrische Nephrologie: Effect of cytotoxic drugs in frequently relapsing ne-

phrotic syndrome with and without steroid dependence. N. Engl. J. Med. 306 (1982) 451 – 454
2 *Brodehl, J.:* Nephronophthise. In: *Losse, H., E. Renner* (Hrsg.), Klinische Nephrologie. Thieme, Stuttgart 1982, 300 – 304
3 *Brodehl, J.:* The Fanconi Syndrome. In: *Edelmann, C. M.* jr., Pediatric Kidney Disease. Little, Brown and Company, Boston 1978, 955 – 986
4 *Brodehl, J., R. Pichlmayr, G. Offner:* 14 Jahre Nierentransplantation bei Kindern. Ergebnisse mit besonderer Berücksichtigung der Cyclosporin-A-Behandlung. Mschr. Kinderheilk. 133 (1985) 771 – 773
5 *Broyer, M., C. Kleinknecht, C. Loirat* et al.: Growth in children treated with longterm hemodialysis. J. Pediatr. 84 (1974) 642 – 649
6 Bundesanstalt für Arbeit (Hrsg.): Mehr Wissen über die Berufswahl, Informationen für Eltern behinderter Jugendlicher. Nürnberg 1985
7 Bundesarbeitsgemeinschaft Hilfe für Behinderte e.V. (Hrsg.): Die Rechte behinderter Menschen und ihrer Angehörigen. Düsseldorf 1986
8 *Callis, L., J. Nieto, A. Vila, J. Rende:* Chlorambucil treatment in minimal lesion nephrotic syndrome: A reappraisal of its gonadal toxicity. J. Pediatr. 97 (1980) 653 – 656
9 *Caparol, R., J. M. Segrestaa, G. Dorf:* Endocrine expressions of hydrocephalus. Acta Endocrin. 102 (1983) 161 – 166
10 *Elders, M. J., B. S. Wingfield, M. L. McNatt, J. S. Clarke, E. R. Hughes:* Glucocorticoid therapy in children. Am. J. Dis. Child. 129 (1975) 1393 – 1396
11 *Gahl, W. A., M. C. Dalakas, L. Charnas, K. T. K. Chen, G. H. Pezeshkpour, T. Kuwabara, S. L. Davis, R. W. Chesney, J. Fink, H. T. Hutchison:* Myopathy and Cystine Storage in Muscles in an Patient with Nephropathic Cystinosis. N. Engl. J. Med. 319 (1988) 1461 – 1464
12 *Gahl, W. A., M. I. Kaiser Kupfer:* Complications of nephropathic cystinosis after renal failure. Pediatr. Nephrol. 1 (1987) 260 – 268
13 *Gemssjäger, W., M. Dill:* Arbeits-Berufsförderung von Behinderten. Stuttgart, Berlin, Köln, Mainz 1977
14 *Green, S., L. Rees, P. Adlard, J. Jones, C. Chantler, M. Preece:* Abnormal overnight hormone profiles in adolescents with renal disease receiving long term steroid therapy. Ped. Research 1986, 1204
15 *v. d. Haar, E.:* Ausbildungskrise. Berlin 1986
16 *Habib, R., M. C. Gubler, N. Hinglais, L. H. Noel, D. Droz, M. Levy, P. Mahieu, J. M. Foidart, D. Perrin, E. Bois, J. P. Grünfeld:* Alport's syndrome: Experience at Hopital Necker. Kidney Int. 21 (1982) 20 – 28
17 Hauptfürsorgestellen (Hrsg.): Schwerbehindertengesetz. Kassel 1986
18 *Hoyer, P. F., H. P. Krohn, G. Offner* et al.: Renal function after kidney transplantation in children: a comparison of conventional immunosuppression with Cyclosporin A. Transplantation 1987, in press

19 ISKDC: Nephrotic syndrome in children: Prediction of histopathology from clinical and laboratory characteristics at time of diagnosis. Kidney int. 13 (1978) 159 – 165
20 *Korsch, B.:* Klinische Pädiatrie 195 (1983)
21 *Krohn, H. P.:* Familiäre Hypophosphataemie. Nieren- und Hochdruckkrankheiten 12 (1983) 413 – 418
22 *Krohn, H. P., H. Stolecke:* Endokrine Hodenfunktion 5 Jahre nach zytostatischer Behandlung eines nephrotischen Syndroms. Unveröffentlichte Mitteilung
23 *Kroovand, R. L., R. M. Al-Amsari, A. D. Perlmutter:* Urethral and genital malformations in prune belly syndrome. J. Urology 127 (1982) 94 – 96
24 *Kruse, K.:* Die normale und gestörte Pubertätsentwicklung. In: *Müller-Wiefel, D. E.* (ed.), Der jugendliche Dialysepatient. Bibliomed, Melsungen 1985, 17 – 37
25 Landesarbeitsamt Niedersachsen/Bremen (Hrsg.): Sondererhebung über die Struktur der Arbeitslosigkeit und des Stellenbestandes. Hannover 1986
26 *Leititis, J., H. P. Krohn:* Jahrestagung Arbeitsgemeinschaft für pädiatrische Nephrologie 1977, persönliche Mitteilung
27 *Meyer, S., H. Landau:* Precocious puberty in myelomeningocele patients. J. Pediatr. Orthop. 4 (1984) 28 – 31
28 *Mühlfeld, C.* u. a. (Hrsg.): Jugendarbeitslosigkeit. Frankfurt a. M. 1984
29 *Müller-Wiefel, D. E.* (Hrsg.): Der jugendliche Dialysepatient. Melsungen 1985
30 Der Niedersächsische Sozialminister (Hrsg.): Niedersächsischer Behinderten-Bericht 1985. Hannover 1985
31 *Offner, G.:* Behandlung der terminalen Niereninsuffizienz im Kindesalter. In: *Ewerbeck, H.* (ed.), Pädiatrie Weiter- und Fortbildung. Springer, Berlin 1984, 88 – 144
32 *Offner, G.:* Transplantationsplanung des jugendlichen Dialysepatienten. Die Schwester/Der Pfleger 24 (1985) 91 – 93
33 *Offner, G., P. F. Hoyer, H. Jüppner* et al.: Somatic growth after kidney transplantation: beneficial effect of Cyclosporin A in comparison with conventional treatment. Am. J. Dis. Child 1987, in press
34 *Sadeghi-Nejad, A., M. B. Boris* sen.: Adrenal function, Growth, and Insulin in patients treated with corticoids on alternate days. Pediatrics 43 (1969) 277 – 283
35 *Schlageter, E., K. Fibich:* KB-Helfer. Stuttgart 1986
36 *Simmons, J. M., C. J. Wilson, D. E. Potter* et al.: Relation of calorie deficiency to growth failure in children on hemodialysis and the growth response to calorie supplementation. N. Engl. J. Med. 285 (1971) 653 – 656

37 *Travis, L. B., R. Chesne, P. McEnery, D. Moel, A. Pennisi, D. Potter, Y. B. Talwalkar, E. Wolff:* Growth and glucocorticoids in children with kidney disease. Kidney int. 14 (1978) 365–368

38 *Trompeter, R. S., P. R. Evans, T. M. Barrat:* Gonadal function in boys with steroid responsive nephrotic syndrome treated with cyclophosphamide for short periods. Lancet I (1981) 1177–1179

39 *Uehling, D. T., S. P. Zadina, E. Gilbert:* Testicular histology in Triad syndrome. J. Urology 23 (1984) 364–366

40 *Willke, G., B. Külp* u. a.: Arbeitslosigkeit. Stuttgart, Berlin, Köln, Mainz 1984

41 *Woodhouse, C. R. J., H. McC. Synder:* Testicular and sexual function in adults with prune belly syndroms. J. Urology 133 (1985) 607–609

42 *Zerres, U., M. C. Völpel, H. Weiss:* Cystic Kidneys. Genetics, pathologicae anatomy, clinical picture and prenatal diagnosis. Hum. Genet. 68 (1984) 104–135

4.5 Onkologische und hämatologische Erkrankungen

W. Havers

Die Betreuung Jugendlicher mit hämatologischen und onkologischen Erkrankungen erfolgt sowohl in pädiatrischen Behandlungseinrichtungen als auch in Kliniken für Erwachsene. Deshalb ist jede Untersuchung über die Besonderheiten und die Bedeutung hämatologischer und onkologischer Erkrankungen für das Jugendalter erschwert. Besteht bei einem Jugendlichen der Verdacht auf einen bösartigen Tumor oder auf eine Leukämie, hängt es oft vom Zufall ab, ob er einer pädiatrischen Behandlungseinheit zugewiesen wird oder nicht. Die meisten kinderonkologischen Behandlungseinrichtungen akzeptieren neue Patienten bis zum Alter von 18 Jahren, insbesondere, wenn sie an für das Kindes- und Jugendalter typischen Malignomen erkrankt sind. Andererseits übernehmen die Internisten manchmal sogar 13- oder 14jährige in ihre Betreuung. Dies wird in der Regel zum **Nachteil der Patienten** sein, da in den Behandlungseinrichtungen für Erwachsene weder mit der **unabdingbaren Einbeziehung der Eltern** in die Betreuung der Patienten noch mit **Schulproblemen** oder den *psychischen Schwierigkeiten Heranwachsender* ausreichende Erfahrung besteht. Der Umgang und Kontakt zu krebskranken Erwachsenen, der bei der Aufnahme in eine internistische onkologische Behandlungseinheit zwangsläufig erfolgt, bringt nach unserer Erfahrung keine Hilfe, sondern häufiger Probleme bei der Bewältigung der eigenen Krankheit mit sich. Dies ist nicht verwunderlich, da sich die Bewältigungsstrategien, die die Jugendlichen für den Umgang mit der lebensbedrohenden Situation entwickeln, doch wesentlich von denen anderer Altersgruppen unterscheiden. Deshalb sollte bei Krebskrankheiten oder auch bei chronischen hämatologischen Erkrankungen die **Betreuung der Jugendlichen in einer pädiatrischen Klinik erfolgen**, die den Besonderheiten der Jugendmedizin aufgeschlossen gegenübersteht.

Im Jugendalter fallen Krebskrankheiten in eine Zeit, in der beim Erkrankten erhebliche Veränderungen und ein Wechsel von Standorten und Beziehungen stattfinden. Die Krankheit zwingt die Jugendlichen nicht nur die existentielle Bedrohung zu verarbeiten, sondern konfrontiert zusätzlich mit einer Behandlung, die erhebliche Eingriffe in die Befindlichkeit und das Selbstwertgefühl mit sich bringt. Daher ist bei der Behandlung von Jugendlichen mit Krebskrankheiten neben dem medizinischen Sachverstand eine intensive **psychosoziale Betreuung** des Patienten, seine Eltern und seine Geschwister notwendig. Nur so lassen sich emotionale Fehlentwicklungen vermeiden. In Untersuchungen aus jüngerer Zeit konnte gezeigt werden, daß die Belastung durch Krankheit und Behandlung nicht unausweichlich zur psychischen Dekompensation und zum Auftreten psychopathologischer Befunde führen muß (15, 31).

Über das Spektrum der bösartigen Krankheiten im Jugendalter sind keine exakten Angaben möglich. Im Vergleich zu der Krankheitsverteilung in der gesamten pädiatrischen Onkologie (18) kommen einige Leukämieformen und Malignome häufiger vor. Die chronische myeloische Leukämie oder auch Knochentumoren wie das Ewing-Sarkom und das Osteogene Sarkom treten typischerweise erst im Jugendalter auf und sind vor der Pubertät selten. Die relative Häufigkeit der akuten lymphatischen Leukämie nimmt zugunsten der myeloischen Formen ab. Wie für das Kindesalter gilt auch im Jugendalter, daß bösartige Erkrankungen zwar seltene Ereignisse sind, aber nach den Unfällen und neben den Suiziden die häufigsten Todesursachen darstellen.

4.5.1 Leukämie

In der Todesursachenstatistik für das Adoleszentenalter erscheint die Leukämie als **häufigste Krebskrankheit** (24). Die vorherrschende Leukämieform ist im Kindes- und Jugendalter die akute lymphatische Leukämie; sie ist darüber hinaus auch die weitaus häufigste bösartige Erkrankung. Ihre relative Häufigkeit nimmt mit zunehmendem Alter ab. In der Altersgruppe zwischen 10 und 20 Jahren sind nur noch etwa die Hälfte aller Leukämien akute lymphatische Leukämien. Der Anteil der akuten myeloischen Leukämien nimmt zu und die chronisch myeloische Leukämie vom Erwachsenentyp wird häufiger.

4.5.1.1 Akute lymphatische Leukämie (ALL)

Das Krankheitsbild der akuten lymphatischen Leukämie ändert sich in den unterschiedlichen Altersgruppen nicht wesentlich. Infolge der hämatopoetischen Insuffizienz entstehen die häufigsten Symptome wie Blutung, Anämie und Infektanfälligkeit. Die Leukämiezellpopulation macht mehr als 90 % aller Knochenmarkszellen aus und hat bei Diagnosestellung in der Regel die normale Hämatopoese fast vollständig verdrängt. Lymphknotenvergrößerungen und Hepatosplenomegalie sowie Knochenschmerzen komplettieren das klinische Bild.

Die **Diagnose** der akuten lymphatischen Leukämie wird durch das periphere Blutbild oder die Knochenmarkpunktion gesichert. Eine Vielzahl von Untersuchungsverfahren sind heute verfügbar, um unterschiedliche Formen der akuten lymphatischen Leukämie voneinander zu trennen und damit prognostische Faktoren und Richtlinien für den Einsatz von Therapieelementen zu formulieren. Neben der Morphologie der Zellen und ihrer unterschiedlichen Reaktion auf zytochemische Färbeverfahren werden die immunologische Typisierung der Leukämiezellen, die Untersuchung auf Enzymmarker oder Cortisonrezeptoren, die Impulszytophotometrie, zytogenetische und molekularbiologische Untersuchungen durchgeführt, um eine Klassifizierung der Leukämie zu erreichen (8). Ergebnisse dieser Untersuchungen sind zusammen mit dem Krankheitsbild bei Diagnosestellung für die Therapieplanung wichtig und haben prognostische Aussagekraft.

Der **wichtigste prognostische Faktor** bleibt aber die Art oder Intensität der durchgeführten Behandlung. Manche Befundkombinationen wie immunologischer T-Zelltyp der akuten lymphatischen Leukämie mit Thymustumor und hoher Leukämiezellzahl kommen im Jugendalter häufiger vor als bei jüngeren Kindern und sind möglicherweise für die etwas schlechtere Prognose der akuten lymphatischen Leukämie im Jugendalter verantwortlich (6, 19). Ebenfalls ein höheres Rückfallrisiko haben Patienten mit einer großen Leukämiezellmasse bei Behandlungsbeginn, mit einem schlechten Ansprechen auf eine initiale Corticosteroid-Therapie oder mit Veränderungen des Karyotyps der Leukämiezellen, wie Translokation oder Pseudodiploidie (22).

Die **Behandlung** der akuten lymphatischen Leukämie mit Chemotherapie gliedert sich in die remissionseinleitende Therapie, die Konsolidierungsbehandlung mit unterschiedlicher Intensität für die verschiedenen Rückfallrisikogruppen und die Erhaltungstherapie. Zusätzlich wird bei der Mehrzahl der Patienten eine Bestrahlung des Zentralnervensystems durchgeführt. Der Stellenwert der einzelnen Therapieabschnitte ist im Zusammenhang mit der Gesamtbehandlung zu sehen. Veränderungen und Weiterentwicklung der Therapie sind in angemessener Zeit nur im Rahmen großer kooperativer Studien möglich (22).

Die ALL ist bei Kindern und Jugendlichen zu einer **heilbaren Krankheit** geworden, bei der etwa ⅔ der Patienten rückfallfrei überleben. Jugendliche Patienten haben möglicherweise eine etwas schlechtere Prognose, ohne daß die Unterschiede zweifelsfrei quantifizierbar sind. Eine kurative Behandlung eines frühen Krankheitsrückfalles ist nur sehr selten möglich; späte Rezidive haben eine etwas bessere Prognose (9).

Im Vergleich zu der Gruppe der jüngeren Patienten vertragen die Jugendlichen die Chemotherapie oft deutlich schlechter. Die Toleranz des Knochenmarks gegenüber der Chemotherapie scheint geringer zu sein. Manche **Nebenwirkungen** wie Mukositis oder die Vincristin-Polyneuropathie treten häufiger auf oder verlaufen schwerwiegender. Durch Alkylantien und andere Zytostatika können die Keimdrüsen geschädigt werden, was zu einer pathologischen Pubertätsentwicklung oder zu Fertilitätsstörungen führen kann. Wie häufig solche Nebenwirkungen sind und wie sie vermieden werden können, ist derzeit Ziel intensiver Forschung. Trotz aller möglichen Nebenwirkungen wissen wir jedoch, daß eine normale sexuelle Entwicklung wie auch eine ungestörte Fertilität im Erwachsenenalter mit einer intensiven antileukämischen Therapie während des Jugendalters durchaus vereinbar sind.

4.5.1.2 Akute myeloische Leukämie

Die akute myeloische – im angloamerikanischen Sprachgebrauch akute nicht-lymphatische Leukämie – ist im Jugendalter eine **seltene** Erkrankung. Das Krankheitsbild unterscheidet sich von dem der akuten lymphatischen Leukämie nur unwesentlich. Initialsymptome sind Anämie und Blutungen, seltener Lymphknoten- und Organvergrößerungen. Häufiger als bei der akuten lymphatischen Leukämie können Haut- und Schleimhautinfiltrate oder Infiltrate in anderen extramedullären Organen erste Anzeichen der Krankheit sein.

Die **Diagnose** wird durch die Untersuchung des Knochenmarks gesichert. Morphologische, zytochemische und immunologische Untersuchungen der Leukämiezellen klären die Differentialdiagnose zwischen lymphatischer und myeloischer Leukämie bzw. zwischen den verschiedenen Formen der akuten myeloischen Leukämie. Die heute gebräuchliche Klassifizierung der Krankheit geht auf eine kooperative Französich-Amerikanisch-Britische (FAB) Arbeitsgruppe zurück, die sieben Subtypen der akuten myeloischen Leukämie gekennzeichnet hat (3).

Die **Behandlung** der akuten myeloischen Leukämie ist weitaus problematischer als die der akuten lymphatischen Leukämie, wenn auch im Kindes- und Jugendalter effektiver als im Erwachsenenalter. Eine Remission kann heute in 80 % der Patienten erreicht werden (5). Eine Reihe der Patienten stirbt an anfänglichen Therapiekomplikationen. Die Gefahren der Behandlung liegen einerseits in den Blutungskomplikationen, die vorwiegend bei Patienten mit hoher Leukämiezellzahl und monozytärer bzw. myelomonozytärer Differenzierung der Leukämiezellen zu Beginn in der Phase der Zellreduktion vorkommen. Andererseits folgt auf die intensive zytostatische Therapie eine lange Zeit der Knochenmarkhypoplasie mit häufigen Infektionen. Daher sollte die Anfangsbehandlung der akuten myeloischen Leukämie ausschließlich in spezialisierten Behandlungseinrichtungen durchgeführt werden, in denen neben einer ausreichenden Erfahrung im Umgang mit der Krankheit alle Möglichkeiten der Supportivmaßnahmen zur Verfügung stehen.

Prognose: Etwa 50 % aller Patienten mit akuter myeloischer Leukämie, die mit einer aggressiven Chemotherapie behandelt worden sind, leben nach 3 Jahren ohne Krankheitsrückfall. Bei ausgewählten Patientengruppen, die durch die unterschiedlichen Subtypen der akuten myeloischen Leukämie und die Leukämiezellenmasse bei Diagnosestellung definiert sind, liegt das krankheitsfreie Überleben nach Chemotherapie bei 70 %. Neben der Chemotherapie hat auch die **Knochenmarkverpflanzung** in der Behandlung der akuten myeloischen Leukämie ihren festen Platz. Die rückfallfreie Überlebensrate nach Knochenmarkverpflanzung in erster Remission liegt zwischen 60 und 70 %. Die BFM-Studiengruppe hat daher für die unterschiedlichen Formen der akuten myeloischen Leukämie und für verschiedene Prognose-Parameter bei der Diagnosestellung Patientengruppen ermittelt, die eine schlechtere Prognose haben und bei denen eine Knochenmarkverpflanzung in erster Remission durchgeführt werden sollte, wenn ein HLA-identischer MLC-negativer verwandter Knochenmarkspender vorhanden ist.

4.5.1.3 Chronisch myeloische Leukämie

Die chronisch myeloische Leukämie des Jugendlichen unterscheidet sich nicht von der Krankheit des Erwachsenen. Die Patienten kommen wegen Müdigkeit und verminderter Leistungsfähigkeit bei Anämie oder wegen eines großen Milztumors zur Behandlung. Häufig sind Knochen- oder Gelenkbeschwerden, die durch eine Knochenmark-Hyperplasie hervorgerufen werden, mit der die Krankheit in der Anfangsphase einhergeht.

Der führende hämatologische Befund ist die Leukozytose mit unreifen und reifen Zellen der Granulopoese im Differentialblutbild. Reife Formen überwiegen und sind morphologisch unauffällig. Die begleitende normochrome Anämie ist häufig nicht sehr stark ausgeprägt; eine Thrombozytopenie fehlt im Anfangsstadium der Krankheit. Das hyperzelluläre Knochenmark zeigt eine enorm gesteigerte Granulopoese, mit einem granulo-erythropoetischen Verhältnis von bis zu 50 : 1 niederschlagen kann. Bei etwa 90 % der Patienten findet sich in den Knochenmarkzellen das Philadelphialchromosom, eine Translokation zwischen dem langen Arm des Chromosom 22 und dem Chromosom 9.

Die Krankheit hat ihren Namen durch eine unterschiedlich lange **chronische Phase** erhalten, die die Patienten im Anfangsstadium der Krankheit teilweise beschwerdefrei durchleben. Diese Zeit, die bis zu einigen Jahren andauern kann, wird immer durch eine Akzeleration der Krankheit mit Vermehrung von unreifen Zellen im peripheren Blut und im Knochenmark abgelöst. Es kommt dabei zu einer peripheren Panzytopenie und Krankheitssymptomen, wie Gewichtsverlust, Fieber, Mattigkeit und Leber- und Milzvergrößerung. Bei initial hohen Leukozytenzahlen läßt sich in der chronischen Phase durch zytostatische Behandlung die Zeit der Beschwerdefreiheit verlängern, die Metamorphose der Krankheit jedoch nicht verhindern. Ist die Krankheit einmal in ein Stadium mit erheblicher Vermehrung unreifer Zellen **(Blasen-Krise)** übergegangen, sind die Behandlungsmöglichkeiten deutlich eingeschränkt. Auch wenn es mit Chemotherapie gelingt, eine Remission zu erzielen, ist sie meist nicht von langer Dauer. Die Patienten sterben letztendlich an ihrer Krankheit, die mittlere Überlebenszeit liegt bei 2 ½ bis 3 Jahren.

Das einzige bis heute verfügbare Behandlungsverfahren, das zu einer Heilung führen kann, ist die **Knochenmarkverpflanzung** bei Vorhandensein eines HLA-identischen und MLC-kompatiblen Knochenmarkspenders. Etwa ⅔ der Patienten, die in der chronischen Phase der Krankheit transplantiert werden, überleben nach 3 Jahren krankheitsfrei (26). Bei Transplantationen im fortgeschrittenen Krankheitsstadium ist die Prognose wesentlich schlechter. Steht ein geeigneter Spender zur Verfügung, sollte man Jugendlichen zur Knochenmarkverpflanzung raten, obwohl die Möglichkeit eines längeren beschwerdefreien Krankheitsverlaufes besteht und letale Komplikationen der Knochenmarkverpflanzung möglich sind.

4.5.2 Maligne Lymphome

4.5.2.1 Non-Hodgkin-Lymphom

Die maligne Lymphome des Kindesalter sind mit Ausnahme des Morbus Hodgkin rasch fortschreitend und von hohem Malignitätsgrad.

Die Non-Hodgkin-Lymphome zeigen eine enge Verwandtschaft zur akuten lymphatischen Leukämie, von der die Endstadien der Lymphome nicht abgetrennt werden können. Ihr histologisches Spektrum ist wesentlich kleiner als das der malignen Non-Hodgkin-Lymphome des Erwachsenenalters. Niedrig maligne oder intermediäre, lokalisierte und langsam wachsende Lymphome, die bei Erwachsenen häufig sind, kommen im Kindesalter so gut wie nicht vor. Auch die bei Jugendlichen auftretenden malignen Non-Hodgkin-Lymphome sind von hohem Malignitätsgrad und bei Diagnosestellung nicht selten bereits disseminiert. Aus diesem Grund können alle Überlegungen zur Diagnostik und Therapie der Non-Hodgkin-Lymphome im Kindesalter auch für jugendliche Patienten gelten. Histologie, immunologische Typisierung und Ausbreitungsgrad der Krankheit bei Diagnosestellung bestimmen das Behandlungskonzept und nicht das Alter des Patienten.

In den letzten Jahrzehnten sind immer neue histologische Klassifikationen für die Non-Hodgkin-Lymphome erarbeitet worden, die jedoch wenig Auswirkungen auf die Therapieplanung für Kinder und Jugendliche mit derartigen Krankheiten gehabt haben. Die **immunologische Typisierung** der Tumorzellen erweist sich als unverzichtbare diagnostische Maßnahme mit Auswirkung auf die Therapie und Prognose. Es gilt, die B-Zell-Lymphome abzugrenzen, die offensichtlich eine völlig andere biologische Krankheit als die übrigen malignen Non-Hodgkin-Lymphome sind und einer gesonderten Behandlung bedürfen.

Obschon der **Ausbreitungsgrad** der Krankheit **bei Diagnosestellung** für die Prognose wichtig ist, müssen alle Non-Hodgkin-Lymphome des Kindes- und Jugendalters bei der Therapieplanung als potentiell disseminierte Krankheiten angesehen werden. Aus diesem Grunde müssen alle Patienten mit einer **systemischen Chemotherapie** behandelt werden. Lediglich die Aggressivität der Therapie und ihre Dauer wird durch den Ausbreitungsgrad der Krankheit beeinflußt. Bei Beteiligung des Zentralnervensystems oder des Knochenmarks ist die Behandlung der malignen Non-Hodgkin-Lymphome mit der Behandlung der entsprechenden Form der akuten lymphatischen Leukämie völlig identisch.

Mit der modernen Kombinationschemotherapie werden bei **lokalisierten Stadien** der Non-Hodgkin-Lymphome **Heilungsraten zwischen**

80 und 100 % erreicht (20). Die gute Prognose gilt für alle immunologischen Subtypen, einschließlich der selteneren B-Zell-Lymphome. Dabei kann vollständig auf eine zusätzliche Radiotherapie der bekannten Tumorherde verzichtet werden. Patienten mit fortgeschrittenerem Stadium der Krankheit und disseminierten Non-Hodgkin-Lymphomen haben bei identischer Therapie die gleiche Prognose wie Patienten mit akuter lymphatischer Leukämie. Dies kann als zusätzliches Indiz für die Gleichwertigkeit beider Krankheiten aufgefaßt werden.

4.5.2.2 Morbus Hodgkin

Im Spektrum der Tumoren, die in pädiatrisch-onkologischen Behandlungseinrichtungen behandelt werden, ist der Morbus Hodgkin ein **typischer Tumor des Adoleszentenalters.** Der erste Häufigkeitsgipfel der Krankheit liegt zwischen dem 15. und 35. Lebensjahr. Vor dem Jugendalter ist die Krankheit selten, unter 5 Jahren eine extreme Rarität.

Persistierende Lymphknotenschwellungen ohne schnelle Volumenzunahme sollten bei Jugendlichen immer an einen Morbus Hodgkin denken lassen. Die Lymphknotenvergrößerungen sind häufig zervikal anzutreffen und verursachen in den Anfangsstadien keine Beschwerden. Lediglich ein mediastinales Lymphom kann frühzeitig durch Kompression auf Luftwege und Gefäße Krankheitssymptome hervorrufen. Bei fortgeschrittener Hodgkin-Krankheit sind Nachtschweiß, Gewichtsverlust und Fieber typisch.

Die **Diagnose** eines Morbus Hodgkin wird durch die histologische Untersuchung gestellt. Die Beschreibungen der typischen histologischen Merkmale und die Klassifikation des Morbus Hodgkin, die bereits in den 60er Jahren vorgeschlagen wurde (17), hat sich bis heute nicht wesentlich geändert. 4 Hauptgruppen werden unterschieden, die in den heute üblichen Behandlungsplänen für das Kindes- und Jugendalter keine wesentliche Bedeutung haben.

Für die Planung der Behandlung ist eine genaue Erfassung aller befallenen Lymphknotengruppen wichtig. Aus diesem Grund wurde und wird in unklaren Situationen die **diagnostische Laparatomie mit Splenektomie** durchgeführt, da die Beteiligung der infradiaphragmalen Lymphknoten häufig nicht exakt nachgewiesen werden kann. Auf der Grundlage der Weiterentwicklung diagnostischer Maßnahmen wie Computer-Tomographie, Sonographie und Magnet-Resonanz-Tomographie haben Therapiestudien der Deutschen Gesellschaft für Pädiatrische Onkologie gezeigt, daß die Splenektomie beim Morbus Hodgkin im Kindes- und Jugendalter heute **weitgehend vermieden** werden kann (27).

Mit einer **kombinierten Radio- und Chemotherapie** können heute mehr als 80 % aller Kinder und Jugendlichen mit Morbus Hodgkin geheilt werden (21). Für die niedrigen Ausbreitungsgrade beträgt die rückfallfreie Überlebensrate nahezu 100 %. Im Vergleich zu Therapiekonzepten früherer Jahre sind die Bestrahlungsdosen reduziert worden, und nur noch eindeutig befallene Lymphknotenstationen werden bestrahlt. Die hervorragende Prognose trotz Reduktion der Strahlendosen und Strahlenfelder ist durch die Kombination von Strahlentherapie und Chemotherapie erreicht worden. Da beide Behandlungsverfahren mit verminderter Intensität durchgeführt werden, darf erwartet werden, daß Häufigkeit von Langzeitnebenwirkungen der kombinierten Behandlung gegenüber früheren Behandlungskonzepten nicht ansteigt.

4.5.3 Knochentumoren

Bösartige Knochentumoren nehmen in der Kindheit mit zunehmendem Alter an Häufigkeit zu und sind im Jugendalter nach der Leukämie und den Lymphomen die häufigste Tumorentität. In der Regel werden Osteogene Sarkome oder Ewing Sarkome diagnostiziert. Klinisch und radiologisch ist eine Unterscheidung meist nicht mit ausreichender Sicherheit möglich. Beide Tumoren können in allen Knochen des Skeletts entstehen, werden aber am häufigsten in den Metaphysen der langen Röhrenknochen diagnostiziert.

Als erste Symptome geben die Jugendlichen Schmerzen über dem befallenen Knochen an. Meist wird ein Bagatelltrauma verantwortlich gemacht, das aber in keinen ursächlichen Zusammenhang mit der Tumorentstehung gebracht werden sollte. Schwellung, Überwärmung und Hautrötung über der Tumorregion sind weitere Symptome. Seltener ist eine pathologische Fraktur Anlaß für eine diagnostische Abklärung mit Entdeckung des Tumors.

4.5.3.1 Osteogenes Sarkom

Bei 20 % der Patienten mit Osteogenem Sarkom findet man bei der Diagnosestellung bereits Metastasen, vorwiegend in der Lunge. Aus früheren Untersuchungen, als die radikale operative Entfernung des Tumors die einzig mögliche Behandlungsmaßnahme war, läßt sich ableiten, daß okkulte Metastasen bei 80 – 90 % der Patienten vorhanden sind.

Im Laufe der zurückliegenden zwei Jahrzehnte hat sich trotz unterschiedlicher Versuche, durch Bestrahlung und/oder Chemotherapie den lokalen Tumor unter Kontrolle zu bekommen, gezeigt, daß die **radikale operative Entfernung** das einzige Mittel ist, um den Primärtumor mit hoher Sicherheit zu beherrschen. Weder durch Strahlentherapie noch durch Chemotherapie gelingt in der Regel eine völlige Zerstörung des Tumors.

Eine wesentliche Verbesserung der Prognose wurde durch die Anwendung der **adjuvanten Chemotherapie** erzielt, die in der Lage ist, bei der Mehrzahl der Patienten das Weiterwachsen der okkulten Metastasen zu verhindern. Die Chemotherapie wird heute vor die operative Tumorentfernung gestellt, um nach der Diagnosesicherung unverzüglich mit der Behandlung der Tumorkrankheit zu beginnen. Außerdem kann durch dieses Vorgehen die Wirksamkeit der Chemotherapie am Primärtumor belegt werden.

Eine extremitätenerhaltende Tumorentfernung ist bei kleineren Tumoren anzustreben. Der Tumor wird durch en bloc-Resektion mit großem Sicherheitsabstand zum gesunden Gewebe entfernt, eine Endoprothese sichert den funktionellen Erfolg. Bei gelenknahen Tumoren ist der Sicherheitsabstand selten gewährleistet, so daß außer der Amputation nur eine Umkehrplastik möglich ist (30). Diese ist funktionell eine gute Alternative, wird von einigen Patienten wegen der ästhetischen Belastung jedoch abgelehnt.

Die rezidivfreie **Überlebensrate** für Jugendliche mit Osteogenem Sarkom liegt derzeit bei etwa 70 % (29). Bei etwa einem Viertel der Patienten kann durch en bloc-Resektion die Extremität erhalten werden und bei einigen weiteren kann anstelle einer Oberschenkelamputation eine Umkehrplastik durchgeführt werden.

4.5.3.2 Ewing Sarkom

Das Ewing Sarkom zeigt keine eindeutige Prävalenz für das Auftreten im Jugendalter, Kinder aller Altersstufen können erkranken. Bei etwa 80 % aller Patienten wird der Tumor **vor dem 20. Lebensjahr** diagnostiziert. Die Knochen der unteren Körperhälfte sind häufiger betroffen als die der oberen Körperhälfte; Tumoren in Plattknochen sind eher Ewing Sarkome als Osteogene Sarkome.

Histologisch besteht der Tumor aus kleinen, uniformen, rundkernigen Zellen mit schmalem Zytoplasmasaum und wenig oder keinem Stroma. Es gibt keine Knochen- oder Knorpelneubildung.

Das klinische Bild ähnelt dem des Osteogenen Sarkoms. Häufigste Metastasierungsorte sind Lunge und das übrige Skelettsystem.

In der Zeit vor Einsatz der Chemotherapie lag die Heilungsrate für Patienten mit Ewing Sarkom bei 5 – 15 %. Obschon der Tumor radikal durch Amputation oder Tumorexstirpation entfernt wurde, starben die Patienten an ihren Metastasen. Bei kleineren Tumoren ist eine lokale Tumorkontrolle auch durch eine hochdosierte Strahlentherapie möglich. Grundlage für die heutigen Erfolge in der Behandlung des Ewing Sarkoms ist eine adjuvante Polichemotherapie und eine – je nach Größe und Lokalisation des Tumors – operative und/oder Strahlentherapie. Krankheitsfreie Langzeitüberlebensraten von 50 – 60 % können erreicht werden (14).

4.5.4 Weichteilsarkome

Unter Weichteilsarkomen werden Tumoren zusammengefaßt, die mesenchymalen Ursprungs sind und außerhalb des Knochens entstehen. Vier Gruppen von Weichteilsarkomen können histologisch unterschieden werden:
1. Rhabdomyosarkome mit Zeichen des embryonalen Skelettmuskels;
2. Tumoren, die andere Körpergewebe imitieren, wie Fibrosarkome, Neurofibrosarkome, synoviale Sarkome, Hämangioperizytome, Liposarkome, Leiomyosarkome und andere;
3. Tumoren ohne augenscheinlichen Bezug zu normalem Körpergewebe, wie das extraossäre Ewing Sarkom;
4. Tumoren mit völlig undifferenziertem Gewebsbild, das nicht klassifizierbar ist.

Die Weichteilsarkome können an allen Stellen des Körpers auftreten, bevorzugt sind Extremitäten, die Kopf-Hals-Region und die Urogenitalregion. Das häufigste Weichteilsarkom im Kindesalter ist das **Rhabdomyosarkom** mit einem Häufigkeitsgipfel zwischen dem 4. und 6. Lebensjahr. Der Tumor zeigt in der Regel ein gutes Ansprechen auf Chemotherapie und Bestrahlung. Im Erwachsenenalter ist das Rhabdomyosarkom sehr selten, es überwiegen Sarkome, die durch Strahlentherapie oder Chemotherapie nicht beeinflußbar sind. Das Jugendalter kann als Übergangszeit gelten, in dem eine Mischung aus Weichteilsarkomen des Erwachsenenalters und embryonalen Rhabdomyosarkomen oder anderen chemotherapiesensiblen Tumoren vorkommt.

Gruppiert man die histologisch definierten Weichteilsarkome in chemotherapiesensible und mäßig oder nicht empfindliche, so werden in den beiden Gruppen immer wieder Tumoren vorkommen, die sich biologisch anders verhalten als nach dem histologischen Bild vermutet wird. Ein Rhabdomyosarkom kann so gut wie gar nicht auf eine Chemotherapie ansprechen, andererseits ist eine Regression von Liposarkomen oder Fibrosarkomen unter Chemotherapie beobachtet worden. Es ist daher nicht verwunderlich, wenn gerade bei den Weichteilsarkomen im Jugendalter sehr unterschiedliche therapeutische Strategien von den unterschiedlichen ärztlichen Disziplinen vorgeschlagen werden. Das gleiche gilt für die **Radiotherapie,** die zur lokalen Tumorkontrolle eingesetzt wird, wenn der Tumor chemotherapiesensibel ist und nicht oder nur durch erhebliche Verstümmelung radikal entfernt werden kann.

Der Gruppe der **chemotherapiesensiblen Tumoren** sind die Rhabdomyosarkome, die synovialen Sarkome, die extraossären Ewing Sarkome und andere seltenere Tumoren zuzurechnen. **Mit Einschränkung chemotherapiesensibel** sind Hämangioperizytome, Liposarkome und maligne neuroektodermale Tumoren. Chemotherapiesensible Tumoren wie das Rhabdomyosarkom zeigen zudem eine sehr hohe Metastasierungsrate, so daß eine adjuvante Chemotherapie erforderlich ist.

Die rezidivfreie **Langzeitüberlebensrate** für das Rhabdomyosarkom liegt im Kindes- wie im Jugendalter bei 50-60 % für alle Ausbreitungsstadien (28). Patienten, deren Tumor vollständig exstirpiert werden konnte, haben eine Heilungsrate von über 80 %. Leider sind für die anderen Weichteilsarkome keine sicheren Angaben zur Prognose möglich. Der Einfluß der Operabilität auf die Heilungschance ist bei den nicht chemotherapiesensiblen Tumoren sehr groß (11).

4.5.5 Tumoren des Zentralnervensystems

Hirntumoren im Jugendalter unterscheiden sich nicht grundsätzlich von den Tumoren anderer Altersgruppen. Ähnlich wie bei den Weichteilsarkomen ist ein fließender Übergang von den typischen Tumorformen des Kindesalters zu den Erwachsenentumoren zu beobachten. Histologisch maligne Tumoren sind seltener als Tumoren von niedrigem Malignitätsgrad. Die Mehrzahl der Tumoren ist gliösen Ursprungs, das supratentorielle Astrozytom ist der häufigste Hirntumor im Jugendalter. Typisch für das Jugendalter sind das Craniopharyngiom und die Tumoren der Pinealisregion. Medulloblastome kommen vor, haben aber ihren Häufigkeitsgipfel vor der Pubertät.

Die Suche nach einem Hirntumor und seine endgültige **Diagnose** werden ausgelöst durch neurologische Ausfälle oder Symptome der intrakraniellen Drucksteigerung. Im Anfangsstadium der Tumorkrankheit neigen gerade jugendliche Patienten dazu, minimale Beschwerden zu bagatellisieren. Dies kann zu Verzögerung in der Diagnostik und Verschlechterung der Prognose führen. Die ganze Aufmerksamkeit der Ärzte, die Jugendliche betreuen, ist hier gefordert, wenn man bedenkt, daß einmal aufgetretene neurologische Ausfälle selbst bei einer erfolgreichen Behandlung des Hirntumors oft nur unvollständig rückbildungsfähig sind.

Die Vielzahl der histologisch unterschiedlichen Tumoren und die unterschiedliche Lokalisation im zentralen Nervensystem erfordern eine **individuelle Behandlung.** Pauschale prognostische Aussagen zu Hirntumoren sind nicht möglich. Leider sind Fortschritte in der Behandlung der Hirntumoren des Kindes- und Jugendalters in den letzten Jahren eher spärlich. Bei einigen Tumorentitäten konnte durch Radiotherapie und/oder Chemotherapie die Prognose verbessert werden. Andere haben trotz verfeinerter Diagnostik, verbesserter Operationsverfahren und Weiterentwicklung von Radiotherapie und Chemotherapie eine unverändert schlechte Prognose. Gerade dies muß als zwingendes Argument herangezogen werden für die Notwendigkeit, auch die Tumoren des Zentralnervensystems innerhalb multizentrischer, interdisziplinärer Therapiestudien zu behandeln.

Immer noch überwiegt bei vielen, die Jugendliche mit Hirntumoren behandeln, das Verharren in der Resignation, weil mit der heutigen Therapie doch nur unbefriedigende Ergebnisse zu erzielen sind.

4.5.6 Langzeitnebenwirkungen nach Tumortherapie im Kindesalter

Mit der erfolgreichen Behandlung bösartiger Tumoren im Kindesalter durch Radiotherapie und Chemotherapie muß zwangsläufig eine Reihe von Langzeitnebenwirkungen in Kauf genommen werden. Die Nebenwirkungen der Behandlung können praktisch jedes Organ des Körpers treffen und zeigen sich daher auf vielfältige Weise. Dennoch ist zweifelsfrei festzustellen, daß der Nutzen der Behandlung das Risiko und den Nachteil der Nebenwirkungen bei weitem überwiegt. Trotzdem muß die Weiterentwicklung der Therapie immer auch den Versuch einschließen, das Auftreten von Langzeitnebenwirkungen zu verringern.

Bei Patienten, die im Kindesalter von einem bösartigen Tumor geheilt worden sind, treten typischerweise im Jugendalter erste Langzeitnebenwirkungen auf. **Regelmäßige Kontrolluntersuchungen** durch erfahrene Ärzte sind deshalb bei diesen Jugendlichen nötig, obwohl sie vom Tumor geheilt, und meist beschwerdefrei sind und eine Abkopplung von der anhaltenden ärztlichen Betreuung wünschen.

Ausgewählte Langzeitnebenwirkungen an unterschiedlichen Organsystemen sollen im folgenden beschrieben werden. Für alle diese Komplikationen lassen sich keine exakten Häufigkeitsangaben machen. Aufgrund der unterschiedlichen Ausgangsbedingungen und der Verschiedenartigkeit der jeweils durchgeführten Therapie wird auch in den nächsten Jahren keine abschließende Klärung zu erwarten sein.

Neuroendokrine Ausfälle können nach **Bestrahlung des Zentralnervensystems** auftreten. Die Häufigkeit dieser Langzeitnebenwirkung ist von der Strahlendosis und von der Strahlenart abhängig. Insbesondere bei Bestrahlung der Hypothalamus-Hypophysenachse mit Strahlendosen über 50 Gy muß bei einzelnen Patienten mit einer hormonellen Dysfunktion gerechnet werden, diese kann von Wachstumshormonsekretionsstörungen bis zum Panhypopituitarismus reichen (1). Inwieweit eine systemische oder auch eine intrathekale Chemotherapie bei der Entstehung neuroendokriner Ausfälle eine Rolle spielt, bleibt ungeklärt.

Wesentlich schwieriger als neuroendokrine Ausfälle sind neuropsychische Anomalitäten oder Intelligenzdefekte bei Jugendlichen oder Erwachsenen zu erfassen und mit der vorausgegangenen Behandlung im Kindesalter in ursächlichen Zusammenhang zu bringen (13).

Die häufigste Nebenwirkung der **Bestrahlung endokriner Organe** mit zweifelsfreier Korrelation ist die **Unterfunktion der Schilddrüse** nach einer Bestrahlung dieses Organs. Sie kann noch mehrere Jahre nach Ende der Strahlentherapie auftreten. Diese Langzeitnebenwirkung wird heute durch verbesserte Bestrahlungstechniken und verringerte Strahlendosen weitgehend vermieden.

Alle Kinder, die während der Behandlung eines bösartigen Tumors oder einer Leukämie **Antracycline** erhalten haben, können an einer **kongestiven Kardiomyopathie** erkranken. Die Häufigkeit dieser Langzeitkomplikation, mit der auch noch nach dem Jugendalter zu rechnen ist, ist dosisabhängig. Nach kumulativen Dosen von Antracyclinen über 500 mg/m² Körperoberfläche tritt die Kardiomyopathie deutlich häufiger auf (10). Eine thorakale Strahlenbehandlung erhöht das Risiko. Typisch für die Antracyclin-Kardiomyopathie ist der plötzliche Beginn unter dem klinischen Bild einer Herzinsuffizienz bei biventrikulärer Dysfunktion. Therapieversuche haben sich als wenig erfolgreich erwiesen, die Prognose ist schlecht.

Die Auswirkungen einer Radiotherapie und/oder Chemotherapie im Kindesalter auf die Keimdrüsen sind bis heute nicht eindeutig zu bestimmen. Die Häufigkeit von **Infertilität** und **gonadaler Dysfunktion** ist abhängig von der Strahlendosis, von der Art und Dauer der Chemotherapie und vom Alter, in dem sie angewendet werden mußte (4). Eine präpubertale Behandlung mit Zytostatika ist seltener von dauerhaften Nebenwirkungen gefolgt als eine Therapie während oder nach der Pubertät. Die chemotherapieinduzierte Infertilität kann reversibel sein; eine Erholung der gonadalen Funktion ist noch 3 – 4 Jahre nach Ende der Behandlung möglich.

Die vielleicht schwerwiegendste Folge einer erfolgreichen Tumortherapie im Kindesalter kann das Entstehen eines **bösartigen Zweittumors** sein. Bestrahlung und Chemotherapie sind potentiell carzinogen (7, 12). Die Zeitspanne zwischen der ersten Tumorbehandlung und dem

Zweitmalignom kann wenige Jahre aber auch Jahrzehnte betragen. Deshalb sind im Jugendalter erste Zweitmalignome nach einer Tumorbehandlung im Kindesalter zu erwarten. Das Risiko, an einem bösartigen Zweittumor zu erkranken, wird zwischen 1 und 17 % angegeben (4, 16). Exakte Häufigkeitsangaben sind bis heute nicht möglich. Die Art des Zweittumors wie auch die Häufigkeit seines Auftretens sind abhängig von der Art und Intensität der Behandlung und von einer genetischen Disposition des Patienten. Die unterschiedlichen Einflüsse lassen sich schwerlich voneinander abgrenzen.

Kinder mit einem **bilateralen Retinoblastom** haben zum Beispiel sicher eine genetische Prädisposition zur Entwicklung eines zweiten Malignoms. Aus diesem Grund haben sie die höchste Zweittumorrate nach erfolgreicher Tumorbehandlung im Kindesalter. Der häufigste Zweittumor nach dem Retinoblastom ist das **Osteogene Sarkom**, das außerhalb des Strahlenfeldes entstehen kann. Offensichtlich radiogen induziert sind Weichteilsarkome, die im Strahlenfeld im Bereich des Kopfes auftreten. Über den Einfluß der Chemotherapie bei der Entstehung der Zweittumoren bei Retinoblastompatienten ist keine eindeutige Aussage möglich. Möglicherweise ist die Kombination von Radiotherapie und Chemotherapie mit einer höheren Inzidenz von Zweittumoren bei Langzeitüberlebenden korreliert. Nachgewiesen werden konnte dies für Patienten mit Morbus Hodgkin, die nach Kombinationsbehandlung ein hohes Risiko haben, an einer Akuten Leukämie zu erkranken (2).

Die Diskussion über die Entstehung von Zweittumoren darf nicht den Eindruck erwecken, daß die Patienten von einem bösartigen Tumor durch einer körperlich und seelisch belastenden Behandlung geheilt werden und anschließend an dem nächsten bösartigen Tumor leiden. Die Minderzahl der Kinder, die von einem bösartigen Tumor geheilt worden sind, wird an einem Zweittumor erkranken. Vor Auftreten dieses Zweittumors haben sie aufgrund der erfolgreichen Behandlung einer sonst tödlichen Krankheit viele Jahre ein normales Leben geführt.

4.5.7 Hämatologische Erkrankungen

Erkrankungen des hämatopoetischen Systems bei Jugendlichen sind oft chronische Krankheiten, die bereits viele Jahre bestehen, ohne daß hinsichtlich der Therapie in diesem Lebensabschnitt größere Veränderungen zu erwarten sind. Dennoch kommen Veränderungen des Krankheitsverlaufes oder Komplikationen im Jugendalter vor, sei es, daß spezielle therapeutische Eingriffe, wie z. B. die Splenektomie, durchgeführt werden, oder daß Komplikationen durch die Grundkrankheit oder die Behandlung auftreten.

Der **hereditären Sphärozytose** (Kugelzellanämie) liegt ein angeborener Membrandefekt der Erythrozyten zugrunde, der zu einer verkürzten Lebensdauer der Erythrozyten führt. Trotz eines einheitlichen pathophysiologischen Mechanismus können die Krankheitsverläufe sehr unterschiedlich sein. Liegt eine schwere Anämie vor oder treten aplastische Krisen auf, kann durch eine Splenektomie der Krankheitsverlauf entscheidend gebessert werden. Bei leichten Verlaufsformen der Sphärozytose sollte die Splenektomie aber wegen der immunologischen Defektsituation nach Splenektomie erst im Jugendalter durchgeführt werden.

Die Splenektomie kann sehr erfolgreich bei Mädchen mit **chronischer Thrombozytopenie** eingesetzt werden. Sie können trotz akzeptabler Thrombozytenzahlen zwischen 40 000 und 60 000 mm^3 nach der Menarche durch deutlich verstärkte Periodenblutungen eine chronische Anämie entwickeln. Nach der Splenektomie steigen die Thrombozyten oft ausreichend an, um den Blutverlust durch die Regelblutungen in akzeptablen Grenzen zu halten.

Eine **Sichelzellanämie** tritt bei Kindern auf, die homozygot für das HbS-Gen sind. Die Erythrozyten der Patienten sind fragil und verformen sich wenig. Es resultiert eine chronische hämolytische Anämie mit typischen Symptomen wie Müdigkeit, Leistungsverlust, Ikterus und Blässe. Zusätzlich kommt es durch die Erythrozytenform zur Aggregation und Gefäßverschluß in kleinen Kapillaren mit Infarzierung des gefäßabhängigen Gewebes. Die chronischen vasoocclusiven Ereignisse hinterlassen in vielen Organen und Geweben Langzeitfolgen, die sich vor allem im Jugendalter bemerkbar machen. Die Patienten sind zu klein und haben ein reduziertes Körpergewicht. Die Pubertätsentwicklung verläuft häufig verzögert. Durch Thrombosierung kleinster Nierengefäße und Papillennekrose kann es zu Funktionsverlusten der Niere und in Einzelfällen zur chronischen terminalen Niereninsuffizienz kommen. Herzinsuffizienz, abnorme Lungenfunktion, Retinaveränderungen und Hautulzerationen können vorkommen. Eine gute Behandlung und Betreuung der Kinder mit Sichelzellanämie kann helfen, Komplikationen im Jugendalter oder im Erwachsenenalter zu reduzieren bzw. sie so lange wie möglich zu verhindern (23).

Auch Kinder mit **Thalassämia major** zeigen im Jugendalter oft die Folgen der chronischen Anämie. Zusätzlich ist durch die unzähligen Transfusionen eine Eisenintoxikation entstanden. Die Eisenüberladung führt zu endokrinen Ausfällen, Wachstumsretardierung, Diabetes mellitus oder Herzinsuffizienz (25). Die Lebenserwartung von Patienten mit Thalassämia major lag in den 70er Jahren nur bei 15 – 20 Jahre. **Hypertransfusionsprogramme** und eine **konsequente Eiseneliminination** durch Chelatbildner wie Desferrioxamin haben die Lebensqualität und Lebenserwartung der Patienten deutlich verlängert.

Literatur zu Kap. 4, Abschn. 4.5

1 *Albertsson-Wikland, K., B. Lannering, I. Marky* et al.: A Longitudinal Study on Growth and Spontaneous Growth Hormone (SH) Secretion in Children with Irradiated Brain Tumors. Acta Paediatr. Scand. 76 (1987) 966
2 *Arseneau, J. C., G. P. Canellos, R. J. Johnson* et al.: Risk of new cancers in patients with Hodgkin's disease. Cancer 40 (1977) 1912
3 *Benett, J. M., D. Catovsky, M. T. Daniel* et al.: Proposed revised criteria for the classification of acute myeloid leukemia. A report of the French-American-British cooperative group. Ann. Intern. Med. 103 (1985) 460
4 *Brämswig, J. H., R. Korinthenberg, P. Gutjahr:* Late Effects of Antineoplastic Chemo- and Radiotherapy on the Gonad's, the Nervous System and the Occurrence of Second Malignancies. Monogr. Paediat. 18 (1986) 84
5 *Creutzig, U., J. Ritter, H. Riehm* et al.: The childhood AML studies BFM-78 and -83: Treatment results and risk factor analysis. In: *Büchner, T. H., G. Schellong, W. Hiddemann* et al. (eds.), Acute Leukemias. Springer, Berlin, Heidelberg, New York 1987
6 *Gustafsson, G., A. Kreuger:* Sex and other prognostic factors in acute lymphoblastic leucemia in childhood. Am. J. Pediatr. Hemat./Oncol. 5 (3) (1983) 243
7 *Harris, C. C.:* The carcinogeneity of anticancer drugs: A hazard in man. Cancer 37 (1976) 1014
8 *Henze, G.:* Die akute lymphoblastische Leukämie. In: *Kornhuber, B.* (ed.), Onkologie. Springer, Berlin, Heidelberg, New York 1984
9 *Henze, G., R. Fengler, S. Buchmann:* Die Ergebnisse einer Studie zur Behandlung von Kindern mit ALL-Rezidiven. Onkologie 9 (1986) 92
10 *Hoff, von D. D., M. Rozencwieg, M. Layard* et al.: Daunomycin-induced cardiotoxicity in children and adults. Am. J. Med. 62 (1977) 200
11 *Horowitz, M., C. Pratt, B. Webber* et al.: Childhood malignant soft tissue sarcomas (STS) other than rhabdomyosarcoma: Results of therapy. Proc. Am. Soc. Clin. Oncol. 3 (1984) 84
12 *Hutchinson, G. B.:* Late neoplastic changes following medical irradiation. Cancer 37 (1976) 1102
13 *Jannoun, L., J. M. Chessels:* Long-term psychological effects of childhood leukemia and its treatment. Pediat. Hematol. Oncol. 4 (1987) 293
14 *Jürgens, H., V. Göbel, J. Michaelis* et al.: Die kooperative Ewing-Sarkom Studie CESS 81 der GPO-Analyse nach 4 Jahren. Klin. Pädiat. 197 (1985) 225
15 *Kellerman, J., L. Zeltzer, L. Ellenberg* et al.: Psychologic effects of illness in adolescents. I. Serious illness and psychologic functioning. J. Pediatr. 97 (1980) 126
16 *Li, F. P., R. Sassady, N. Jaffe:* Risk of second tumors in survivors of childhood cancer. Cancer 35 (1975) 1230
17 *Lukes, R. J., J. J. Butler:* The pathology and nomenclature of Hodgkin's disease. Cancer Res. 26 (1966) 1063
18 *Michaelis, J., P. Kaatsch:* Cooperative Documentation of Childhood Malignancies in the FRG-System Design and Five-year Results. Monogr. Paediatr. 18 (1986) 56
19 *Miller, D. R., S. Leikin, V. Albo* et al.:Prognostic factors and therapy in acute lymphoblastic leukemia of childhood: CCG-141. A report from Childrens Cancer Study Group. Cancer 51 (1983) 1041
20 *Müller-Weihrich, St., G. Henze, E. W. Schwarze* et al.: Childhood Non-Hodgkin's Lymphoma: Strategies for Diagnosis and Therapy. Monogr. Paediatr. 18 (1986) 167
21 *Ritter, J., G. Schellong, M. Wannenmacher:* Treatment of Hodgkin's Disease in Children. Monogr. Paediat. 18 (1986) 187
22 *Schrappe, M., J. Beck, W. E. Brandeis* et al.: Die Behandlung der akuten lymphoblastischen Leukämie im Kindes- und Jugendalter: Ergebnisse der multizentrischen Therapiestudie ALL-BFM 81. Klin Pädiat. 199 (1987) 133
23 *Scott, R. B.:* Advances in the Treatment of Sickle Cell Disease in Children. AJDC 139 (1985) 1219
24 *Silverberg, E.:* Cancer in young adults (ages 15 – 34). Ca-A. Cancer Journal for Clinicians 32 (1982) 32
25 *Sklar, C. A., Lew, L. Q., D. J. Yoon* et al.: Adrenal Function in Thalassemia Major Following Long-term Treatment with Multiple Transfusions and Chelation Therapy. AJDC 141 (1987) 327
26 *Speck, B., M. Bortin, R. Champlin* et al.: Allogeneic bone marrow transplantation for chronic myelogenous leukemia. Lancet 1 (1984) 665
27 *Strauch, St., G. Schellong, M. Bolkenius:* Selektive Splenektomie bei 109 Kindern mit Morbus Hodgkin der kooperativen Therapiestudie Hd 82. Kongreßbe-

richte der Deutschen Gesellschaft für Kinderchirurgie 1983. Hippokrates, Stuttgart 1984
28 *Treuner, J., P. Kaatsch, V. Anger* et al.: Ergebnisse der Behandlung von Rhabdomyosarkomen bei Kindern. Ein Bericht der Cooperativen Weichteilsarkomstudie (CWS-81) der Gesellschaft für Pädiatrische Onkologie. Klin. Pädiat. 198 (1986) 208
29 *Winkler, K., G. Beron, R. Kotz* et al.: Neoadjuwant chemotherapy for osteogenic sarcoma: Results of a cooperative German/Austrian study. J. Clin. Oncol. 2 (1984) 617
30 *Winkler, K., H. Jürgens:* Experience of the German-Austrian Cooperative Osteosarcoma Study Group. Monographs in Paediartics 18 (1986) 264
31 *Zeltzer, L., J. Kellerman, L. Ellenberg* et ai.: Psychologic effects of illness in adolescence. II. Impact of illness in adolescents-crucial issues and coping styles. J. Pediatr. 97 (1980) 132

4.6 Chronische rheumatische Erkrankungen

L. Schuchmann, U. Neudorf

4.6.1 Juvenile chronische Arthritis

Die juvenile chronische Arthritis (JCA 44) wurde 1977 von der EULAR in Oslo definiert worden als eine chronische, länger als 3 Monate anhaltende Synovitis, die sich durch Schmerzen, Schwellung, Überwärmung und Exsudation an einem oder mehreren Gelenken äußert. Der Erkrankungsbeginn wurde auf den Zeitraum vor dem 16. Lebensjahr festgelegt; differentialdiagnostisch müssen andere Ursachen einer Arthritis ausgeschlossen werden.

Das Besondere rheumatischer Erkrankungen bei Kindern ist es, daß sie auf ein wachsendes Skelettsystem treffen, das durch die Krankheit selbst oder zusätzlich durch Medikamenten-Nebenwirkungen geschädigt wird. Der Beginn der Erkrankung liegt im Kindesalter; Auswirkungen aber wie etwa die Wachstumsstörungen sind bis ins Erwachsenenalter hinein zu verfolgen.

Hauptprobleme sind die Persistenz der Gelenkserkrankung und ihre Folgeschäden, die rheumatische Iridocyklitis, die Myopericarditis und die sekundäre Amyloidose.

Epikrise – Perspektiven

Die juvenile chronische Arthritis ist eine vergleichsweise seltene Erkrankung; sie nimmt häufig einen günstigen Verlauf. Trotzdem ergeben sich zeitweilige Funktionseinschränkungen, aber auch bleibende Schäden und Behinderungen.

Vorübergehende Schwierigkeiten ergeben sich aus der akuten Erkrankung der Gelenke. Eine enge Zusammenarbeit von Ärzten, Eltern, Krankengymnastinnen, Ergotherapeuten und Lehrern ist in dieser Situation notwendig. An die Befreiung vom Schulsport muß bei älteren Kindern ebenso gedacht werden wie an die Finanzierung von Fahrten zur Schule. Vermieden werden sollte schweres Tragen (Schultasche).

Langanhaltende Probleme resultieren aus der bleibenden Behinderung, vor allem im Bereich der Gelenke sowie am Auge (Iridocyklitis).

Für diese Gruppe von progredienten Krankheitsverläufen sollten alle verfügbaren schulischen Möglichkeiten und geeigneten Ausbildungsplätze genutzt werden. Staatliche Unterstützung z. B. durch schulische Förderung, durch Sozialarbeit aber auch freiwillige Hilfen, etwa durch die Rheuma-Liga (wo bereits Arbeitskreise Eltern rheumakranker Kinder bestehen) sind zur Bewältigung der Probleme erforderlich. Wichtig ist dabei, daß der Übergang vom Kindes- und Jugendalter zum Erwachsenenalter in der Betreuung nahtlos funktioniert. Dazu ist ein enger Kontakt mit den internistischen Disziplinen nötig.

Zwei Beispiele aus der eigenen ambulanten Betreuung sollen dieses verdeutlichen:

1. Ein Mädchen hat mit 4 Jahren den ersten Schub einer frühkindlichen Oligoarthritis. Die medikamentöse und krankengymnastische Therapie sowie dann letztendlich die Synovektomie im Bereich des rechten Knies löst offensichtlich das Problem an den Gelenken. Eine therapiefraktäre Iridozyklitis mit Sekundärglaukom führt dabei im Alter von 17 Jahren nahezu zur Erblindung. Jetzt ist die weitere Betreuung über die Augenärzte und die Integration in die vorhandenen Blindeneinrichtungen und damit in das spezielle Berufsleben der Erblindeten erforderlich.

2. Ein Junge hat mit 6 Jahren den ersten Schub eines Morbus Still mit schwerer kardialer Beteiligung. Mit 19 Jahren tritt ein erneuter Schub auf, der in Kooperation mit Internisten und Pädiatern bewältigt wird. Hierbei ist es jedoch durch die progrediente Gelenkerkrankung und teilweise durch Therapie-Nebenwirkungen zu einer schweren Coxarthrose beidseits gekommen. Auch jetzt müssen alle Mittel der Rehabilitation ausgeschöpft werden, um bei diesem jungen Mann einen geregelten Studienablauf an einer Universität zu gewährleisten.

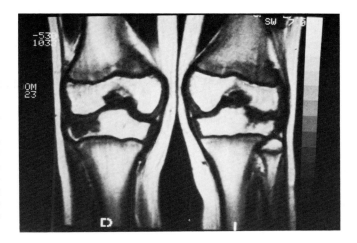

Abb. 4.1 Chronische Gelenkdestruktion. Im MRI-Bild Nekrosen im Bereich der Tibiaepiphyse bds. Verdickter Kapsel- und Bandapparat und Pannusgewebe vor allem links (Aufnahme Dr. R. Fürmaier, Freiburg). Patient: 16 Jahre, Erkrankungsbeginn 1977 als M. Still. Jetzt: Seronegative Polyarthritis mit Kontraktur des linken Kniegelenkes

Eine detaillierte Dokumentation und prospektive Beobachtung des klinischen Verlaufes sind bei JCA-Patienten notwendig, um Aufschlüsse über den natürlichen Verlauf zu erhalten, aber auch um eine kritische Wertung bestehender Therapiekonzepte zu ermöglichen.

Die Arbeitsgemeinschaft für Pädiatrische Rheumatologie hat sich als Ziel die Vereinheitlichung der Dokumentation und Therapie gesetzt. Beteiligt sind die meisten pädiatrischen Rheuma-Ambulanzen und auch die bekannten Rheuma-Kliniken in Garmisch-Partenkirchen und Bad Bramstedt. Auch die internistischen Rheumatologen sind in diese Gruppe immer wieder als Diskussionspartner mit einbezogen worden. Es ist zu erwarten, daß diese Art von Zusammenarbeit die Behandlung von Kindern und Jugendlichen mit chronischer Arthritis verbessern wird.

Epidemiologische Studien gehen von einer Prävalenz der JCA von 1 auf 1 000 aus (16, 43). Die Inzidenz wird mit etwa 9 Kindern auf 10^5 angegeben (45). Auf die Bundesrepublik mit rund 11 Millionen Kindern bezogen, ergibt sich hieraus eine Prävalenz von 11 000 bis 12 000 Kindern und eine jährliche Inzidenz von 1 000 Erkrankungsfällen.

Die JCA ist **kein einheitliches Krankheitsbild**. Aufgrund von klinischen Kriterien, wie Zahl der betroffenen Gelenke und Alter der Patienten, sowie mit Hilfe immunologischer Parameter können verschiedene Subgruppen differenziert

Tabelle 4.11 Subgruppen der juvenilen chronischen Arthritis. Erkrankungsalter, Geschlechtsverteilung, Zahl der betroffenen Gelenke bei Erkrankungsbeginn, HLA-Muster und andere immunologische Parameter

	Gesamt	♂	♀	Alter bei Erkr. beg. Durchschn.	Zahl d. betr. Gelenke b. Erkr. beg. Durchschn.	ANA pos.	RF pos.	HLA B27 pos.	DR 5 pos.
JCA-Subgruppen insgesamt	106	53	53	8,2	5,1	41	6	44	32
System. JCA	9	2	7	7,5	5,9	2	–	–	2
Polyartik. JCA RF neg.	31	15	16	8,9	9,2	8	–	11	9
Polyartik. JCA RF pos.	6	2	4	11,9	8,7	–	6	2	3
Oligoarthritis frühkindl. Form	24	4	20	2,7	2,1	22	–	4	10
Oligoarthritis Sacroiliitis-Gruppe (Spondarthritis)	36	30	6	11,0	2,7	9	–	27	8
Antigen-Frequenz Kontrollgruppe								8,5 %	13,4 %

Die DR5-Typisierung bezieht sich auf 100 Patienten, im übrigen auf 106

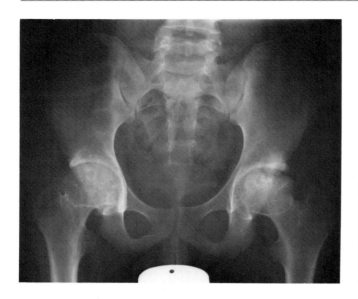

Abb. 4.2 Chronische Gelenkdestruktion. Nativ-Röntgenbild mit deutlichen Destruktionszeichen der Hüfte, zystische Aufhellungen, rechts Hinweise für eine Stauchungsfraktur. Patient: 19 Jahre alt, schwere systemische JCA mit 7 Jahren. Bei Carditis Langzeittherapie mit Steroiden. Jetzt: Coxarthrose bds.

werden, wobei eine „Beginn-" und eine „Verlaufsform" unterschieden wird.

Oligoarthritis bedeutet, daß 1 – 4 Gelenke betroffen sind, bei einer Polyarthritis sind mehr als 4 Gelenke mit arthritischen Symptomen behaftet.

4.6.1.1 Subgruppen der juvenilen chronischen Arthritis

● Systemische juvenile chronische Arthritis (SJCA), Still-Syndrom (25)

Die systemische Subgruppe der juvenilen chronischen Arthritis ist gekennzeichnet und definiert durch hohes (39 °C bis über 40 °C) re- oder intermittierendes Fieber, ein polymorphes Exanthem und in der Regel durch eine Polyarthritis. Häufige zusätzliche extraartikuläre Symptome sind Splenomegalie, Lymphknotenschwellung und Symptome einer Serositis wie z. B. Pericarditis.

Vasculitis, interstitielle Pneumonie und Glomerulonephritiden können mitauftreten: eine sekundäre Amyloidose ist eine gefürchtete Komplikation. Charakteristisch für die SJCA ist die hohe entzündliche Aktivität. Bei längerer Krankheitsdauer findet man eine hypochrome Anämie. Weiterhin kann es zu einer erheblichen Leukozytose mit Werten bis 50 000/mm^3 kommen.

Das durchschnittliche Alter zu Beginn der Erkrankung wird mit 7,5 Jahren angegeben. Bei etwa 60 % beobachtet man bereits initial eine Arthritis, jedoch tritt diese teilweise erst 1 – 9 Jahre später auf. Rezidive der Arthritis werden oft Jahre später beobachtet, so daß fast ⅕ aller Patienten in einem größeren Krankengut nach einer 15jährigen Beobachtungszeit noch eine floride Synovitis aufwiesen. Bei etwa 7,5 % der Kinder entsteht eine sekundäre Amyloidose, durchschnittlich 5,9 Jahre nach Krankheitsbeginn.

Es zeigt sich somit, daß ein Großteil der Patienten mit SJCA von **chronischen Folgeschäden** bzw. weiter floridem Prozeß oder der Amyloidose als Komplikation bedroht ist.

● Sero-negative Polyarthritis

Die zahlenmäßig größte Subgruppe (Beginnform) ist neben den Oligoarthritis-Gruppen die

Tabelle 4.12 Extraartikuläre Symptome der SJCA (1975) n. *Kölle*

Splenomegalie	133 = 82,1 %
Lymphknotenschwellung	122 = 75,3 %
Hepatomegalie	128 = 79,0 %
(Myo)pericarditis	98 = 60,5 %*
Serositis (außer Myopericarditis)	34 = 21,0 %
Glomerulonephritis u. a. Nephropathien	22 = 13,6 %
Subkutane Noduli	41 = 25,3 %

n = 162
* Diagnostik über Rö.-Thorax und EKG, keine Sonographie

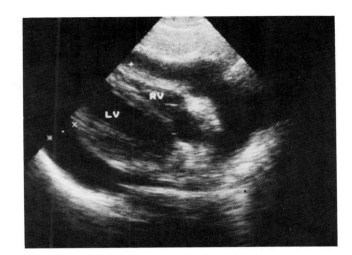

Abb. 4.3 Pericarderguß bei schwerem Stillrezidiv. 2 D-Echocardiographie um das Herz herum (Kreuze), seröser Erguß. Patient: 20 Jahre, Beginn des M. Still mit 7 Jahren. Remission, 8 Jahre ohne Therapie. Schweres Rezidiv mit septischem Fieber, Leukozytose etc. Im EKG schwere ST-Veränderungen

sero-negative (IgM-Rheumafaktor negative) Polyarthritis. Der adulten sero-negativen Polyarthritis sehr ähnlich beginnt sie in der Regel afebril, schleichend und zeigt nur selten extraartikuläre Symptome. Betroffen sind zunächst große Gelenke, besonders Knie-, Hüft- und obere Sprunggelenke. Arthralgien mit Schonung von Gelenk und Extremität gehen einer ausgeprägten Synovitis-Symptomatik oft einige Zeit voran. Das durchschnittliche Alter bei Beginn der Erkrankung liegt bei 9 Jahren.

Die Krankheit breitet sich auf eine zunehmend größer werdende Zahl von Gelenken aus, wobei es zu rasch progredienten Verläufen mit Gelenksdestruktionen kommen kann.

- Sero-positive Polyarthritis

Die kleinste Subgruppe ist die sero-positive (IgM-Rheumafaktor positive) Polyarthritis. Rasch progrediente Verläufe findet man bei 2 – 11 % der Patienten, also häufiger als bei der sero-negativen Polyarthritis. DR 4 ist eine für die sero-positive Arthritis charakteristische HLA-Assoziation.

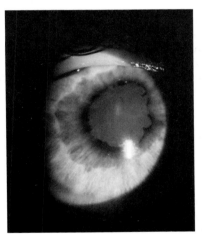

Abb. 4.4 Schwere chronische Iridozyclitis. Auf dem Bild sieht man die unregelmäßige Iris, die Patientin ist aphak. Patientin: 12 Jahre altes Mädchen. Mit 5 J. ANA-positive Oligoarthritis. Synovektomie rechtes Knie. Seitens der Gelenke dann beschwerdefrei. Chronische – medikamentös nicht beherrschbare beidseitige Iridozyclitis, Sekundärglaukom

Tabelle 4.13 Prospektive Beobachtungsstudie: Stark progrediente Verläufe (Steinbrocker-Stadien III u. IV) bei den verschiedenen Subgruppen

Beobachtungs-dauer (Jahre)	SJCA n = 9	RF neg. Polyarthr. n = 31	RF pos. Polyarthr. n = 6	Frühkindl. Oligoarthritis n = 24	Oligoarthritis-Sacroiliitis n = 36
0	0	0	0	0	0
1	0	1	2	0	0
2	0	4	2	0	0
	0/9	4/31	2/6	0/24	0/36

● **Frühkindliche Oligoarthritis**

Von der frühkindlichen Oligoarthritis sind überwiegend Mädchen im Vorschulalter mit typischem Gelenkbefall betroffen: Kniegelenke, obere Sprunggelenke, seltener Ellenbogengelenke.

Das Hauptproblem besteht darin, daß etwa 25 % der betroffenen Kinder zusätzlich an einer rheumatischen Iridozyclitis erkranken. Auffällig häufig ist dabei der Nachweis antinukleärer Antikörper (90 % der Patienten). ANA und auch ein selektiver IgA-Mangel sind als Risikofaktoren für eine Iridozyclitis zu werten. Assoziiert ist die frühkindliche Oligoarthritis mit den HL-Antigenen DR5 und DR8.

● **Oligoarthritis/Sacroiliitis-Gruppe/ Spondarthritis (spätkindliche Oligoarthritis)**

Die gewählte Bezeichnung dieser Subgruppe weist auf die Schwierigkeit bei der Zuordnung und Nomenklatur hin. Von der spätkindlichen Oligoarthritis sind überwiegend Jungen im Schulalter betroffen. Das Durchschnittsalter zu Beginn der Erkrankung liegt bei 11 Jahren. Die Erkrankung befällt asymmetrisch die großen Gelenke der unteren Extremitäten, seltener sind die oberen Extremitäten betroffen.

Im weiteren Verlauf treten zusätzlich vermehrt Erkrankungen der Finger- und Zehengelenke auf. Bei etwa 10 % der Patienten kommt es zu einer röntgenologisch nachweisbaren Sacroiliitis. Von diesen Patienten wiederum geht eine bisher nicht exakt ermittelte Zahl ab dem 3. Lebensjahrzehnt in eine Spondylitis über.

Weitere auffällige Befunde dieser Subgruppe sind die Achillessehnenenthesiopathie (19 %) (19, 22) sowie die akute Iridozyclitis (14 %).

Eine Assoziation zu HLA B 27 fand sich bei 77 % der gesamten spätkindlichen Oligoarthritisgruppe und bei 94 % der Kinder mit Sacroiliitis.

Von den neu erkrankte JCA-Patienten gehören 80 % einer der beiden Oligoarthritis-Subgruppen an.

4.6.1.2 Besonderheiten rheumatischer Erkrankungen und ihre Auswirkungen im Jugendalter

Die juvenile chronische Arthritis und die Polyarthritis des Erwachsenenalters unterscheiden sich grundlegend in mehreren Gesichtspunkten und zahlreichen Einzelheiten. Die Erkrankung des Kindes trifft auf einen wachsenden Organismus; das betrifft das Längenwachstum, aber auch den Entwicklungsstand des Immunsystems. Eine Schädigung des sich entwickelnden Organismus kann weitreichende Folgen für das Jugend- und auch Erwachsenenalter haben. Von Problembereichen müssen besonders berücksichtigt werden:

1. Wachstumsstörungen
2. Chronisch destruktive Gelenksveränderungen
3. Komplikationen der SJCA: Myopericarditis, sekundäre Amyloidose
4. Chronische Iridozyclitis

● **Wachstumsstörungen**

Der Beginn der juvenilen chronischen Arthritis liegt je nach Subgruppe im Schnitt zwischen 2,7 und 11 Jahren, für alle JCA-Gruppen bei durchschnittlich 8,2 Jahren. Die Erkrankung trifft auf Heranwachsende und zeigt dabei unterschiedliche Auswirkungen.

Als erstes kann es durch eine anhaltende humorale Krankheitsaktivität, wie es für SJCA typisch ist, zu einem **ausgeprägten Minderwuchs** kommen. Die Arbeitsgruppen um *Ansell* (6) und *Singsen* (8) fanden dabei, daß die Retardierung des linearen Wachstums im wesentlichen von der Dauer der Krankheitsaktivität abhängt.

Als **zusätzlicher Faktor**, der ein adäquates Längenwachstum behinderte, kam in der Vergangenheit die Therapie mit **Cortikosteroiden** hinzu. Dabei fanden sich vor allem bei der systemischen JCA nahezu groteske Wachstumsretardierungen, so daß ausgewachsene Patienten Körpergrößen von lediglich 1,20–1,30 m erreichten. Dies zeigte sich um so häufiger, je früher der Krankheitsbeginn lag. Cortikosteroide sollten deswegen lediglich bei ausgewählten Indikationen angewandt werden.

Ein weiteres Problem der Wachstumsstörung ist dadurch gegeben, daß eine unkontrollierte, nicht adäquat behandelte, lokale Entzündung zu einem beschleunigten Längenwachstum der betroffenen Extremität führt. Wenn z. B. ein Kniegelenk befallen ist, können daraus ein Beckenschiefstand und eine sekundäre Skoliose resultieren. Weiterhin kann es bei einer Beteiligung der Kiefergelenke zu einer Mikrognathie sowie zu einer mandibulären Hypoplasie kommen.

● **Chronisch destruktive Gelenkbeteiligung**

Hinsichtlich der Gelenkbeteiligung ist die Prognose der JCA überwiegend als gut zu bezeichnen. Bei 70–90 % der Erkrankten verläuft die Erkrankung ohne schwerwiegende Behinderung. Mindestens 20 % der Kinder (4) jedoch erreichen das Erwachsenenalter mit mehr oder weniger schweren funktionellen Einschränkungen.

Zur **Beurteilung der Gelenksituation** hat sich eine Einteilung in 4 funktionelle Klassen aufgrund der klinischen Gegebenheiten und die radiologische Einteilung, ebenfalls 4 Stadien nach *Steinbrocker* durchgesetzt. Die Prognose der Gelenkbeteiligung ist dabei nicht unerheblich abhängig von der Subgruppe, der das Krankheitsbild zuzuordnen war. Hinzu kommt noch die Abhängigkeit von der Dauer der Erkrankung. Im Rahmen einer funktionellen Einteilung ordnete *Cassidy* (9) 33 von 39 Patienten ein Jahr nach Erkrankungsbeginn den Gruppen 1 und 2 zu, nach 5 Jahren jedoch 22 von 33 Patienten den Gruppen 3 und 4.

Klinische Kriterien, die eine **ungünstigere Prognose** vermuten lassen, sind: systemischer oder polyarthritischer Verlauf, frühe radiologisch faßbare artikuläre Erosion, lange andauernde hohe Entzündungsaktivität, positiver Rheuma-Faktor oder Rheumaknoten. *Cassidy* findet 54 von 60 Patienten mit Oligoarthritis in der funktionellen Klasse 1–2, bei einer systemischen Erkrankung jedoch 50 % in Gruppe 3 oder 4.

Die destruktiven Gelenkveränderungen sind bei betroffenen Patienten (mindestens 10 % der Erkrankten an JCA) von großer Bedeutung, da sie eigentlich eine längerfristige Behinderung oder mindestens Einschränkung der körperlichen Aktivität bedeuten. Im Falle der Zugehörigkeit zur funktionellen Gruppe 4 mit Ankylose besteht sogar eine bleibende Behinderung der Betroffenen.

● **Systemische Komplikationen**

Eine in vieler Hinsicht besondere Erkrankung stellt die systemische Verlaufsform der JCA dar. Bei dieser in der Regel akut verlaufenden, hochfieberhaften Entzündung kann es zu mehreren Komplikationen kommen. Besonders gefürchtet ist die **Perimyokarditis**, die einen wichtigen Faktor für die Letalität der rheumatischen Erkrankung darstellt.

Eine weiterhin gefürchtete Komplikation, vor allem der systemischen Subgruppe, ist die **sekundäre Amyloidose**. Sie entsteht durch die Ablagerung des Beta-gefalteten Amyloids A in den parenchymatösen Organen, in Niere, Leber, Darm und Milz und der Submucosa des Intestinums. Das Amyloid leitet sich von dem Frühphasenprotein SAA her, das bei zahlreichen entzündlichen Erkrankungen in hoher Konzentration im Serum nachweisbar ist. Die Häufigkeit der Amyloidose bei JCA wird mit 2,9 % (7,5 % bei SJCA, 0,96 % bei den **nicht**-systemischen Subgruppen der JCA) der Fälle angegeben und weist eine hohe Mortalität auf. Als **Haupttodesursache** sind dabei die **chronisch-terminale Niereninsuffizienz** sowie die Herzbeteiligung anzusehen. Die Amyloidose bereitet insofern Probleme, da es in der Regel erst zu einer sehr späten Diagnosestellung kommt, wenn bereits eine Proteinurie bzw. Niereninsuffizienz eingetreten ist. Es fehlte bisher eine Methode der Früherkennung wie die Immuno-Szintigraphie. Weiterhin steht eine Therapie der sekundären Amyloidose nicht zur Verfügung. Eine nennenswerte Verminderung des Amyloids ist nur bei langanhaltender Kontrolle aller entzündlichen Prozesse denkbar. Die Gefährdung der Patienten, vor allem der SJCA-Gruppe, besteht in der nicht kontrollierbaren Aktivität.

● **Die rheumatische Iridozyclitis**

Die Bedeutung der Iridozyclitis liegt in dem häufig schweren Verlauf mit irreversiblen Augenschäden und erheblicher Visusverminderung. Von der chronischen Iridozyclitis betroffen sind vor allem die Patienten in der Subgruppe der **frühkindlichen Oligoarthritis**. Es sind vor allem Mädchen im Vorschulalter. Von den Kindern in dieser Subgruppe erkrankten bis zu 25 % an einer rheumatischen Iridozyclitis, 36 % davon zeigen einen schweren Verlauf (31). Man kann davon ausgehen, daß wahrscheinlich etwa 10 Kinder jährlich in der Bundesrepublik an dieser schwerwiegenden Komplikation erblinden.

Bei 61 von 72 länger beobachteten Kindern mit Iridozyclitis kam es zu chronisch rezidivierenden Zuständen und einem schleichenden Krankheitsbeginn, ohne daß subjektive Augensymptome auftraten. Nur 11 Kinder in der beobachteten Gruppe wiesen eine akute Iridozyclitis-Symptomatik mit starken Schmerzen sowie Rötung des Auges auf. Diese Kinder gehörten der Oligoarthritis/Sacroilitis-Subgruppe an (36). Daraus folgt die Forderung nach regelmäßigen augenärztlichen Kontrolluntersuchungen. Zu beachten ist dabei, daß das Alter des Auftretens der Iridozyclitis von dem Alter des Beginns der Arthritis weit differieren kann.

4.6.1.3 Differentialdiagnose

Die Diagnose JCA kann ohne Schwierigkeiten gestellt werden, wenn die entzündlichen Gelenksymptome oder auch extraartikuläre Manifestationen anhaltend ausgeprägt sind.

Die diagnostischen Schwierigkeiten resultieren in der Anfangsphase aus dem breiten, differentialdiagnostischen Spektrum, wobei insbesondere nicht rheumatische Arthropathien frühzeitig erkannt und differenziert werden müssen. In der Rheuma-Kinderklinik Garmisch-Partenkirchen wurden von den aufgenommenen Patienten bei etwa 13 % andere Diagnosen als die zunächst vermutete JCA gestellt (37).

Zusätzlich sind heute wichtige Differentialdiagnosen noch hinzugekommen, wie z. B. das familiäre Mittelmeerfieber, das Kawasaki-Syndrom und die Lyme-Arthritis (Tabelle. 4.14.).

Gelenks-Erkrankungen, die wegen ihres bedrohlichen Charakters und/oder wirksamer (kausaler) Therapiemöglichkeit früh erkannt werden müssen, sind infektiöse Arthritiden wie septische Arthritis/Arthritis tuberculosa, Pilzinfektionen sowie neoplastische Erkrankungen (ALL, Neuroblastom).

4.6.1.4 Klinische Untersuchung und Labormethoden der JCA

Eine sorgfältige, klinische Untersuchung ist bei Kindern, die an einer Gelenkserkrankung leiden, nicht nur für die Diagnosestellung wichtig. Sie stellt auch, neben den bildgebenden Verfahren, die einzige Möglichkeit dar, um den Verlauf und die Prognose der Gelenkserkrankung zu beurteilen.

Hilfreiche Kriterien sind dabei:
1. Zahl der betroffenen Gelenke
2. Intensität der Gelenkschmerzen, Dauer der Morgensteifigkeit
3. Art und Intensität lokaler Entzündungszeichen
4. Gelenkfunktion (Neutral-Null-Methode)
5. Morphologische Gelenkbeurteilung einschließlich bildgebender Verfahren (Röntgen, Sonographie, **MRI**)

Die Diagnose JCA kann nicht durch Laboruntersuchungen gesichert werden. Serologische, immunologische und klinisch/chemische Befunde tragen in erster Linie dazu bei Differentialdiagnosen abzugrenzen.

Andere Befunde sind geeignet, auf ein besonderes Risiko hinzuweisen, wie die antinukleären Antikörper auf die rheumatische Iridozyclitis. Weiterhin von Bedeutung sind die Rheumafaktoren und die HL-Antigene. Die Bestimmung von Medikamentenspiegeln kann bei der Einstellung auf nicht-steroidale Antirheumatika (s. Tabelle 4.14) von Bedeutung sein. Weitere Untersuchungen sind wichtig, um Nebenwirkungen rechtzeitig zu erkennen.

Tabelle 4.14 Differentialdiagnosen (Exklusionen) geordnet nach Häufigkeit, Krankengut der Rheuma-Kinderklinik in Garmisch-Partenkirchen (1952 bis 1980)

Reaktive Arthritis nach Streptokokken-Infektionen	75
Ungeklärt gebliebene Diagnosen (subakute Arthritis u. ä.)	64
Kollagenosen	62
Reaktive Arthritiden nach enteraler bakterieller Infektion	28
Psoriasis – Arthritis	12
Neoplastische Erkrankungen (ALL, CML, Neuroblastom, Reticulum-Zellsarkom, M. Hodgkin, Chondrosarkom)	11
Septische Arthritis/Osteomyelitis	9
EBV-Infektion und Arthritis	9
Immunvasculitis	8
Fibrositis-Syndrom	5
Palindromer Rheumatismus	4
Aseptische Nekrosen (M. Perthes, M. Schlatter)	4
M. Crohn und Arthritis	4
Hyperuricämie	3
Intraartikuläre Hämangiome	3
Jaccoud-Syndrom	3
Osteochondritis/Osteochondrosis	2
Hoffa-Syndrom	2
Allergische Arthritis	2
Arthritis tuberculosa	2
Behcet-Syndrom	2
Agammaglobulinämie (verschiedene Typen) und Arthritis	2
Intraarticuläre Fremdkörper (Dorn, Holzstückchen)	2
Panniculitis nodulans und Arthritis	1
Sichelzellanämie und Arthropathie	1
Arthrogryposis multiplex	1
M. Scheuermann und Arthropathie	1
Hypermobilitäts-Syndrom	1
Septische Granulomatose	1
Hydarthrose	1

Gesamtzahl der Patienten n = 325
Reiter-Syndrom eingeordnet unter Post-Enteritis-Arthritis

4.6.1.5 Therapeutische Aspekte bei der JCA

Hauptziele der JCA-Therapie sind:
1. Kontrolle der humoralen und lokalen Entzündungsreaktionen
2. Erhaltung bzw. Wiederherstellung der normalen Gelenksfunktion
3. Korrektur eines abweichenden Gangbildes
4. Kräftigung der Muskulatur
5. Verhinderung bzw. Korrektur von Fehlstellungen
6. Besondere Behandlungsmaßnahmen und Aufmerksamkeit erfordern die bereits angesprochenen Probleme: progrediente Verläufe der Arthritis und rheumatische Iridozyclitis, Komplikationen der SJCA

Leichte und mittelschwere Formen der JCA können ambulant und wohnortnah behandelt werden, schwerere Krankheitsverläufe sollten stationär in einer Rheuma-Kinderklinik therapiert werden.

- Medikamentöse Therapie (35)

– **Nicht steriodale Antirheumatika** (NSAI-D, vergl. Tabelle 4.14)
Als nicht-steroidale Antirheumatika bezeichnet man eine Reihe chemisch und pharmakologisch definierter Substanzen mit den gemeinsamen Eigenschaften der antiphlogistischen, antipyretischen und antiproliferativen Wirkung. Die Wirkung erfolgt über die Hemmung der Prostaglandin-Synthese und der verringerten Bildung von Leukotrienen. Zur Behandlung der JCA haben sich dabei vor allem Naproxen (Proxen®), Indomethacin (Amuno®), Diclofenac (Voltaren®) und Acetylsalicylsäure (Aspirin®) bewährt (28).

Für den Einsatz von **Cortikosteroiden** gibt es bei der JCA nur wenige berechtigte Indikationen. Im wesentlichen ist dies die **Perimyokarditis**.

– **Langzeitantirheumatika** (Basistherapeutika)
Langzeitantirheumatika sind bei allen Kindern mit gesicherter JCA indiziert, die über einen längeren Zeitraum (6 Monate/12 Monate) an einem hochaktiven Krankheitsprozeß leiden. Bei rasch progredienten Verläufen (Gelenkdestruktion) ist ein frühzeitiger Einsatz (6 Monate) notwendig. Als wirksames Langzeitantirheumatikum sind parenteral applizierbare **Goldsalze** anzusehen (45, 46). Es erfolgt zunächst eine Aufsättigung mit 1 mg/kg/Woche, später 14tägig bzw. monatlich. Die Behandlungsdauer sollte auf 2 Jahre bzw. 1,5 g Gesamtmenge begrenzt werden. Ungünstig ist die relativ hohe Zahl von Nebenwirkungen. Häufig sind vor allem Hauterscheinungen und Stomatitiden. Wegen der schädigenden Effekte auf Niere und Knochenmark sind regelmäßige Untersuchungen erforderlich. Weitere Langzeitantirheumatika (D-Penicillamin und Chloroquindiphosphat) sind von geringerer Bedeutung (7). Salazosulfapyridin (Azulfidine®) wird als Basistherapeuticum bei HLA B27 positiver Oligoarthritis erfolgreich eingesetzt.

Eine besondere Schwierigkeit besteht im Fehlen von kontrollierten Studien für die Wirkung von Basistherapeutica bei JCA. Es ist umstritten, ob die Ergebnisse der Erwachsenen-Studien auf die Verhältnisse bei rheumakranken Kindern übertragen werden können.

– **Immunsuppressiva/Zytostatika**
Aus dieser Stoffgruppe kommen mehrere Präparate zum Einsatz. **Imurek** wird als Langzeitmedikament bei SJCA und chronisch rezidivierender Iridozyclitis angewendet.

Erfahrungen mit Cyclophosphamid und Chlorambuzil liegen für die progrediente Iridozyclitis vor.

Chlorambuzil und Methotrexat sind bei der Behandlung der Amyloidose eingesetzt worden, da diese eine hohe Mortalität besitzt. Methotrexat wird auch in der Behandlung pogredienter Verläufe von sero-negativer (und -positiver) Polyarthritis und SJCA verwendet.

– **Immunmodulatoren**
Über die häufig durchgeführte Behandlung mit Thymusgesamtextrakt gibt es keine exakten Unterlagen, ebensowenig über die als alternativ eingestufte Behandlung mit Bienen- und Ameisengift.

Gereinigte Thymusextrakte wie Solcothymosin oder Timunox haben ihren Nutzen ebensowenig erwiesen wie der Transferfaktor oder Gammainterferon.

– **Intraartikuläre Lokalbehandlung**
Insbesondere beim mono- oder oligoarthritischen Verlauf mit rezidivierender Ergußbildung kommt die Behandlung mit intraartikulären Injektionen in Betracht. Am längsten bekannt und am häufigsten durchgeführt ist die Injektion von Steroiden (Lederlon®). Die Wirksamkeit ist jedoch unterschiedlich. Die chemische Synoviorthese kann mit Osmiumsäure und Varicocid durchgeführt werden.

In der letzten Zeit ist dabei vor allem die intraartikuläre Injektion von Varicocid angewendet worden (20, 33, 34).

Tabelle 4.15 Medikamentöse Therapie bei juveniler chronischer Arthritis

Medikamente	INN	Firmen-Marken/Name
1. Nicht-steroidale Antirheumatica	Acetylsalicylsäure	Aspirin
	Indometacin	Amuno
	Diclofenac	Voltaren
	Naproxen	Proxen/Naprosyn
2. Langzeitantirheumatica		
2.1 Gold-Präparate	Aurothiomalat-Natrium	Tauredon
	Aurothioglucose	Aureotan
	Auranofin	Ridaura
2.2 D-Penicillamin	D-Penicillamin	Trolovol
		Metalcaptase
2.3 Antimalariamittel	Chloroquindiphosphat	Resochin
	Hydroxychloroquinsulfat	Quensyl
2.4 Salazosulfopyridin	Salazosulfapyridin	Azulfidine
3. Corticoide	Prednison	Ultracorten
	Methyl-Prednisolon	Urbason
4. Immunsuppressiva	Azathioprin	Imurek
5. Cytostatica	Cyclophosphamid	Endoxan
	Chlorambucil	Leukeran
	Methotrexat	Methotrexat
6. Antioxidantien	DM 50	DM SO
7. Immunstimulantien	TP 5	Timunox

● **Physikalische Therapie**

Die physikalische Therapie bei JCA umfaßt Maßnahmen wie Kryotherapie, Elektrotherapie, Fangopackungen und Behandlungen im Bewegungsbad. Die Forderung eines objektiven Maßstabes für den Wert der physikalischen Maßnahmen ist nur begrenzt realisierbar.

● **Krankengymnastik**

Ziel und Aufgabe der Krankengymnastik ist die Erhaltung und der Wiedergewinn der Gelenkbeweglichkeit durch tägliche, gezielte, aktive und passive Bewegungsbehandlungen. Über Muskelkräftigung sollen Fehlstellungen und Kontrakturen verhindert, bereits vorhandene Gelenksabweichungen korrigiert werden.

Wichtig ist auch die Gangschulung, eine Korrektur der durch länger dauernde Schmerzschonhaltung eingeschliffenen falschen Bewegungsabläufe.

● **Ergotherapie**

Bei Spiel und Arbeit sollten alle gelenkbelastenden Positionen wie Kniestand, Fersensitz und Seitsitz vermieden werden. Vorteilhaft sind Arbeiten mit häufigem Positionswechsel. Gelenkschutztraining faßt verschiedene Maßnahmen zusammen, die zu einem kräftesparenden Einsatz des Körpers bzw. der Extremitäten führen sollen. Aktive Gelenkmobilisation durch Wahl eines entsprechenden Spielzeuges oder der handwerklichen Technik, Arbeiten gegen die Schwerkraft sind dabei von Bedeutung. Hilfsmittel (statische und dynamische Orthesen) sollen eingesetzt werden zur Verhinderung einer Funktionseinschränkung sowie zum Gelenkschutz.

Selbsthilfetraining (ATL = Aktivitäten des täglichen Lebens) umfaßt An- und Ausziehen, Körperhygiene und -pflege, Schreiben und Schneiden mit der Schere, Tätigkeiten im Haushalt.

● **Chirurgisch/orthopädische Maßnahmen**

Bei den rheuma-chirurgischen Maßnahmen unterscheidet man präventiv-kurative Eingriffe von rekonstruktiven Operationen zur Wiederherstellung der Gelenksituation. Zur ersteren Art gehört die Synovektomie an Gelenken bzw. Sehnenscheiden. Bei der Synovektomie wird das pathologisch veränderte Synovialgewebe (Pannus) operativ entfernt und damit der Knorpel vor zunehmender Zerstörung geschützt (2, 18).

● **Diät**

Eine Rheuma-Diät im eigentlichen Sinne mit nachweisbarer Wirkung gibt es weder im Erwachsenen- noch im Kindesalter. Die Ernährung sollte im wesentlichen ausgewogen sein, reich an Eiweiß, Obst und Gemüse, jedoch arm an Fetten und niedermolekularen Kohlenhydraten.

4.6.2 Reaktive Arthritiden

Unter einer reaktiven Arthritis versteht man Synovitiden, die nach einer vorangegangenen, meist fieberhaften Infektion auftreten. Am bekanntesten ist dabei das rheumatische Fieber, das im Sinne einer Poststreptokokken-Arthritis verläuft.

Zu den häufiger vorkommenden reaktiven Arthritiden gehören die Postenteritis-Arthritiden, denen eine Salmonellen-, Yersinia- oder Campylobacter jejuni-Infektion vorangegangen sind.

Es ist bemerkenswert, daß sich bei den Postenteritis-Arthritiden, wie bei der Oligoarthritis/Sacroiliitis-Gruppe der JCA, HLA B 27 in hoher Frequenz nachweisen läßt.

Auch die Postmykoplasmen- und Clamydien-Synovitis fallen unter diesen Formkreis. In neuerer Zeit kam die Lyme-Arthritis hinzu, die im Verlauf von Borrelien-Infektionen auftritt.

4.6.3 Kollagenosen und systemische Vaskulitiden

Im Rahmen des „rheumatischen Formenkreises" kommt diesen Krankheitsgruppen im Kindes- und Jugendalter eine Bedeutung zu, da sie zum Teil im 1. oder 2. Lebensjahrzehnt beginnen können. Beim rheumatischen Beschwerdebild sind sie im Rahmen der Differentialdiagnose wichtig, bereiten im chronischen Verlauf jedoch andere Probleme (z. B. SLE: Nephritis, Kawasaki-Syndrom: Befall der Coronararterien) als die JCA. Diese besonderen Probleme legen dann im wesentlichen die Prognose fest.

Zu dem Formenkreis der sog. **Kollagenosen** kann man rechnen: Lupus erythematodes, Dermatomyositis, Sklerodermie, Mixed connected tissue disease (Sharp-Syndrom).

Die **Vaskulitiden** stellen ein heterogenes Gemisch verschiedener Erkrankungen dar. Von größerer Bedeutung sind dabei die Purpura Schönlein-Henoch und das Kawasaki-Syndrom.

4.6.3.1 Lupus erythematodes (LE)

Der Lupus erythematodes ist eine relativ seltene Erkrankung, bei der es zu einer Autoantikörperbildung vom IgG-Anti-ds-DNS-Typ kommt. Fibrinoide Verquellung und Alteration spielen sich in kleinen Arterien und Arteriolen ab. Damit kommt es zum Befall multipler Organe. Die Inzidenz wird mit 0,6 auf 100 000 von der Bevölkerung angegeben. In 60 % der Fälle liegt der Erkrankungsbeginn zwischen dem 11. und dem 15. Lebensjahr. In einer größeren Zusammenfassung lag das Manifestationsalter bei 3,5 % unter 10 Jahren. Mädchen sind deutlich häufiger betroffen als Jungen und können einen Anteil von bis zu 80 % ausmachen (13, 14).

Eine exaktere Definition des klinischen Bildes stellen die 1982 von der ARA (American rheumatism association) modifizierten Kriterien dar (Tabelle 4.16) (47).

Die **Therapie** besteht je nach Organbeteiligung und Aktivität aus verschiedenen antiphlo-

Tabelle 4.16   Kriterien des Lupus Erythematodes (ARA 1982)

Kriterien	Definition
Schmetterlingserythem	Fixes Erythem im Wangenbereich, oft die Nasolabialregion aussparend
Photosensibilität	ungewöhnliche Hautreaktion nach Exposition zum Sonnenlicht
Discoid rash	
Orale Ulcerationen	Oft schmerzlose Ulzera im Nasopharyngealbereich
Arthritis	Nichterosive Arthritis meist 2 oder mehr periphere Gelenke betreffend
Serositis	Pleuritis oder Pericarditis
Nierenbeteiligung	Proteinurie größer 0,5 g/d oder Sedimentbefund im Urin
Neurologische Beteiligung	Krampfanfälle, die anders z. B. durch Urämie nicht zu erklären sind Psychosen, die anders nicht erklärbar sind
Hämatologische Beteiligung	Hämolytische Anämie oder Leukopenie unter 4 000/mm^3, Lymphopenie unter 1 500/mm^3
Immunologische Störungen	Positive LE-Zellen oder Anti-DNA Antikörper gegen native DNA oder Anti-SM Antikörper gegen Sm nuclear Antigen oder Falsch positiver Lues-Test FT I
Antinukleäre Antikörper	Abnorme Titer der ANA

Es sollten 4 Kriterien oder mehr erfüllt sein

gistisch wirksamen Substanzen: nicht-steroidalen Antiphlogistika, Steroiden, zytostatisch wirksamen Medikamenten (z. B. Azathioprim, Cyclophosphamid). Die Plasmaphorese kann ebenfalls erfolgreich eingesetzt werden (23, 32).

Die Prognose und die Dauerhaftigkeit der Handicaps der Erkrankung werden von der Organbeteiligung geprägt, wobei sich Niere, ZNS und Herz als wichtigste Organe herausgestellt haben. Im Rahmen einer intensiven Therapie spielen aber zunehmend auch iatrogene Probleme eine Rolle, z. B. schwer verlaufende Infektionen, die auf eine immun-suppressive Dauertherapie zurückzuführen sind.

4.6.3.2 Juvenile Dermatomyositis

Die Dermatomyositis ist durch eine Vaskulitis gekennzeichnet, die Haut und Muskel betreffen kann. Über die Inzidenz der Erkrankung existieren nur Schätzungen. Sie wird zwischen 1 – 7,7 auf 1 Million angegeben (29).

Als **diagnostische Kriterien** gelten:
1. symmetrische proximale Muskelschwäche
2. erhöhte Skelettmuskelenzyme im Serum (CPK, Aldolase, LDH, GPT)
3. EMG-Muster einer Myositis
4. typisches Dermatomyositis-Exanthem
5. typische Befunde der Muskelbiopsie

Die typischen Hauterscheinungen bestehen aus einem Gesichtserythem, Teleangiektasien, sog. Collodium-Plaques und einem periorbitalen Ödem. Im Bereich der Muskulatur kommt es zu entzündlichen Veränderungen, die vor allem zu einer Zerstörung der Arteriolen führen. Ein wesentliches, chronisches Problem, das die Beweglichkeit massiv einschränken kann, stellen die Verkalkungen im Bereich der Muskulatur dar, die mit einer Häufigkeit von 33 – 50 % angegeben werden (38).

Eine Herzbeteiligung im Sinne einer Vaskulitis des Herzmuskels ist in Einzelfällen beschrieben und scheint autoptisch gesichert zu sein.

Der Verlauf der Erkrankung ist chronisch und geht über Jahre. Die Letalität wird mit bis zu 10 % angegeben.

Als **Therapeutika** kommen Steroide und Immunsuppressiva bzw. Zytostatika zur Anwendung. Im Rahmen der Therapie stellen die erheblichen Verkalkungen im Bereich der Weichteile ein Problem dar, da sie zur Immobilität des Erkrankten führen können. Eine erfolgreiche Therapie der **Calcinose**, z. B. mit EDTA-Infusionen oder durch frühzeitige aggressive zytostatische Therapeutika, scheint nicht möglich. Zur Verbesserung können Releasing-Operationen erforderlich werden; krankengymnastische Betreuung ist unabdingbar.

4.6.3.3 Sklerodermie

Diese Erkrankung ist im Kindes- und Jugendalter sehr selten und stellt insgesamt eine inhomogene Gruppe dar. Sie reicht von harmlosen zirkumskripten Formen bis zu progressiven Erkrankungsbildern. Es kommt dabei zum Verlust der Hautelastizität mit Fibrose. Die Inzidenz wird auf 4,5 pro 1 Million der Bevölkerung geschätzt (5, 11, 30).

Kriterien der Klassifikation sind von der ARA 1981 entworfen worden (Tabelle 4.16) (27).

Im Gegensatz zu den zirkumskripten Formen stellt die progressive Sklerodermie ein schweres Leiden dar. Es kommt zu einer diffusen Hautverhärtung, Raynaud-Phänomen und vor allem zu einer Beteiligung des inneren Organsystems.

Der Verlauf variiert mit dem Befall der Organgruppen. Aus dem spärlichen Krankengut der einzelnen Gruppen läßt sich eine 5 Jahres-Überlebensrate von 34 – 73 % ermitteln.

Tabelle 4.17 Kriterien der Sklerodermie (ARA 1981)

I. Fokale zirkumskripte Form der Sklerodermie
   a Morphea
   b Lineare Sklerodermie
   c „En Coup de Sabre" Sklerodermie mit und ohne fazialer Hemiatrophie

II. Progressive systemische Sklerodermie
   a Diffuser symmetrischer Befall der Haut von Gesicht, Stamm und proximale und/oder distale Extremitäten
   b **C**REST-Syndrom **C**alcinose, **R**aynaud-Phänomen, **E**sophageal Dysfunktion, **S**klerodactylie **T**eleangiektasie
   c Überlappende Syndrome MCTD

III. Extern induzierte sklerodermieähnliche Erscheinungen
   a Polyvinylchloriderkrankung
   b Medikamenteninduziert (Pentazocin, Bleomycin, Carbidopa und L-5-HTP)

IV. Pseudosklerodermie
   a Myxödem
   b Indurative Prozesse (z. B. Porphyria cutanea tarda etc.)
   c Atrophische Störungen (z. B. Progerie, Lichen)

4.6.3.4 Mixed connected-tissue-disease (MCT) Sharp-Syndrom

Charakteristisch für das von 1972 von Sharp (39) beschriebene Syndrom ist das Überlappen von Symptomen des LE, der Dermatomyositis, der Sklerodermie und der chronischen Polyarthritis. Die differentialdiagnostische Abklärung ist möglich durch die Nachweise von anti-nuklearen Antikörpern mit gesprenkeltem Immunfluoreszenz-Kernmuster, durch Antikörper gegen extrahierbares nukleares Antigen (ENA) sowie U 1 nRNP-Antikörper. Klinische Leitsymptome sind das Raynaud-Phänomen, Arthritis/Arthralgien, diffuse Hand- und Fingerschwellungen sowie Myositis bzw. Myalgien (40).

4.6.4 Vaskulitis-Syndrom

Man unterscheidet Vaskulitiden als eigenständige Erkrankungsbilder von Vaskulitiden, die bei und nach einer Grunderkrankung entstehen (15). Als eigenständige Krankheitsbilder kommen in Frage: Panaarteriitis nodosa, Arteriitis temporalis, Wegner'sche Granulomatose, Takayasu-Arteriitis, Kawasaki-Syndrom. Als sekundäre Vaskulitiden imponiert die Purpura-Schönlein-Henoch und die rheumatoide Vaskulitis. Von Bedeutung für die Pädiatrie und damit auch für das Adoleszenten-Alter sind das Kawasaki-Syndrom und die Purpura Schönlein-Henoch, die ihren Beginn bereits häufig in der früheren Kindheit haben, jedoch mit ihren Langzeitproblemen für den Adoleszenten und den erwachsenen Menschen von Bedeutung sind.

4.6.4.1 Kawasaki-Syndrom

Es handelt sich um ein akut entzündliches Krankheitsbild, das *Kawasaki* 1967 zum ersten Mal in Japan beschrieben hat. Klinische Hauptsymptome sind:
1. hohes Fieber über 5 Tage und mehr
2. Hautveränderungen an den Extremitäten (Palmar- und Plantarerythem, Schuppung an den Fingern, Zehenspitzen in der 2./3. Woche)
3. Polymorphes Exanthem
4. hochrote Lippen, Exanthem, Enanthem
5. Konjunktivitis
6. Vergrößerung vor allem der seitlichen Halslymphknoten (12).

Von prognostischer Bedeutung scheint im wesentlichen der Befall der Coronararterien zu sein. Diese können akut ruptieren, es kann auch zu einer Aneurysmabildung und Stenosierung dieser Gefäße kommen. Über Infarkte – sogar Jahre nach Krankheitsbeginn – gibt es zunehmend Berichte (24). Die Problematik dieser Art der erworbenen coronaren Herzkrankheit ist letztendlich nicht abzusehen, da es sich um ein noch recht junges, vor allem jedoch in Japan auftretendes Krankheitsbild handelt.

4.6.4.2 Purpura Schoenlein-Henoch

Bei dieser als anaphylaktischen Purpura beschriebenen Erkrankung kommt es zu kolikartigen Symptomen, Hauterscheinungen, Arthritiden und Nephritiden (3, 17).

Abdominelle Symptome werden zu 50 – 85 % der Fälle beschrieben (17). Hier kann es zu Invaginationen mit Ileus-Symptomatik kommen. Für die **Langzeitbetreuung** dieser Patienten erscheint die Nierenbeteiligung wichtig, die mit bis zu 50 % angegeben ist. Es kommt dabei vor allem zu einer Hämaturie, aber auch zu einer Proteinurie. Problematisch erscheint die Gruppe, die ein progredientes Nierenversagen entwickelt. Davon sind etwa 5 % der Kinder betroffen, so daß im Langzeitverlauf die Betreuung eines niereninsuffizienten Patienten mit seinen Langzeitproblemen im Vordergrund stehen.

Literatur zu Kap. 4, Abschn. 4.6

1 *Abeles, M., J. D. Urman, A. Weinstein:* Systemic Lupus Erythematodes in younger patients Survival Studies. J. Rheumat. 7 (1980) 515

2 *Ackermann, L.:* Ergebnisse der Kniegelenkssynovektomie bei juveniler chronischer Arthritis. Dissertation, München 1986

3 *Allen, D. M., L. K. Diamond:* Anaphylactoid Purpura in children. Am. J. Dis. Child. 99 (1960) 833 – 854

4 *Ansell, B., Ph. Wood:* Prognosis in juvenile chronic polyarthritis. Clin. Rheum. Dis. 2/2 (1976) 397 – 412

5 *Ansell, B., G. Nasch, E. Bywaters:* Skleroderma in childhood. Ann. Rheum. Dis. 35 (1976) 189

6 *Ansell, B., E. Bywaters:* Growth in Still's disease. Ann. Rheum. Dis. 15 (1956) 295

7 *Brewer, E., E. Giannini, N. Kuzima, L. Alekseev:* Penicillamine and hydroxychloroquine in the treatment of severe juvenile rheumatoid arthritis. Results of the USA-USSR double-blind-placebo-controlled trial. N. Engl. J. Med. 314 (20) (1986) 1276 – 1279

8 *Bernstein, B., B. Singsen:* Growth retardation in juvenile rheumatoid arthritis. Arthritis Rheum. 20 (1977) 212
9 *Cassidy, J. T.:* Textbook of Pediatric Rheumatology. Wiley, New York 1982
10 *Cassidy, J. T., D. B. Sullivan, R. E. Petty:* Lupus nephritis and encephalopathy Prognosis in 58 children. Arthritis Rheum. 20 (1977) 315
11 *Cassidy, J. T., D. B. Sullivan:* Sclerodermia in children. Arthritis Rheum. 20 (1977) 351 – 354
12 *Cremer, H. J., C. Rieger:* Kawasaki-Syndrom. Der Kinderarzt 10 (1986) 1463 – 1466
13 *Dubois, E., D. Tuffanelli:* Clinical manifestations of Systemic Lupus Erythematodes Computer analysis of 520 cases. JAMA 190 (1964) 104
14 *Fessel, W.:* Systemic Lupus Erythematodes in the community. Arch. Inter. Med. 134 (1974) 1027 – 1031
15 *Fink, C.:* Vasculitis. Ped. Clin. North Amer. Okt. (1986) 1203 – 1219
16 *Gewanter, H., K. Roghmann:* The prevalence of juvenile arthritis. Arthritis Rheum. 26 (1983) 599 – 603
17 *Goldbloom, R., K. Brummund:* Anaphylactoid Purpura with massive gastrointestinal hemorrhagia and glomerulonephritis. Am. J. Dis. Child. 99 (1968) 833 – 854
18 *Gschwend, N.:* Die operative Behandlung der chronischen Polyarthritis. Thieme, Stuttgart 1977
19 *Häfner, R.:* Die juvenile Spondarthritis – retrospektive Untersuchung an 71 Kindern mit Sakroiliitis. Dissertation, München 1986
20 *Häfner, R., H. Truckenbrodt:* Die Synoviorthese mit Varicocid in der Behandlung der JCA. Akt. Rheumatol. 10 (1985) 202 – 205
21 *Jacobs, J. C.:* Pediatric Rheumatology for the Practitioner. Springer, New York 1982
22 *Jacobs, J. C., W. E. Berdon, A. Johnston:* HLA-B 27 – associated Spondyarthritis and enthesopathy in childhood. J. Ped. 100 (1982) 521 – 528
23 *Jacobs, J. C.:* Treatment of SLE in childhood. Arthritis Rheum. 20 (1977) 304
34 *Kato, K., I. Eisei, T. Kawasaki:* Myocardial infarction in Kawasaki disease. J. Ped. 108 (1986) 928 – 932
25 *Kölle, G.:* Die juvenile rheumatoide Arthritis (Juvenile chronische Polyarthritis) und das Still-Syndrom. Rheuma-Forum 4. G. Braun, Karlsruhe 1975
26 *Kornreich, H.:* Systemic Lupus Erythematodes in childhood. Clin. Rheum. Dis. 2 (1976) 429
27 *Masi, A., T. Medsger:* Preliminary criteria for the classification of systemic sclerosis. Bull. Rheum. Dis. 5 (1981) 15 – 25
28 *Mäkelä, A., T. Yrjänä:* The toxicity of high-dosage salicylate – therapy in children. WHO workshop, Oslo 1977. Eular Publishers, Basel
29 *Medsger, T., W. Dawson, A. Masi:* The epidemiology of polymyositis. Am. J. Med. 48 (1970) 715 – 723
30 *Medsger, T., A. Masi:* Epidemiology of progressive systemic sclerosis. Clin. Rheum. Dis. 5 (1979) 15 – 25
31 *Michels, H., L. Schuchmann, H. Truckenbrodt:* Die rheumatische Iridocyclitis im Kindesalter. Differenzierung nach klinischen und immunologischen Gesichtspunkten. Klin. Päd. 194 (1982) 104 – 108
32 *Neudorf, U., K. Pistor, C. Feldhoff, H. J. Bachmann:* Membranplasmaseparation bei schwerem SLE im Kindes- und Jugendalter. In: Aktuelle Intensivmedizin 4, Schattauer, 1987 157 – 161
33 *Oppermann, J., H. Metzke, J. Wenzel:* Indikationsstellung und Ergebnisse der chemischen Synovektomie mit Varicocid bei Kindern mit juveniler rheumatoider Arthritis. Kinderärztl. Praxis 9 (1975) 391
34 *Niculescu, D.:* Die Synoviorthese mit Varicocid. In: *Müller, W., E. Tillmann* (Hrsg.), Synovektomie II Synoviorthese. Monogr. Reihe 2. EULAR, Basel 1978
35 *Rau, R.:* Die nicht-steroidalen Antirheumatica in der Behandlung entzündlich-rheumatischer Erkrankungen. Therapiewoche 27 (1977) 2636
36 *Schuchmann, L., H. Michels:* Langzeitbeobachtung zur rheumatischen Iridocyclitis im Kindesalter. 33. Tagung der Süddeutschen Gesellschaft für Kinderheilkunde. Saarbrücken 1984
37 *Schuchmann, L., H. Michels:* Prospektive Beobachtungsstudie zum klinischen Verlauf der juvenilen chronischen Arthritis. Monatsschr. Kinderheilkunde 134 (1986) 164 – 167
38 *Sewell, J., B. Legannage, B. Ansell:* Calcinosis in juvenile dermatomyositis. Skeletal Rad. 3 (1978) 137
39 *Sharp, G., W. Irwin, E. Yan:* Mixed connective tissue disease an apparently destinct rheumatic disease syndrome associated with specific antibodies to extractable nuclear antigen (ENA). Am. J. Med. 52 (1972) 148 – 159
40 *Singsen, B., B. Bernstein, R. Kornreich:* MCTD in childhood: A clinical and serologic survey. J. Ped. 90 (1977) 893 – 900
41 *Stoeber, E., G. Kölle:* Juvenile chronische Arthritis (juvenile rheumatoide Arthritis) In: Handbuch für Innere Medizin Bd. VI/2 B: Rheumatologie. Springer, Heidelberg, Berlin 1984
42 *Sullivan, D., J. T. Cassidy:* Pathogenic implications of age of onset in juvenile rheumatoid arthritis. Arthritis Rheum. 18 (1975) 251 – 255
43 *Towner, S. R., C. J. Michet, jr., W. M. O'Fallon, A. M. Nelson:* The epidemiology of juvenile arthritis in Rochester, Minnesota 1960 – 1979. Arthritis Rheum. 26 (1983) 1208 – 1213
44 *Wood, P. H.:* Special meeting on: Nomenclature and classification of arthritis in children. In: The care of the rheumatic children. Eular monograph series. Nr. 3, 47. EULAR, Basel 1977
45 Cooperating Subcomittee of the Empire Rheumatism Council Gold therapy in rheumatic arthritis: Final report of a multicentre controlled trial. Am. Rheum. Dis. 20 (1961) 315 – 333
46 Cooperating Clinics Commitee of the American Rheumatism Association. A controlled trial of gold salt therapy in rheumatoid arthritis. Arthritis Rheum. 16 (1973) 353 – 358
47 New criteria for diagnosing Systemic Lupus Erythematodes (By Harriet Page). JAMA 248 (1982) 622

4.7 Asthma

H.-G. WIESEMANN

Asthma ist eine der häufigsten chronischen Erkrankungen im Kindesalter, die zu einer dauernden Einschränkung der körperlichen Leistungsfähigkeit führen (*Newacheck*, 1986).

Die Prävalenz wird je nach Definition mit 2 – 10 % angegeben (*Gregg*, 1977, *Zach*, 1985). Die Asthmamorbidität scheint in den letzten Jahren zuzunehmen (*Anderson*, 1978, *Mitchell*, 1980). Da ein Asthmaanfall im einzelnen viele verschiedene Ursachen haben kann, orientiert sich die Definition nicht an der Ätiologie, sondern an der Funktionsstörung.

Die American Thoracic Society (1975) definiert Asthma folgendermaßen:

Asthma beruht auf einer gesteigerten Reaktivität des Bronchialsystems gegenüber verschiedenen exogenen und endogenen Stimuli, die sich als generelle Erhöhung des Atemwegswiderstandes darstellt und sich spontan oder als Folge einer medikamentösen Therapie zurückbilden kann.

4.7.1 Klinisches Bild

Unter klinischen und ätiologischen Gesichtspunkten kann man das Asthma in drei Typen einteilen:
1. Allergisches Asthma
2. Anstrengungsasthma
3. Asthma bei überempfindlichem Bronchialsystem

● Allergisches Asthma

Beim allergischen Asthma wird der einzelne Asthma-Anfall durch die Reaktion eines Allergens mit sensibilisierten Mastzellen und basophilen Leukozyten, die im Bronchialsystem liegen, ausgelöst. Mastzellen und basophile Leukozyten werden sensibilisiert durch die Anlagerung von spezifischen IgE. Wenn sich ein polyvalentes Allergen an zwei IgE-Moleküle bindet, kommt es zu einer Änderung der sterischen Konfiguration der IgE-Rezeptoren auf der Mastzellmembran. Dies löst eine Reaktionskette aus, an deren Ende die Freisetzung von präformierten Mediatoren (Histamin, Eosinophil- und Neutrophil-chemotaktischem Faktor) sowie die Synthese von weiteren Reaktionsmediatoren (Leukotriene und Prostaglandine) steht. Histamin führt zu einer Kontraktion der Bronchialmuskulatur, zu einer vermehrten Kapillardurchlässigkeit und zu einer Stimulation der Bronchialschleimdrüsen. Die Reaktion setzt wenige Minuten nach dem Allergenkontakt ein und erreicht ein Maximum nach 10 – 20 Minuten. Die erwähnten chemotaktischen Faktoren sowie Leukotriene und Prostaglandine können eine verzögerte Reaktion in Gang setzen, die ihr Maximum nach 6 – 8 Stunden erreicht.

Die **verursachenden Allergene** können durch gezielte Anamnese, den Nachweis von spezifischem IgE im Radio-Allergo-Sorbent-Test (RAST), in verschiedenartigen Hauttests (Intracutan-Test, Scratch-Test) oder durch eine bronchiale Allergenprovokation identifiziert werden.

Im allgemeinen nimmt man an, daß das allergische Asthma multifaktoriell mit Schwellenwert vererbt wird. *Lubs* (1971) fand eine Konkordanzfrequenz für allergisches Asthma bei monozygoten Zwillingen von 19 %, bei dizygoten von 4,8 %. Das Wiederholungsrisiko für Verwandte I. Grades beträgt beim allergischen Asthma 9,2 % (*Propping* et al., 1983).

● Anstrengungsasthma

Bei den meisten Asthmatikern löst körperliche Anstrengung eine Bronchialobstruktion aus. Die Häufigkeit wird mit 30 % (*Hofman* et al.) bis 90 % (*Godfrey*, 1975) angegeben. Als auslösender Reiz wird eine Abkühlung der Bronchialmukosa bei Hyperventilation angesehen (*McFadden*, 1981). Die Reaktion tritt nach 6 – 8minütiger Belastung, die zu einem Puls von 180 – 190 Schlägen pro Minute führt, auf. Im besonderen Maße bewirkt Laufen eine bronchokonstriktorische Reaktion. Schwimmen löst keine Bronchokonstriktion aus, weil sich dabei die Bronchialschleimhaut nur geringfügig abkühlt. Auch beim Anstrengungsasthma kann es zu einer verzögerten Reaktion nach 6 – 8 Stunden kommen.

● Hyperreagibles Bronchialsystem

Der Patient mit einem hyperreagiblen Bronchialsystem im engeren Sinne reagiert auf verschiedenartige unspezifische Reize. Die wichtigsten sind:
— Virale Infekte der oberen und unteren Luftwege
— Kalte Luft
— Nebel

— Bestimmte Gase (SO$_2$, NO$_{xx}$)
— Psychische Faktoren.

Die wichtigsten der oben genannten Faktoren stellen unspezifische virale Infekte der oberen und unteren Luftwege dar. Ein Infekt als solcher kann einen Asthma-Anfall auslösen. Er kann aber auch die Reaktionsbereitschaft auf andere Reize (Allergene, körperliche Anstrengung) steigern (*Empey*, 1976). Diese erhöhte Empfindlichkeit des Bronchialsystems hält etwa 4–6 Wochen nach Beginn des Infektes an. Die bronchiale Überempfindlichkeit scheint genetisch bedingt zu ein (*Gregg*, 1977).

● Akuter Asthmaanfall

Der akute Asthmaanfall ist gekennzeichnet durch Husten, Tachypnoe, Dyspnoe, Engegefühl in der Brust, pfeifende, giemende und später rasselnde Nebengeräusche. Die letztgenannten Nebengeräusche treten vor allem bei Obstruktion der großen Bronchien im Rahmen des allergischen Asthma und des anstrengungsbedingten Asthma auf. Bei überwiegender Obstruktion der kleinen Bronchien können Atemnebengeräusche fehlen. Auskultatorisch fällt lediglich ein abnorm leises Atemgeräusch auf. Dabei stehen Leistungsminderung und Dyspnoe im Vordergrund des Beschwerdebildes (silent asthma). Diese Form ist charakteristisch für die verzögerte Reaktion; sie wird auch bei einem Teil der infektausgelösten Asthma-Anfälle beobachtet.

● Dauerasthma

Bei anhaltender Allergenexposition (Allergie auf ubiquitäre Allergene, z. B. Schimmelpilz und Hausstaubmilbe) sowie bei bronchialer Überempfindlichkeit kann es zu einer anhaltenden Obstruktion kommen. Diese Obstruktion kann unterhalb der Wahrnehmungsschwelle liegen; sie führt zu einer dauernden Leistungsminderung. Bei einem längeren Verlauf drohen irreversible Veränderungen am Bronchialsystem. Dies zeigt sich äußerlich durch eine Thoraxdeformierung im Sinne eines Thorax piriformis. Bei Patienten mit latenter Dauerobstruktion können plötzliche, lebensgefährliche Obstruktionen auftreten, zum Teil ausgelöst durch virale Infekte, zum Teil durch körperliche Anstrengung (Maligne Asthmakrise). Dies betrifft vor allen Dingen ältere Kinder und Jugendliche.

● Status asthmaticus

Im allgemeinen versteht man unter einem Status asthmaticus einen besonders schweren Asthmaanfall, der länger als ein bis zwei Tage dauert, nicht auf Beta-Sympathico-Mimetica reagiert und zu einer anhaltenden Hyperkapnie führt (*Fireman*, 1983).

● Kriterien zur Beurteilung des Schweregrades

Die meisten Autoren, die eine Einteilung des Asthmas in verschiedene Schweregrade vorgeschlagen haben, orientieren sich an der Häufigkeit der Anfälle. Dabei wird unter einem Anfall ein Zustand von Atemnot in körperlicher Ruhe für eine Dauer von sechs Stunden gefolgt von einem symptomfreien Intervall verstanden.

Von der Hardt schlägt folgendes Schema vor:
Grad 1: weniger als 5 Anfälle pro Jahr
Grad 2: 10–12 Anfälle pro Jahr
Grad 3: wöchentliche Anfälle bei wiederholtem Status asthmaticus
Grad 4: dauernde schwere Dyspnoe

4.7.2 Verlauf – Prognose

Es gibt mehrere Untersuchungen, in denen der Verlauf des Asthmas bis in das frühe Erwachsenenalter verfolgt wurde. Die Autoren kommen zu sehr ähnlichen Ergebnissen:

Die Prävalenz des Asthma nimmt bis zum 15. Lebensjahr deutlich ab und steigt im frühen Erwachsenenalter wieder leicht an. In der Studie von *A. J. Martin* et al. (1980) an 331 australischen Patienten im Alter von 9–23 Jahren hatten weniger als die Hälfte mit 14 Jahren noch Beschwerden. Bei 45 % der Patienten, die mit 14 beschwerdefrei waren, traten bis zum 22. Lebensjahr erneut Beschwerden auf. Bei einem großen Teil der klinisch Gesunden war allerdings im Histamin-Provokationstest eine erhöhte bronchiale Irritabilität nachweisbar. *Czerhati* untersuchte 441 ungarische Patienten. Die Prävalenz von asthmatischen Beschwerden ging im 15. Lebensjahr auf 36 % zurück, stieg dann bis zum 27. Lebensjahr auf 43 % wieder an. In einer Untersuchung von *Blair* (1977) an 208 englischen Patienten waren 52 % nach 20 Jahren praktisch beschwerdefrei; bei 21 % bestand das Asthma in unveränderter Stärke und in 27 % waren unterschiedlich lange Remissionen aufgetreten.

Risikofaktoren im Hinblick auf das Weiterbestehen der Symptome im Erwachsenenalter sind

die Schwere des Asthmas zu Beginn der Erkrankung, begleitende atopische Erkrankungen sowie das Bestehen von Atopien in der Familie. *Balfour-Lynn* (1985) untersuchte die Beziehung des Asthmaverlaufs zur Pubertät. Es stellte sich heraus, daß ein kleiner Teil der Asthmatiker mit gelegentlichen leichten Anfällen bereits in den zwei Jahren vor Beginn der Pubertät erscheinungsfrei wird, während die Beschwerdehäufigkeit in der Gruppe der Patienten mit mittelschwerem und schwerem Asthma erst während der Pubertät, beginnend mit dem Stadium II nach *Tanner*, zurückgeht. Die Mortalität des kindlichen Asthma wird mit 0,47 auf 100 000 Einwohner pro Jahr angegeben (*Carswell*, 1985). Als besondere prädisponierende Faktoren für einen fatalen Ausgang wurde von *Sears* (1986) und *Strunk* et al. (1985) folgendes herausgestellt:
— Verkennen der Frühsymptome
— vorangegangener schwerer Anfall
— unzureichende Dauerbehandlung, insbesondere rasches Absetzen einer systemischen Cortison-Therapie
— zu spät einsetzende Therapie.

In etwa einem Viertel der Fälle wäre bei optimaler Behandlung das fatale Ende nicht zu verhindern gewesen. Die Letalität in der Gruppe der chronischen Asthmatiker liegt bei 1 % (*Phelan*, 1982).

4.7.3 Die Bedeutung des Asthma für die körperliche Entwicklung

Balfour-Lynn untersuchte 66 Kinder mit chronischem perennealem Asthma über einen Zeitraum von 13 Jahren. Die Wachstumsrate war normal bis zum 11. Lebensjahr; bei der Hälfte der Kinder trat eine **relative Verzögerung des Wachstums** ein verbunden mit einer verspäteten Skelettreifung. Das Ausmaß der Entwicklungsverzögerung war unabhängig von der Schwere des Asthma. Während und nach der Pubertät trat ein Aufholwachstum ein, so daß die Patienten eine normale Endgröße erreichten. Langfristige Inhalationen von 400 – 600 mcg Beclomethason pro Tag bei einem Teil der Kinder beeinflußte das Wachstum nicht.

In einer Querschnittstudie fanden *Ferguson* et al. (1982) bei Allergikern allgemein sowie bei Patienten mit allergischem Asthma eine signifikant erhöhte Zahl von untermaßigen Kindern mit verzögerter Skelettentwicklung. Dies läßt vermuten, daß die Entwicklungsverzögerung vor der Pubertät eher spezifisch für Allergie respektive Atopie als für das Asthma ist. Ein ähnliches Wachstumsverhalten wurde von *Hauspie* et al. (1977) nachgewiesen.

4.7.4 Therapie – Rehabilitation

Das Ziel der therapeutischen Maßnahmen ist
— das Auftreten von Bronchokonstriktionen zu verhindern
— die bronchiale Übererregbarkeit zu dämpfen
— eine manifeste Bronchialobstruktion zu beheben
— die subjektiven Beschwerden des Patienten zu lindern.

Pharmakotherapie – Immuntherapie

Folgende Pharmaka stehen für die präventive und cortive Therapie des Asthma im Kindesalter zur Verfügung:
— Selektive Beta-2-Sympathico-Mimetica
— Theophyllin-Präparate
— Atropin-Derivate mit bevorzugter peripherer Wirkung
— antiallergisch wirksame Substanzen
— Corticosteroide.

Im einzelnen hängt das Therapiekonzept ab von der Pathogenese der Asthmaanfälle sowie von der Schwere der Erkrankung. Außerdem ist entscheidend, ob die Patienten gelegentliche einzelne Asthmaanfälle haben und im Intervall subjektiv und objektiv frei von Obstruktionen sind oder ob eine dauernd erhöhte Bereitschaft zur Obstruktion besteht.

Beta-2-Sympathico-Mimetica und **Theophyllin** sind für die Behandlung aller Asthmaformen mit Ausnahme der Spätreaktion geeignet. Bei gelegentlichen Anfällen reicht die Verordnung eines Beta-2-Mimeticums als Dosieraerosol, bei häufigen Anfällen (Grad II – IV) sollte eine regelmäßige Inhalation von Beta-2-Mimetica (z. B. Salbutamol-Lösung 0,5 %, 1 Tropfen pro Lebensjahr bis max. 10 Tropfen pro Inhalation) in isotoner Kochsalzlösung durchgeführt werden.

Euphyllin ist sowohl präventiv wie kurativ wirksam. Bei Patienten mit häufigen Anfällen (Grad II – IV) sollte eine Dauertherapie mit 16 – 20 mg/kg Körpergewicht durchgeführt werden. Bei der Dauertherapie muß die Dosis durch Blutspiegelbestimmungen kontrolliert werden.

Anticholinergica sind vor allem bei einem hyperreaktiven Bronchialsystem wirksam, sie sind ausschließlich per inhalationem anwendbar.

Ihre Wirkung ist relativ schwächer, hält aber länger an als Beta-2-Mimetica.

Dinatriumcromoglycicum wirkt nur prophylaktisch und ist vor allem indiziert beim allergischen Asthma sowie beim Anstrengungsasthma. Daneben soll es die allgemeine Bronchialerregbarkeit dämpfen. Es ist nur per inhalationem anwendbar.

Ketotifen hat eine vergleichbare Wirkung, wobei die auf das Anstrengungsasthma nicht sicher nachgewiesen ist.

Corticoide sind vor allem bei den Asthmaformen wirksam, bei denen Enzündungsmediatoren eine Rolle spielen wie bei der verzögerten Reaktion und dem Infektasthma, daneben bei Patienten mit überempfindlichem Bronchialsystem erheblichen Ausmaßes. Sie sollten per inhalationem verordnet werden (*Müller* und *v. d. Hardt*, 1985).

Seit 1911 (*Noon*, 1911) ist bekannt, daß die Injektion von Allergenen in steigender Dosis zu einer Reaktionsabschwächung bei einer natürlichen Exposition führt **(Hyposensibilisierung)**. Die Durchführung dieser Therapie setzt eine exakte Allergie-Diagnostik voraus. Die Erfolgsaussichten bei der Pollenallergie werden mit 50 – 80 % angegeben.

Physikalische Therapie – Sport

Die physikalische Therapie kann im Rahmen des Gesamttherapiekonzepts unterstützend wirken durch eine Kräftigung der Atemmuskulatur sowie durch die Erweiterung des Bewegungsumfanges von Thorax und Zwerchfell.

Das asthmakranke Kind sollte aus sozialen, pädagogischen und gesundheitlichen Gründen auch Sport treiben. Voraussetzung ist eine angemessene Pharmakotherapie sowie eine ausreichende Aufklärung des Patienten.

Besondere Probleme sind bei Patienten mit anstrengungsbedingtem Asthma zu erwarten. Die am besten geeignete Sportart für diese Patienten ist Schwimmen. Offensichtlich kommt es hier nicht zu einer wesentlichen Abkühlung der Bronchialschleimhaut. Laufbelastung sollte nur in Intervallform durchgeführt werden (*Hollmann*, 1985).

Klimakuren

In vielen Situationen kann ein Aufenthalt außerhalb des häuslichen Milieus Vorteile bringen. Die Vorteile können einmal darin bestehen, daß sich der Patient an einem Ort aufhält, an dem bestimmte Allergene nicht auftreten. Die Hausstaub-Milbe lebt nicht in Höhen über 1 200 m. Zum anderen kann er in Instituten behandelt werden, in der die Therapie täglich kontrolliert und modifiziert werden kann. Ein Einfluß von Klimafaktoren als solchen auf den Verlauf des Asthma ist nicht sicher nachgewiesen.

Literatur zu Kap. 4, Abschn. 4.7

1 *Anderson, H. R.:* Increase in hospitalisation for childhood asthma. Arch. Dis. Child. 53 (1978) 295
2 *Balfour-Lynn, L.:* Growth and childhood asthma. Arch. Dis. Child. 61 (1986) 1049
3 *Balfour-Lynn, L.:* Childhood asthma and puberty. Arch. Dis. Child. 60 (1985) 231
4 *Blair, H.:* Natural history of childhood asthma. 20-year follow up. Arch. Dis. Child. 52 (1977) 613
5 *Carswell, F.:* Thirty deaths from asthma. Arch. Dis. Child. 60 (1985) 25
6 *Cserháti, E., G. Mezei, J. Kelemen:* Late Prognosis of Bronchial Asthma in Children. Respiration 46 (1984) 160
7 *Empey, D. W., L. A. Laitinen, L. Jacobs, W. M. Gold, J. A. Nadel:* Mechanisms of bronchial hyperreactivity in normal subjects after upper respiratory tract infection. Am. Rev. Respir. Dis. 113 (1976) 131
8 *Ferguson, A. C., A. B. Murray, Wah-Jun Tze:* Short stature and delayed skeletal maturation in children with allergic disease. J. Allergy Clin. Immunol. 69 (1982) 461
9 *Fireman, P.:* Status asthmaticus in Children. In: *Middleton, E., C. E. Reed, E. F. Ellis* (eds.), Allergy principles and practice, Vol. 3 Mosby, St. Louis-Toronto 1983
10 *Godfrey, S.:* Exercise induced asthma-clinical, physiological and therapeutic implications. J. Allergy Clin. Immunol. 56 (1975) 1
11 *Gregg, I.:* Epidemiology. In: *Clark, T. J. H., S. Godfrey* (eds.), Asthma. Chapman and Hall, London 1977
12 *Hardt von der H., D. Hofmann:* Das Asthmasyndrom. In: *Fenner, A., H. von der Hardt* (eds.), Paediatrische Pneumologie. Springer, Berlin 1985
13 *Hauspie, R., C. Susanne, F. Alexander:* Maturational delay and temporal growth retardation in asthmatic boys. J. Allergy Clin. Immunol. 59 (1977) 200
14 *Hofman, D.:* Die Klinik des Asthma bronchiale im Kindesalter. Mschr. Kinderheilk. 131 (1983) 125
15 *Hollmann, W.:* Über Übung, Training und Sport beim asthmakranken Kind aus sportmedizinischer Sicht. Mschr. Kinderheilk. 133 (1985) 863
16 *Lubs, M. L.:* Allergy in 7000 twin pairs. Acta Allergol. 26 (1971) 249
17 *Martin, A. J., L. A. McLennan, L. I. Landau, P. D. Phelan:* The natural history of childhood asthma to adult life. Br. Med. J. (1980) 1397

18 *McFadden, E. R.:* An analysis of exercise as a stimulus for production of airway obstruction. Lung 159 (1981) 3
19 *Mitchell, E. A.:* International trends in hospital admission rates for asthma. Arch. Dis. Child. 60 (1985) 376
20 *Mueller, W., H. von der Hardt:* Medikamentöse Langzeittherapie des Asthma bronchiale im Kindesalter. Mschr. Kinderheilk. 133 (1985) 882
21 *Newacheck, P. W., P. Budetti, P. Halfon:* Trends in childhood chronic illness. Am. J. Publ. Health 76 (1986) 178
22 *Noon, L.:* Prophylactic inoculation against hay fever. Lancet I (1981) 1572
23 *Propping, P., V. Voigtlaender:* Was ist gesichert in der Genese der Atopien? Allergologie 6 (1983) 160
24 *Sears, M. R., H. G. Rea, J. Feenwick, R. R. Beaglehole, A. J. D. Gillies, P. E. Holst, T. V. O'Donnell, R. P. G. Rothwell, D. C. Sutherland:* Deaths from asthma in New Zealand. Arch. Dis. Child. 61 (1986) 6
25 *Phelan, D., L. J. Landau, A. Olinsky:* Respiratory illness in children. Blackwell, Oxford, London 1982
26 *Strunk, R. C., D. A. Mrazek, G. W. Fuhrmann, J. F. La Brecque:* Physiologic and Psychological Characteristics Associated with Deaths due to Asthma in Childhood. JAMA 254 (1985) 1193
27 *Zach, A., G. Polgar, H. Kump, P. Kroisel:* Cold air challenge of airway hyperreactivity in children: practical application and theoretical aspects. Ped. Res. 18 (1985) 489

4.8 Zystische Fibrose (Mukoviszidose)

U. STEPHAN

Die zystische Fibrose ist die häufigste angeborene Stoffwechselkrankheit der weißen Rasse, die unbehandelt schon im Kindesalter zum Tode führt. Wir rechnen in der Bundesrepublik mit einem Erkrankungsfall auf 2 000 bis 4 000 Neugeborene. Die zystische Fibrose wird autosomal rezessiv vererbt. Ihr Gen ist auf dem langen Arm des Chromosoms Nr. 7 lokalisiert.

Während vor Einführung einer wirkungsvollen Therapie 90 % der Kinder in den ersten Lebensjahren verstarben, haben sich die Aussichten unter einer symptomatischen, polypragmatischen, lebenslang durchzuführenden Behandlung heute ganz entscheidend gebessert. Nur durch diese Behandlung ist es möglich, daß in der Bundesrepublik von den in Mukoviszidose-Ambulanzen behandelten Patienten mehr als 25 % das Erwachsenenalter erreicht haben. In den führenden großen internationalen Zentren liegt die mittlere Lebenserwartung der Patienten inzwischen bei über 30 Jahren.

Die **Pathophysiologie** der zystischen Fibrose ist bestimmt durch die Folgen einer Dyskrinie der exokrinen Drüsen. Die mukösen Drüsen sondern ein hochvisköses, eiweißreiches Sekret ab, das nicht nur zur Verlegung ihrer Ausführungsgänge führen kann, sondern darüberhinaus im Bereich der Atemwege partielle oder totale Obstruktionen, sekundär Infektionen hervorruft und im Bereich des Gastrointestinal-Kanals und seiner Anhangdrüsen zu einer Malassimilation führt.

Grundlinien der Therapie beim Kind sind daher
1. Versuch der Verflüssigung der Sekrete muköser Drüsen, um Obstruktionen zu verhindern
2. Antibiotika-Gabe zur Bekämpfung der Infektion der Atemwege
3. Pankreasenzym-Substitutionstherapie
4. Ausreichende Kalorienzufuhr zur Kompensation der Malassimilation.

Der **klinische Verlauf** der Erkrankung und damit die **Prognose** werden bei der zystischen Fibrose von der Ausprägung der bronchopulmonalen Komplikationen bestimmt. Diese stehen daher im Mittelpunkt des diagnostischen und therapeutischen Interesses. Die im Jugend- oder Erwachsenenalter zu erwartenden gastrointestinalen Komplikationen stellen zwar eine zusätzliche Belastung des Patienten dar, sind aber – mit Ausnahme der Ösophagusvarizenblutung bei Leberzirrhose – meist nicht lebensbedrohlich.

4.8.1 Kardiopulmonale Komplikationen

In der Regel sind im Jugendalter Zeichen der bronchopulmonalen Komplikationen sowohl klinisch als auch röntgenologisch und mit Lungenfunktionsuntersuchungen zu erfassen. Die Patienten leiden häufig an einer mehr oder weniger stark ausgeprägten chronischen Bronchitis, sie haben Bronchiektasen. Durch partielle Verlegung von Bronchien kommt es zu umschriebenen Überblähungen, die insgesamt einen Anstieg des „trapped gas" und eine Erweiterung des Thorax bewirken.

Nur in Einzelfällen sind Patienten im Jugendalter noch frei von faßbaren bronchopulmonalen Veränderungen. Nur etwa 1 % aller Patienten mit Mukoviszidose werden wegen leichter und spät auftretender klinischer Symptome erst jenseits des 18. Lebensjahres diagnostiziert.

Die **Basistherapie** der eben beschriebenen bronchopulmonalen Manifestationen der zystischen Fibrose besteht in:

- Physiotherapie

Sie soll eine Mobilisierung und Entfernung des zähen Sekrets aus den Luftwegen bewirken. Hierfür gibt es verschiedene bewährte Methoden:

— Die schon seit Jahrzehnten angewandte **Klopf- und Vibrationstherapie** wird heute überwiegend nur noch unterstützend zu anderen Therapieformen benutzt. Ihre Anwendung ist zeitaufwendig, wird oft von den Patienten als unangenehm empfunden und schränkt die Selbständigkeit gerade im Jugendlichen- und Erwachsenenalter ein, da eine Hilfsperson zur Durchführung der Klopfdrainage notwendig ist.
— **Autogene Drainage.** Es handelt sich hierbei um eine spezielle Atemtechnik, durch die der Patient das Sekret aus der Peripherie des Bronchialbaumes mobilisieren und in die zentralen Abschnitte bringen kann, so daß es abgehustet werden kann.
— **FET** (Forced exspiration technique, auch „huffing" genannt). Auch hier wird durch eine besondere Atemtechnik dafür gesorgt, daß das zähe Sekret besser entfernt werden kann.
— **PEP-Maske** (Positive exspiratory pressure). Die Patienten atmen durch eine Maske gegen einen Widerstand aus. Auch diese Methode, die wenig Zeitaufwand erfordert, hat sich in den letzten Jahren gut bewährt.
— **Regelmäßige aktive körperliche Betätigung,** sportliches Training. Ich persönlich halte diese Behandlungsform für eine der zukunftsträchtigsten Möglichkeiten, um den Patienten zur Sekretentleerung zu verhelfen. Körperliches Training bis zur Belastungsgrenze, fünfmal wöchentlich für 30 Minuten, läßt die Patienten gut abhusten. Voraussetzung für diese Therapie ist natürlich, daß sie bereits in einer frühen Phase der Erkrankung eingeleitet wird und daß der Patient sie wirklich regelmäßig durchführt.

- Antibiotikatherapie

Bei der zystischen Fibrose kommt es praktisch in allen Fällen zur Besiedlung der Atemwege mit pathogenen Keimen. Dabei spielen im jugendlichen Alter vorwiegend **Pseudomonas aeruginosa,** im Kindesalter Staphylokokkus aureus, Haemophilus influenzae, E. coli und Klebsiellen eine wichtige Rolle. Die Therapie muß sich dementsprechend gegen diese Keime richten.

Trotz einer Vielzahl von Studien ist es bis jetzt noch nicht ganz eindeutig klar, welche Art der Antibiotika-Behandlung die besten Ergebnisse bringt. Diskutiert wird eine prophylaktische Therapie mit staphylokokkenwirksamen Medikamenten, eine intermittierende Therapie, die lediglich bei akuten Exacerbationen für die Dauer von jeweils 2 – 3 Wochen gegen den nachgewiesenen Erreger gerichtet ist oder eine Dauertherapie, bei der, nach bakteriologischer Testung, ständig ein Antibiotikum verabreicht wird. Der **Trend** in der internationalen Literatur geht auf eine Dauertherapie hin (1). Mit Hilfe eines Aerosols kann man Antibiotika auch lokal in die Atemwege applizieren. Dabei ist allerdings zu bedenken, daß nur etwa 15 – 20 % des Aerosols tatsächlich in die Peripherie der Luftwege gelangen und daß gerade die am schwersten betroffenen Gebiete der Lunge besonders schlecht ventiliert sind.

- Sekretverflüssigung

Es gibt zwei Möglichkeiten: Man kann Sekretolytika oder Mukolytika inhalieren oder sie oral geben. Die Inhalation ist wesentlich aufwendiger, beansprucht Zeit und ist teurer. Zusätzlich führt sie in manchen Fällen bei einem hyperreagiblem Bronchialsystem zu Bronchokonstriktionen. Für die orale mukolytische Therapie hat sich bei uns in erster Linie das N-Acetylcystein bewährt, auch Ambroxol wird empfohlen.

- Pankreasenzymsubstitution

Hier haben sich ganz eindeutig die mikroverkapselten Präparate (z. B. Kreon®, Panzytrat 20,000®) bewährt, wobei die Mikroverkapselung die neutralisierende Wirkung des Magensaftes verhindert.

- Ernährung

Die Ernährung sollte hochkalorisch sein, da die Patienten durch ihre vermehrte Atemarbeit mehr Kalorien verbrauchen und wir wissen, daß schlechternährte Patienten anfälliger für Lungenkomplikationen sind.

4.8.1.1 Hämoptoe

Sie ist eine typische Komplikation des Jugend- und Erwachsenenalters. Bei einer Gruppe von 225 Patienten mit einem Durchschnittsalter von 19 Jahren wurde sie in 50 % der Fälle beobachtet (2). Profuse Blutungen sind sehr selten, allerdings ist die Rezidiv-Gefahr nach einer Blutung groß. Meist wird die Hämoptoe durch eine Erosion der Blutgefäße in bronchiektatischen Arealen der Lunge ausgelöst, möglicherweise spielt dabei der erhöhte Pulmonalarteriendruck bei einem fortgeschrittenen Krankheitsbild eine Rolle. Es muß geklärt werden, ob gleichzeitig eine Hypoprothrombinämie oder Thrombozytopenie vorliegt.

Die **Therapie** sollte immer stationär erfolgen. Zur Vermeidung von mechanischen Reizen muß die Physiotherapie eingestellt werden. Wir geben immer Vitamin K in therapeutischer Dosis. Die Patienten müssen Bettruhe einhalten und werden, wenn sie sehr ängstlich sind, medikamentös beruhigt. Die Antibiotika-Therapie muß intensiviert werden. Mit diesen Maßnahmen steht die Blutung fast immer.

Bei den wenigen Fällen einer konservativ nicht zu beeinflussenden Hämoptoe kann man versuchen, mit einer Fiberoptik-Bronchoskopie die Blutung zu lokalisieren und evtl. Blut lokal abzusaugen oder mit Epinephrin oder Gelatine-Schaum lokal zu behandeln. Auch die Embolisierung von zuführenden Bronchialarterien wird im Notfall empfohlen.

4.8.1.2 Pneumothorax

Auch diese Komplikation ist typisch für das Jugend- und Erwachsenenalter. Bei 158 Patienten mit einem Pneumothorax aus einem Kollektiv von 4580 Patienten mit zystischer Fibrose lag das Durchschnittsalter der Erstmanifestation bei 15 Jahren (3). Die Rezidivneigung ist hoch. Der Pneumothorax kann links und rechts gleich häufig auftreten, er kann auch doppelseitig sein. Es werden vier **Entstehungsmechanismen** diskutiert:
1. Es kommt zum Platzen von Blasen, die direkt unter der visceralen Pleura liegen.
2. Die Extension eines interstitiellen Emphysems führt zum Pneumothorax.
3. Eine deutliche Wandschwäche im Alveolarbereich kann zum Pneumothorax führen.
4. Ein subpleural gelegener bronchopneumatischer Herd oder ein Abszeß können perforieren.

Die **klinischen Symptome** können sehr unterschiedlich sein. Manchmal findet man zufällig bei einer Routine-Röntgenuntersuchung einen Pneumothorax. Es kann jedoch auch zu plötzlicher akuter Luftnot, Schmerzen und begleitender Hämoptoe kommen.

Für die **Therapie** ist es wichtig, daß rasch eine Reexpansion der Lunge erreicht wird, um weitere Schäden des belasteten Organs zu vermeiden. Die Behandlung muß der hohen Rezidivneigung Rechnung tragen. Nur kleine Pneumothoraces von 10 – 15 % können konservativ behandelt werden. Sonst muß drainiert und mit leichtem Sog eine Reexpansion angestrebt werden.

Wenn es nicht gelingt, diese Therapie innerhalb von einer Woche zu beenden, empfiehlt sich die Thorakotomie mit Pleurektomie. Bei diesem Eingriff ist die Rezidivquote niedrig, die Lunge entfaltet sich rasch, die Letalität dieser chirurgischen Maßnahme liegt unter der der übrigen Behandlungsformen.

4.8.1.3 Atelektasen

Sie kommen durch eine Sekretverlegung manchmal schon beim jungen Kind vor und finden sich auch im jugendlichen Alter häufig. Atelektasen sind klinisch meist stumm und werden bei der Röntgenuntersuchung erfaßt. Sie lassen sich um so leichter wieder öffnen, je kürzer sie bestehen. Daher empfiehlt sich bei Atelektasen eine Intensivierung der Physiotherapie. Je nach Lokalisation kann man auch den Versuch einer bronchialen Lavage mit N-Acetylcystein machen.

4.8.1.4 Cor pulmonale

Infolge der chronischen Hypoxie bildet sich im Jugend- und Erwachsenenalter relativ häufig eine pulmonale Hypertonie aus, die schließlich zum Cor pulmonale führt.

Bei einem schleichenden Beginn dieser lebensbedrohenden Komplikation kann es schwer sein, Frühphasen des Cor pulmonale zu erfassen. Klinisch imponieren besonders die Zeichen der akuten Dekompensation wie das Auftreten von Ödemen, die starke Einschränkung der körperlichen Leistungsfähigkeit und die Vergrößerung der Leber. Die von der Erwachsenen-Medizin bekannten EKG-Veränderungen können völlig fehlen. Manchmal kann das Echokardiogramm die vermutete Diagnose bestätigen.

Die beste **prophylaktische Maßnahme** gegen die Entstehung eines Cor pulmonale ist die Verhinderung der Vorphasen, nämlich die Entstehung einer chronischen Hypoxie und einer pulmonalen Hypertonie. Erste Ansätze in dieser Richtung gibt es mit der Anwendung regelmäßiger Sauerstoffgaben über mindestens 12 Stunden am Tag.

Über die **Akutbehandlung** des Cor pulmonale gibt es unterschiedliche Überlegungen. Dabei wird besonders diskutiert, ob eine Behandlung mit Diuretika ausreicht oder ob man Digitalis geben muß, was bei der chronischen Hypoxie der Patienten sicherlich ein gewisses therapeutisches Risiko darstellt. Insgesamt ist das Cor pulmonale in der Endphase der Erkrankung häufig die akut lebensbedrohliche Komplikation. Aus großen Statistiken geht hervor, daß 70 % der an zystischer Fibrose gestorbenen Patienten ein Cor pulmonale hatten.

4.8.2 Gastrointestinale Komplikation

Diese Komplikationen sind wesentlich weniger lebensgefährlich als die kardiopulmonalen Probleme, beeinträchtigen aber häufig auch die Lebensqualität der Patienten stark. So leiden die Patienten häufig unter ihrer starken Flatuleszenz mit täglich mehrfachen Entleerungen übelriechender, voluminöser Stühle. Durch die Malassimilation und die bronchopulmonalen Komplikationen sind die Patienten, wenn nicht ausreichend Nahrung zugeführt werden kann, dystroph.

Entscheidend für die Behandlung dieser Probleme sind eine ausreichende Kalorienzufuhr und Pankreasenzymsubstitution sowie die zusätzliche Gabe von Multivitamin-Präparaten in etwa der dreifachen Dosis des normalen täglichen Bedarfs.

4.8.2.1 Mekonium-Ileus-Äquivalent (Sterkoral-Ileus)

Diese Komplikation findet sich vorwiegend jenseits des 10. Lebensjahres. Durch Eindickung des Darminhaltes kommt es besonders im terminalen Ileum und im Zökum zu einer Obstruktion des Darmlumens und zur Ausbildung eines Ileus. Klinisch kann man häufig einen dicken Tumor im rechten Unterbauch palpieren. Die dann unter dem Verdacht auf einen Tumor oder einen perityphlitischen Abszeß vorgenommene Laparatomie ist praktisch immer unnötig, da durch konservative Maßnahmen das Mekonium-Ileus-Äquivalent in den meisten Fällen behoben werden kann.

Diese **konservativen Maßnahmen** bestehen in der hochdosierten Gabe von N-Acetylcystein oral, evtl. in einem Gastrografin-Einlauf, der durch die Hyperosmolarität des Gastrografins zu einem massiven Einstrom von Flüssigkeit in das Darmlumen führt und damit oft eine Mobilisierung der aufgeweichten Stuhlmassen bewirkt.

4.8.2.2 Leberzirrhose

Bei unzureichend behandelten Patienten kommt es häufig zu einer Fettleber. Biliäre Zirrhosen machen klinische Symptome überwiegend erst jenseits der Pubertät. Die Leber ist dann meist derb. Zur Differenzierung der Leber-Veränderungen ist die Sonographie, insbesondere die Bestimmung der Echotextur der Leber, chemischen Methoden überlegen. Bei einer ausgeprägten biliären Zirrhose drohen durch Stauung im Pfortadergebiet Ösophagus- und Magenfundusvarizen. Sie können zu profusen Blutungen führen.

Eine gezielte Therapie der Zirrhose gibt es nicht. Es muß angestrebt werden, das Malassimilationssyndrom soweit wie möglich durch therapeutische Maßnahmen zu kompensieren. Bei ausgeprägten Varizenbildungen empfiehlt sich die Gefäßverödung.

4.8.2.3 Diabetes mellitus

Im zweiten Dezennium kommt es zunehmend häufiger zu einem Diabetes mellitus. Er ist in aller Regel zunächst nicht insulinbedürftig, sondern kann mit diätetischen Maßnahmen und Tabletten behandelt werden.

4.8.3 Störung der Fertilität

Männer mit zystischer Fibrose sind fast immer infertil, da eine Obliteration im Bereich der Vasa deferentialia, der Nebenhoden und der Samenbläschen besteht.

Bei **Frauen** ist die Viskosität des Zervikalsekrets zwar deutlich erhöht, das führt jedoch nicht zu einer nachweisbaren Beeinträchtigung der Fertilität. In der Literatur sind weit über 100 Frauen beschrieben worden, die trotz ihrer zystischen Fibrose Kinder geboren haben. Die Gravidität stellt aber, gerade bei fortgeschrittenem Krankheitsbild, eine akute Gefährdung der Mutter dar. Deswegen sollte in der Regel von einer Gravidität abgeraten werden. Während bis vor einigen Jahren wegen der vermuteten vermehrten Gefährdung durch die Einnahme von Antikonzeptiva bei einer Leberschädigung mechanische Verhütungsmittel empfohlen wurden, hat sich in den letzten Jahren die Anwendung der sogenannten „Minipille" bewährt.

Bei beiden Geschlechtern ist, abhängig von der Schwere der Ausprägung des Krankheitsbildes, das Auftreten der Pubertät in der Regel um 1 – 2 Jahre verzögert.

4.8.4 Psychosoziale Probleme

Aus verschiedenen Gründen gibt es hier eine Vielzahl von Problemen für die Patienten. Einmal machen die Symptome der Grundkrankheit es den Patienten häufig schwer, unbefangen im Kreise Gleichaltriger mitzumachen. Oftmals unterdrücken sie den Hustenreiz, weil sie sich wegen der eitrigen Expectoration genieren. Es belastet sie, daß die Pubertät später eintritt, daß sie anders aussehen als Gleichaltrige und daß sie weniger leistungsfähig sind. Viele Freizeitvergnügungen bleiben ihnen verschlossen. Sie können in verräucherten Diskotheken nicht mithalten, sie können intensive sportliche Leistungen oftmals weniger leicht erbringen als Altersgenossen. Da sie heutzutage über ihre Krankheit immer gut informiert sind, wissen sie um die Schwierigkeit, ja um die Gefahr, Kinder zu haben. Dabei zeigen große Untersuchungen, daß die Vita sexualis normalerweise weitgehend unbeeinflußt ist. Es gibt viele Eheschließungen zwischen Patienten und gesunden Partnern, neuerdings auch einige Ehen zwischen zwei Patienten.

4.8.5 Berufsfindung

Gerade in der heutigen Arbeitssituation ist es für Patienten außerordentlich schwer, einen Ausbildungsplatz und später einen Beruf zu finden, den sie trotz ihrer Erkrankung ausfüllen können. Nach dem Schwerbehindertengesetz haben Patienten bis zum 16. Lebensjahr generell Anspruch auf einen Schwerbehindertenausweis mit einer MdE von mindestens 50 % und dem Buchstaben H (Hilfsbedürftigkeit). Nach dem 16. Lebensjahr wird dann die Einstufung nach dem Schwerbehindertengesetz individuell überprüft. Trotz der staatlichen Hilfen zur Einstellung Schwerbehinderter in das Berufsleben gibt es viele Betriebe, die aus Angst vor drohenden Fehlzeiten Patienten mit fortgeschrittener Mukoviszidose nicht einstellen. Außerdem sind natürlich einige Berufe für diese Patienten ungeeignet (Hitze-Berufe, Staub-Berufe). Durch intensive Beratungen mit den zuständigen Sachbearbeitern für Schwerbehinderte in den Arbeitsämtern und durch persönliche Kontakte gelingt es aber doch erfreulicherweise immer wieder, Patienten mit zystischer Fibrose zu einem Arbeitsplatz zu verhelfen. Unterstützung bietet hier auch die Deutsche Gesellschaft zur Bekämpfung der Mukoviszidose, Adenauerallee 11, 5300 Bonn.

4.8.6 Prognose

Bei frühzeitiger Diagnose und optimaler Therapie ist die Prognose für die Mukoviszidose in den letzten Jahren ständig besser geworden. Dabei muß man berücksichtigen, daß es individuell sehr unterschiedlich rasche Verläufe gibt, vereinzelt sterben Patienten als Kleinkinder trotz frühzeitiger Diagnose und optimaler Therapie, auf der anderen Seite des Spektrums gibt es Patienten, deren Symptome so leicht sind, daß sie erst im Erwachsenenalter überhaupt als zystische Fibrose diagnostiziert werden. Die Prognose ist besser bei der Gruppe der Patienten, die nicht nur vom niedergelassenen Kinderarzt oder praktischen Arzt, sondern kombiniert vom Kinderarzt und einem speziellen Behandlungszentrum betreut werden. Hier ist eher die Möglichkeit gegeben, bereits frühzeitig bei auftretenden Komplikationen therapeutisch einzugreifen.

Literatur zu Kap. 4, Abschn. 4.8

1 *Batten, J. C.:* Clinical management of adolescent and adult patients. In: Perspectives in Cystic Fibrosis, 8th International Congress on Cystic Fibrosis, Toronto 1980, 183
2 *Kistler, I., D. H. Shmerling:* Der Pneumothorax als Komplikation der cystischen Pankreasfibrose. Helv. paediat. Acta 36 (1981) 495
3 *Stephan, U., M. Götz, K. Stephan, S. W. Bender:* Cystic fibrosis. Ergebn. Inn. Med. u. Kinderheilkde. 44 (1980) 73 (Literatur-Übersicht)

Sachregister

*Addison*sche Krankheit (s. a. Nebennierenrinden-Insuffizienz) 118 ff
Adoleszenz 11 ff
AGS = adrenogenitales Syndrom 115 ff
– Dexamethason 116
– „late-onset"-/„cryptic"- (= nicht-klassische) Formen 115, 117
– Substitution (Richtdosen) 115
– Therapie, endokrinologische Beurteilung 116
– Therapieergebnis 1. Lebensjahrzehnt 115
AIDS 49, 74
Akne 3, 26 ff, 46
Alopezie 119
Alport-Syndrom 125
Amenorrhoe, primäre 25, 116
– sekundäre 28, 30, 116
Amyloidose, sekundäre 145
Anämie, perniziöse 119
Anorchie 112
Anorexia nervosa 58 ff
Anovulation 27
Aortenisthmusstenosen 103
Aortenstenose 102
Arbeitsmedizinische Gesichtspunkte 79 ff
Arthritis, juvenil-chronische (JCA) 140 ff
– Differentialdiagnosen 146
– Gelenkfunktion 145
– HLA-Assoziation 141, 143
– IgM-Rheumafaktor 141, 143
– Inzidenz 141
– Komplikationen, systemische 145
– Parameter, immunologische 141
– Prävalenz 141
– reaktive 149
– Subgruppen 141, 142
– Therapie 147, 148
– Wachstumsstörungen 144
Asthma 153 ff
– Allergene 153
– Anfall, akuter 154
– Anstrengung, körperliche 153
– Bronchialsystem, hyperreagibles 154
– Klimakuren 156

– Rehabilitation 155
– Sport 156
– Status asthmaticus 154
– Therapie 155
Attraktivität, körperliche 12
Aufklärung 14
Axillarbehaarung 3

Barrter-Syndrom 125
Blutungsstörungen, menstruelle 27 ff, 116
Brustdrüse, Augmentationsplastik 40
– B-Stadien 2
– Entwicklung, fehlende 40
– Erleben, subjektives 12
– Hypoplasie 40, 113

Dauerblutung, menstruelle 28
Depressionen 61
Dermatomyositis 150
Diabetes insipidus neurohormonalis, DDAVP-Therapie 121
– Ursachen 121
Diabetes insipidus renalis 125
Diabetes mellitus 117
– Akuttherapie 118
– Insulinpumpen 118
– intensivierte konventionelle Insulin-Therapie 117
– Mukoviszidose 160
Drogen 63, 67 ff
Ductus arteriosus, persistierender 101
Dysmenorrhoe 30, 46

Endokrinopathien, chronische 108 ff
Entwicklung (s. a. Pubertät), psychosexuelle 13
– psychosoziale 17 ff
Entwicklungsverzögerung, konstitutionelle (KEV) 23 ff
– Amenorrhoe, primäre 25
– DD Hypogonadismus 113
– Therapie 24
Erkrankungen, onkologisch-hämatologische 130 ff
– Betreuung, psychosoziale, s. Einzeldiagnosen
– Epilepsien 96 ff

– Nebenwirkungen, therapieinduzierte 137
– Klassifikation 97
– Lebensführung 98
– Therapieprinzipien 97
– Wesensveränderung 99
– Zweittumor 137

Fallot-Tetralogie 103
Fanconi-De Toni-Debré-Syndrom 125
Feedback, negativer 1
– positiver 7

Geburtsverlauf 53
Generationenkonflikt 19
Gonadotropine 1, 6 ff, 110, 115
GRF (growth hormone releasing factor) 111
Gynäkomastie 30 ff
– Ätiologie 31
– *Klinefelter*-Syndrom 32
– Medikamente 33
– Therapie 34

HCG
– -Test 7
Herzkrankheiten, chronische (s. a. Einzeldiagnosen) 100 ff
– erworbene 103
– Impfungen 105
– Reizleitungs-/Rhythmusstörungen 105 ff
– Schwerbehindertengesetz 105
– Shuntvitien, acyanotisch-isolierte 100 ff
– Vitien, cyanotische 103
Hodenfunktion 7
– Cyclophosphamid 124
Hodenvolumen 2, 37
*Hodgkin*sche Erkrankung 134
– Radio-Chemotherapie 134
– Splenektomie 134
Hydrozephalus 89
Hymen
– anatomische Varianten 4
– und Vaginoskopie 4
Hyper-/Hypomenorrhoe 29
Hyperthyreose 109
Hypogenitalismus 36 ff
– Objektivierung 37
– Syndrome 39

Hypogonadismus 112 ff
– hypothalamo-hypophysärer (zentraler, hypogonadotroper) 30, 112 ff
– primärer (hypergonadotroper) 112 ff
– Teste, dynamische 113 f
– Therapie 114
– Ursachen 112 f, 118
Hypoparathyreoidismus 121
Hypophysenvorderlappeninsuffizienz 110
– Insuffizienzen, assoziierte 110
– Wachstumshormonmangel 110
Hypothyreose 109
– Entwicklung, pubertäre 109
– erworbene-sekundäre 109, 137
– Struma (enzymatische Bildungsstörung) 110
– subklinische 110
– Therapie 109
– Thyreoiditis *Hashimoto* 109
Hysterie 61

Identitätsfindung 16
IGF-1 (Somatomedin-C)-Mangel 111, 124
Interzeption 47
Iridozyklitis, rheumatische 145

Jugendarbeitsschutzgesetz 81
– Herzkrankheiten 105
– Untersuchungen, ärztliche 84 ff

Kallmann-Syndrom 112
Kardiomyopathie, hypertroph-obstruktive 102
Kawasaki-Syndrom 151
KEV (s. Entwicklungsverzögerung, konstitutionelle) 22 ff
Kleinwuchs, normaler 22
Knochenalter 1, 23, 111, 113, 117
Knochentumoren, *Ewing*-Sarkom 135
– Sarkom, osteogenes 134
Koitus, erster (Kohabitarche) 41
Kollagenosen 149 ff
Kontrazeption 30, 41 ff
– Behinderung, geistige 48
– Intrauterinpessare (IUP, „Spirale") 49
– LHRH-Analoga 48
– Medikamente, andere 47
– Methoden 44 ff
– natürliche 48
– Ovulationshemmer 44 ff
– Rechtslage 43
– Sicherheit 43, 49

Leukämie 131 ff

– Chemotherapie 131
– Klassifikation 131
– Knochenmarkverpflanzung 132
– Prognosefaktoren 131
– Todesursachenstatistik 131
– LHRH, Agonisten 117
– – Test 6
– Pulsatilität 1, 6 ff, 116
– Therapie 115
Lowe-Syndrom 125
Lupus erythematodes 149
Lymphome, maligne 133
– Chemotherapie 133
– Heilungsraten 134
– Typisierung, immunologische 133

McCune-Albright-Syndrom 109
Menarche 3, 5
– Reaktion, emotionale 13
– Restwachstum 6
Meningomyelozele 89
– Blasenentleerungsstörung, neurogene 123
Menorrhagie 29
Mikroadenome, hypophysäre 109
Minderwuchs, Arthritis, juvenil-chronische 144
– familiärer 22
– „hypophysärer" 110
– Niereninsuffizienz, chronische 126
– steroidinduzierter 124, 144
Mixed connected-tissue-disease (*Sharp*-)Syndrom 151
Moniliasis 119
Mukoviszidose 157 ff
– Berufsfindung 161
– Diabetes mellitus 160
– Fertilität 160
– Komplikationen, gastrointestinale 160
– – kardiopulmonale 157, 159
– Pathophysiologie 157
– Probleme, psychosoziale 161
– Therapie 158
Myasthenia gravis 119

Nebennierenrinden-Insuffizienz (M. *Addison*) 118
– Akuttherapie (*Addison*sche Krise) 120
– Autoimmunadrenalitis 119
– Diagnose 119
– Erkrankungen, assoziierte, nicht-endokrine 119
– Genese 118
– Immunpolyendokrinopathie 118
– Therapie

Nephrocalcinose 125
Nephronophthise 125
Nierenerkrankungen, chronische 123 ff
– Arbeitsplatz 128
– Dialyse 126
– Harnwegsinfektionen 124
– heriditäre 125
– Knochenstoffwechsel 123
– Osteopathie 126
– Prognose 127
– Rehabilitation 127
– Syndrom, nephrotisches 124
– Transplantation 127
Niereninsuffizienz, chronische 126 f, 145

Östradiol, Serumkonzentrationen 8
Östrogene, Abbruchblutung 5
– Feedback, positiver 7
Oligomenorrhoe 27
Ovar(ien), Autonomie, endokrine 109
– Hypoplasie 112
– Ultraschalluntersuchung 4, 114
– Volumen 4
Oxalose 125
Ovulationsauslöser 28
Ovulationsfrequenz 8

Pearl-Index 43
Penis, Erleben, subjektives 12
– gestreckte Länge 2, 38
– G-Stadien 3
– Hypoplasie („Mikropenis") 39
Phobien 61
Polymenorrhoe 28
Prader-Labhard-Willi-Syndrom 112
Prune-belly-Syndrom 123
Psychiatrie 55 ff
– Anorexia nervosa 58 ff
– Bulimie 60
– Drogen 63
– Prävalenz 55
– Psychosen 60
– Störungen, dissoziale 62
– – emotionale 61
– – neurotische 61
– Störungsmuster 56
– Suizid (-versuche) 63
– Verlauf 57
Pubertät 1 ff
– Aberrationen, chromosomale 112
– andrologische Aspekte 8
– emotionale/kognitive Entwicklung 15
– genitale Entwicklung 2 ff
– gynäkologische Aspekte 9

- Gynäkomastie 30 ff
- hormonelle Befunde 6 ff
- hypogonadale Störungen 111 ff
- Normvarianten (früh, spät) 23
- psychologische Aspekte 11 ff
- verzögerte, bei KEV 23 ff
- – durch Steroidbehandlung 124
- Wachstumsschub 5

Pulmonalstenosen 101
Pulsatilität, LHRH- 1
Pulsgenerator, hypothalamischer 1
Purpura *Schönlein-Henoch* 151

Rachitis, Vitamin-D-resistente 121, 126

Samenerguß 13
Schädelhirntrauma 92
Schambehaarung (Pubes) 2 ff
Schamhaftigkeit 12
Schwangerschaft 50 ff
- Abbruch 43
- Selbstkonzept 16
- Verhütung s. Kontrazeption
- Verlauf 53

Schwerbehinderung 161
SHBG 7
Sichelzellenanämie 138
Sklerodermie 150
Sphärozytose, heriditäre (Kugelzellenanämie) 138

Spontansekretionsanalyse, Gonadotropine (LH, FSH) 28, 110, 113, 124
- Wachstumshormon 24

Still-Syndrom 142
Stimmbruch 3
Striae distensae 5
Suchtberatung 74
Suchtkarriere 72
- Erkrankungen, körperliche 74

Suchtkrankheiten, Alkohol 65
- Diagnostik 74 ff
- Drogen 67 ff
- Medikamente 67 ff
- Prävention 77
- Psychose 75
- Tabak 71
- Therapiekette 76

Tanner-Stadien 2
Testisvolumen 2
Testosteron 7
Thalassämia major 139
Thrombozytopenie, chronische 138
Transposition großer Arterien (TGA) 103
Trikuspidalatresie 103

Ullrich-Turner-Syndrom 112
Uterus, Biometrie 49
- Größe 4
- Ultraschalluntersuchung 4, 114

Vaginoskopie 4, 10
Vaskulitis-Syndrom 151

Ventrikelseptumdefekt 101
- Hämodynamik, veränderte 101
- Kontrollen 101
- Spontanverschlüsse 100

Vitiligo 119
Vorhofseptumdefekt 101

Wachstum 5 ff
- Normvarianten 22 ff

Wachstumsgeschwindigkeit 5
Wachstumshormon, inkompetentes 111
- KEV 24
- Therapieprinzipien 111

Wachstumsprognose 5, 24, 116
Wachstumsschub, pubertärer 5
Weichteilsarkome 135

Zentralnervensystem, Bestrahlungsfolgen 137
- chronische Erkrankungen 89 ff
- Epilepsien 96 ff
- Fehlbildungen 112
- Intelligenzentwicklung, gestörte 94 ff
- onkologisch-hämatologische Erkrankungen 112, 136
- Residualsyndrome 89 ff

Ziellänge 6
Zusatzblutungen, menstruelle 29
Zwang 61
Zweittumor 137
Zyklus, hormonelle Daten 8
Zyklusstörung(en) 27, 29
Zystinose 125